happy

妊娠分娩育儿
全程指导

郑国权◎编著

内蒙古出版集团
内蒙古科学技术出版社

图书在版编目（CIP）数据

妊娠分娩育儿全程指导 / 郑国权编著 . —赤峰：
内蒙古科学技术出版社，2012.1
ISBN 978-7-5380-2092-2

Ⅰ.①妊…　Ⅱ.①郑…　Ⅲ.①妊娠期—妇幼保健—基
本知识②分娩—基本知识③婴幼儿—哺育—基本知识
Ⅳ.①R715.3②R714.3③R174

中国版本图书馆CIP数据核字(2011)第220051号

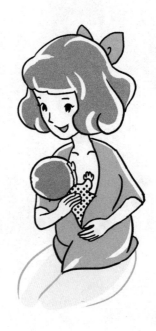

出版发行：内 蒙 古 出 版 集 团
　　　　　内蒙古科学技术出版社
地　　址：赤峰市红山区哈达街南一段4号
网　　址：www.nm-kj.com
邮　　编：024000
邮购电话：(0476)8224547
组织策划：香　梅
责任编辑：宋博虎
封面设计：百色书香
印　　刷：北京中创彩色印刷有限公司
字　　数：360千
开　　本：787×1000　1/16
印　　张：22
版　　次：2012年1月第1版
印　　次：2012年1月第1次印刷
定　　价：29.80元

目录 contents

第一篇　计划怀孕　你准备好了吗

第一章 储备生育常识 // 2

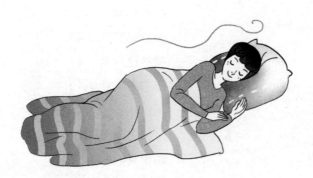

第二篇　精卵拥吻　一路辛苦一路歌

第一章 幸"孕"悄悄来临//56

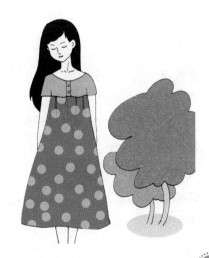

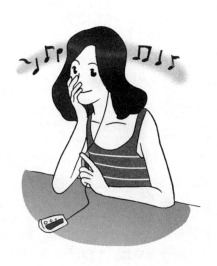

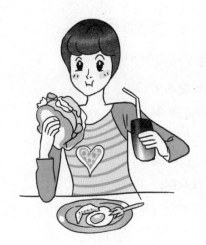

第十三章　高龄女性怀孕方案 // 156

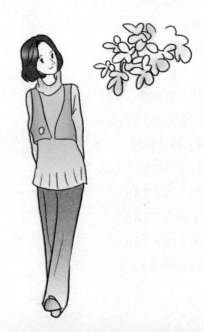

第十六章 预先购买相关物质////////////////////////////////176

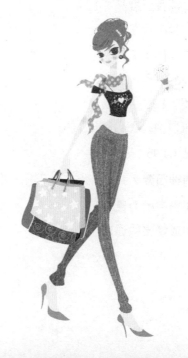

第三章 天使降临中 // /192

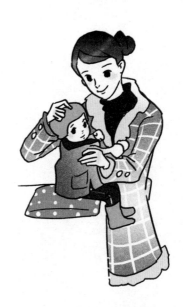

第四篇　产后保健　续说你的美丽故事

第四章 产妇常见问题的处理//////////////////////////////////////234

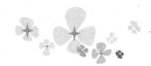

第五篇　摇蓝曲 爱心浇灌幸福花

第四章　出生第4个月

第七章 出生第7个月////////////////////////////////**284**

 第八章 出生第8个月////////////////////////////////**290**

第九章　出生第9个月 //////////////////////////////// 296

第十二章 出生第12个月//**314**

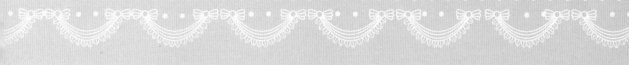

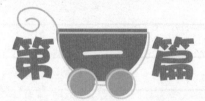

第一篇

计划怀孕 你准备好了吗

你想要一个爱情的结晶，可爱的小宝宝了吗？如果答案是肯定的，那么，先不要急着行动，因为你还有很多事情要做。要想拥有一个健康、聪明的宝宝，就要在怀孕前掌握相关的孕产知识，合理、科学地安排生活，使身体和精神都达到最佳状态，为孕育宝宝做好充分的准备工作。

第一章 储备生育常识

有准备的孕妈妈与没有准备的孕妈妈相比，前者的孕期生活要顺利、从容得多，妊娠反应一般也轻得多。养育孩子是夫妻双方共同的责任和义务，怀孕前所谓的准备，是对夫妻双方而言的——彼此之间的关心与体谅应从孕前就开始。

认识女性生殖器

将为人母，首先要认识自己的身体，认识自己的生殖器。女性生殖系统分为内生殖器和外生殖器，内生殖器包括阴道、子宫、输卵管及卵巢。外生殖器指生殖器官的外露部分，又称外阴，包括阴阜、大阴唇、小阴唇、阴蒂、前庭、前庭大腺、前庭球、尿道口、阴道口和处女膜。

阴 道

阴道是由黏膜、肌层和外膜组成的肌性管道，富伸展性，连接子宫和外生殖器。它是女性的性交器官，也是排出月经和娩出胎儿的管道。阴道经常处于前后壁相接触的塌陷状态。阴道的下部较窄，下端以阴道口开口于阴道前庭。在处女阴道口的周围有处女膜附着，可呈环形、半月形、伞状或筛状。处女膜破裂后，阴道口周围留有处女膜痕。阴道的上端宽阔，包绕子宫颈阴道部，在两者之间形成环形凹陷，称为阴道穹，可分为前部、后部及两个侧部。以阴道穹后部最深，并与直肠、子宫凹陷紧密相邻，两者间仅隔阴道壁和一层腹膜。

子 宫

子宫，是女人独有的脏器，根据现代最新医学研究成果，子宫是女人的第六脏器，即女人有六脏六腑。子宫内膜即黏膜，由上皮和固有膜组成，子宫内膜可分为浅表的功能膜和深部的基底层，功能层较厚，在月经周期中，功能层可剥脱，而基底层不可剥脱。子宫位于盆腔中央，膀胱和直肠之间。正常成年未孕女子子宫呈前倾前屈位，子宫的固定装置主要是盆膈和阴道的承托和韧带的牵引固定，四对韧带是子宫阔韧带、子宫圆韧带、子宫主韧带、骶子宫韧带。子宫呈倒置扁梨形，前面扁平，后面稍突出，壁宽腔小，上端宽而游离，朝前上方；下端较窄，呈圆柱状，插入阴道的上部。成年女性子宫的平均长、宽、厚分别为7厘米、5厘米、3厘米。

❤ 输卵管

输卵管为卵子与精子结合场所及运送受精卵的管道。输卵管是一对喇叭状弯曲的长管，左右各一条，长7～15厘米。输卵管的重要作用是每月一次周期性地把卵巢所排出的卵子输送到子宫腔内，卵子游动是借助输卵管自身蠕动和在子宫内膜上皮生长的绒毛运动。输卵管具有极其复杂而精细的生理功能，对拾卵、精子获能、卵子受精、受精卵输送及早期胚胎的生存和发育起着重要作用。输卵管能在一定的时间内将精子和卵子分别从相反的方向输送至壶腹部，并创造适宜环境，使两者结合为受精卵。受精卵继续停留在输卵管内发育分裂，直至子宫内膜及子宫肌层已成熟而变得宜于受精卵着床之时，始由输卵管进入子宫腔。

❤ 卵 巢

卵巢呈扁椭圆形，左右成对，在小骨盆上口平面，贴靠骨盆侧壁。卵巢是实质性器官，可分为浅层的皮质和深层的髓质。皮质内藏有胚胎时期已生成的数以万计的原始卵泡，性成熟期之后，成熟的卵泡破溃后将卵细胞排出。一般在每一月经周期排一个卵细胞。卵巢的形状、大小因年龄而异。幼年卵巢小而光滑，成年后卵巢增大并由于每次排卵后在卵巢表面留有瘢痕而显得凹凸不平，更年期后卵巢萎缩。卵巢位于子宫底的后外侧，与盆腔侧壁相接。当妊娠时，由于子宫的移动，其位置也有极大的改变。胎儿娩出后，卵巢一般不再回到其原来位置。卵巢分为内、外侧两面，上、下两端，前、后两缘。卵巢内侧面朝向盆腔，多与回肠紧邻，外侧面与盆腔侧壁相接触。卵巢上端钝圆，叫做输卵管端，与输卵管伞端相接，下端略尖，朝向子宫，称为子宫端。卵巢前缘有卵巢系膜附着，其中央有一裂隙，称为卵巢门，是卵巢血管、淋巴管和神经出入之处。卵巢后缘游离，称为独立缘。

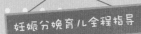

认识男性生殖器

男性生殖器即男性生殖系统，是男性生殖繁衍后代的器官。由内、外生殖器两个部分组成。外生殖器包括阴囊和阴茎，内生殖器包括睾丸、附睾、输精管、射精管和尿道以及精囊腺、前列腺和尿道球腺。男性生殖器到青春期时开始发育，发育成熟后即具有生殖的功能。

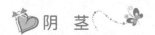
阴　茎

阴茎是男性的外生殖器官，男性性器官由阴茎和睾丸等组成，可以勃起和进行性交。阴茎可分为头、体和根三部分。后端为阴茎根，藏于阴囊和会阴部皮肤的深面。中部为阴茎体，呈圆柱形，以韧带悬于耻骨联合的前下方。阴茎前端的膨大部分为阴茎头，头的尖端有矢状较狭窄的尿道外口。头后较细的部分为阴茎颈。阴茎主要由两个阴茎海绵体和一个尿道海绵体组成。

阴　囊

阴囊位于阴茎根部下方，容纳和保护睾丸和附睾的多层结构囊袋，为男性外生殖器官。阴囊皮肤薄而多皱壁，呈暗褐色，阴毛稀疏弯曲。阴囊皮肤含丰富的皮脂腺与大汗腺，其分泌物与外阴的细菌作用后可产生特殊气味。皱壁丰富的阴囊壁有较大的舒缩性，环境寒冷时阴囊收缩，温暖时阴囊松弛伸展，汗腺分泌增加，从而调节阴囊内温度有利睾丸生成精子。阴囊皮肤为男性性感区之一，性兴奋时阴囊收缩、增厚并提升。因阴囊位于皮肤外面，里面有重要的睾丸，又布满了神经，对外界刺激很敏感，所以要注意保护阴囊，不要受外力刺激。阴囊是腹壁的延续部，由中间的隔障分为两个囊。每一囊内有相应的睾丸、附睾及精索的阴囊段。阴茎海绵体的后端左、右分离，称为阴茎脚。尿道海绵体位于阴茎海绵体的腹侧，尿道贯穿其全长。中部呈圆柱形，前端膨大为阴茎头，后端膨大称为尿道球，位于两阴茎脚之间，固定在尿生殖膈的下面。

4

睾 丸

睾丸分别位于阴囊左右侧。睾丸呈卵圆形，色灰白。成人睾丸长3.5～4.5厘米，宽2～3厘米，厚1～2厘米，每侧睾丸重10～15克。一般左侧者比右侧者低约1厘米。睾丸表面光滑，分内、外侧面，前、后缘和上、下端。前缘游离；后缘有血管、神经和淋巴管出入，并和附睾和输精管下段相接触。睾丸随着性成熟迅速生长。

睾丸表面有一层坚厚结构的睾丸纤维膜，称为白膜，沿睾丸后缘白膜增厚，凸入睾丸内形成睾丸纵隔。从纵隔发出许多结缔组织小隔，将睾丸实质分成许多睾丸小叶。睾丸小叶内含有盘曲的精曲小管，精曲小管的上皮能产生精子。小管之间的结缔组织内有分泌男性激素的同质细胞。精曲小管结合成精直小管，进入睾丸纵隔交织成睾丸网。从睾丸网发出12～15条睾丸输出小管，出睾丸后缘的上部进入附睾。

附 睾

附睾紧贴睾丸的上端和后缘，可分为头、体、尾三部。头部由输出小管盘曲而成，输出小管的末端连接一条附睾管。附睾管长4～5米，盘曲构成体部和尾部。管的末端急转向上直接延续成为输精管。附睾管除储存精子外还能分泌附睾液，其中含有某些激素、酶和特异的营养物质，它们有助于精子的成熟。

输精管

输精管主要作用是输送精子。输精管是一条细长的管道，左右各一条，每条全长约40厘米。输精管一端与附睾管相连，另一端与精囊腺管汇合后形成射精管，开口于后尿道。输精管也储存一部分成熟的精子。在交感神经释放的去甲肾上腺素作用下，附睾尾部和输精管、射精管平滑肌发生协调、节律性强收缩，将附睾尾部和输精管内的液体和精子驱入后尿道，输精管液经过射精管直接注入后尿道，不需先进入精囊，在交感神经支配下，精囊平滑肌发生6～10次蠕动性收缩，将其分泌物排入后尿道，精囊液内几乎不含精子，它的排出有冲刷尿道精子的作用。交感神经的兴奋也会使前列腺平滑肌收缩，促使前列腺液排出，膀胱括约肌也发生收缩，精液被排入后尿道，通过一系列的反射动作及会阴部肌肉的协调收缩将精液排出前尿道，完成整个射精过程。

了解生殖细胞

人体由数以百万亿计的细胞构成。从生育的观点来看，这些细胞可归为两类，一类是构成心、肝、肺、肾、肌肉、骨骼等人体器官的体细胞，另一类是承担着繁衍后代重任的性细胞。性细胞又叫生殖细胞，对于男性，就是精子，女性则为卵子。

精 子

男性的精液是指睾丸产生的精子和前列腺、尿道球腺等所分泌的液体组成的混合物。包括精子和精浆两部分。精子在睾丸中产生，并悬浮于精浆中，精浆起到保驾精子的作用。正常精液为乳白色蛋清样，新排出的精液有特殊的腥味，具有高度的黏稠性，呈胶冻状，离体后30分钟可完全自行液化呈流体状。一次射精的精液为2～6毫升，每毫升精液中含精子1亿～2亿。正常精液中活动良好的精子占85%～90%。正常射精过程有一定的顺序，在射出的第一部分里有精子、副睾液、尿道球腺的分泌物和前列腺液；射出的第二部分主要为精囊腺的分泌物。所以，第一部分比第二部分的精子数多且有较好的运动和生命活力。

卵 子

卵子是由女性性腺卵巢产生的，直径约为0.2毫米。卵巢的主要功能除分泌女性必需的性激素外，就是产生卵子。女孩在胚胎时期的3～6孕周时即已形成卵巢的雏形。出生前，卵巢中已有数百万个卵母细胞形成，经过儿童期、青春期，到成年也就只剩10万多个卵母细胞了。卵母细胞包裹在原始卵泡中，在性激素的影响下，每月只有一个原始卵泡成熟，成熟的卵子再从卵巢排出到腹腔。一般来讲，女性一生成熟的卵子为300～400个，其余的卵母细胞便自生自灭了。一个卵子排出后约可存活48小时，在这48小时内等待着与精子相遇、结合。若卵子排出后由于多种原因不能与精子相遇形成受精卵，便在48～72小时后自然死亡。失去这次受精的机会，就要等到1个月后另一个卵子成熟并被排出，重复同样的过程。左右两个卵巢通常是轮流排卵，少数情况下能同时排出两个或两个以上的卵子。如果分别与精子相结合，就出现了双卵双胞胎和多卵多胞胎。

养护好"种子"

现代社会高科技的迅猛发展，给人类社会带来了福祉，同时也给自然环境带来负面影响，尤其是对食物链的破坏，直接损害人体健康，最可怕的是对人类生育力的冲击，祸及子孙后代。若考虑要孩子，应该在饮食上多留心，避免有害物质对自己身体造成伤害，从而保护精子健康强盛的生命力。

烟酒是精子的大敌

吸烟和酗酒是精子的大敌，有些男性的身体对香烟中的毒素十分敏感，香烟中的尼古丁能杀伤精子，必须彻底戒除。酗酒不仅会导致生殖腺功能降低，还会使精子中染色体异常。酒有白酒、啤酒、果酒之分，从健康角度看，当以果酒之一的红葡萄酒为优，可适量饮用。

阴囊喜欢宽松环境

不穿紧身裤和化纤内裤。紧身裤将阴囊和睾丸紧紧束缚，使局部散热减少，引起睾丸高温，有碍精子生成，并且会限制阴囊部位静脉血液的回流，造成睾丸淤血，更会影响精子生成。混纺及聚酯等化纤内裤，会在阴茎组织内产生静电场，抑制精子生成，减少精子数量，引起少精症。

养精蓄锐控制房事

房事过多，可导致慢性前列腺充血，发生无菌性前列腺炎，直接影响精液的营养成分、数量、黏稠度、酸碱度等，诱发不育。另外，房事过频，妻子频繁地接触丈夫的精子和黏液，容易激发女性体内产生抗精子抗体，导致女方免疫性不孕。

注意劳逸结合

人的大脑皮层处于正常工作状态下时，全身的神经、内分泌功能稳定，睾丸的生精功能及生理功能正常。相反，如果由于身体处于疲劳状态，大脑皮层的工作便会失调，全身神经、内分泌功能就会出现异常，导致生殖功能紊乱，使精液量减少及精子数目和活动力降低，导致不育。

美丽的精卵之吻

"受精"就是精子与卵子结合的过程。正常成年男子每次射入阴道内的精子虽有数千万至一两亿个，但经漫长的路途，受到重重阻碍，大部分夭折，最后能到达受精部位的精子只有几百个。人的卵细胞缺乏主动活动能力，完全依靠输卵管的蠕动而被运输。当成熟的卵泡排出卵子时，常常落在腹腔内输卵管伞端附近。借助于输卵管伞端上皮细胞纤毛的运动和腹腔液体的流动，使卵子与其周围的颗粒细胞被吸入输卵管。卵细胞从卵巢排出后，需8～10分钟即可吸入输卵管并运送到壶腹部。如果卵子在排出24小时内遇到有受精能力的精子，就可能在此受精。

寻寻觅觅相遇

在女性生殖道中的精子的受孕能力为3天，而卵子的存活时间仅为24小时。精子进入女性生殖道后与卵子相遇，大量精子存在于卵子周围，但只有一个精子与卵细胞接触，并发生细胞融合，完成受精过程。一旦一个精子进入卵细胞，就会发生某种反应而阻止其他精子进入，以保证单精子受精。

受精卵着床

卵子受精后称为受精卵，它标志着一个新生命的开始。受精卵在受精后约24小时开始有丝分裂，同时借助输卵管蠕动和其内腔纤毛推动移向子宫。24～36小时受精卵为双细胞阶段，以后每12小时分裂1次，到72小时，发育成一个由12～16个细胞组成的实心细胞团，因为形如桑葚，故称桑葚胚，而这一发育阶段则称为桑葚期。

不断发育生长

受精卵第4天进入子宫腔，细胞继续分裂。然后在子宫内膜表面游离2～3天，开始溶解子宫内膜，进入其中后，子宫内膜愈合，受精卵埋入子宫内膜，这一过程称为着床。孕卵完成着床需要4～5天。着床部位多在子宫腔上部的后壁，其次为前壁，偶见于侧壁。实际上，只有一部分受精卵能着床成功，很大一部分受精卵终因着床不成功而被淘汰。受精卵着床后，继续发育，从受精后至第8周时，则已初具人形，称为胚胎。

最佳生育年龄

优生有赖于男女双方，故讲求夫妻生育年龄的最佳组合尤为关键。年龄对胎儿的生长发育及其母体的健康起着非常重要的作用，这是计划生育及优生优育的重要内容。

女性最佳年龄

女性的生殖器官到20岁才逐步发育完全，若过早怀孕，胎儿与发育中的母亲争夺营养，对双方都不好。反之，年龄越大，则使卵泡在卵巢中积存的时间过长，致使染色体发生"老化"，出现衰退。国内外医学家认为，妇女的最佳生育年龄为24～29岁。这是从女性的生理特点、母婴健康、优生优育等多方面因素来考虑的。这个时期女子的生殖器官、骨骼及高级神经系统已完全发育成熟，生殖功能处于最旺盛时期，卵子的质量较高，怀孕后胎儿的生长发育良好，流产、早产、畸形儿和智力有问题儿的发生率都比较低，生下的孩子大多聪明健康。这个时期女性的软产道伸展性好，子宫收缩力强，难产机会少，故危险性也小。

男性最佳年龄

虽然男人的生育年限比女性长得多，几乎持续终生，但从优生角度看，最好不要超过35岁。以精子的质量为例，虽说老年男性的精子并不衰老，而且密度也较高，但活动能力已有明显下降的势头，不动的与畸形的精子数增加了20%，精子代谢的速度也有所下滑，代谢后还产生了不少废物，对后代的不良影响可想而知。另外，男性过了35岁，体内的雄性激素也开始衰减，平均每过一年其睾丸激素的分泌量就下降1%。因此，与女人一样，男人也有生殖生物钟，只不过男人的生殖生物钟弹性较大罢了。

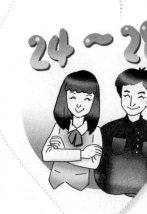

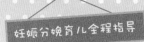
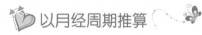

最佳受孕时间

每个想当父母的人都想生一个健康的小宝宝，而宝宝的健康决不是从出生时开始的，精子与卵子的健康、成熟及选择最佳受孕的时间是宝宝健康的先决条件。

以月经周期推算

可以通过月经周期来算出女性的易孕期，这就是月经周期里的排卵期。首先就女性排卵与月经的关系而言，女性的排卵是受脑下垂体和卵巢的内分泌激素的影响而呈现周期性变化，它与月经的周期长短是一致的，都是每个月1个周期，而排卵发生在两次月经中间。女性的月经周期有长有短，但排卵日与下次月经开始之间的间隔时间比较固定，一般在14天左右。

根据排卵和月经之间的这种关系，就可以按月经周期来推算排卵期。推算方法是从下次月经来潮的第1天算起，倒数14天或减去14天就是排卵日，排卵日及其前5天和后4天加在一起称为排卵期。现在就以月经周期为30天来算，假设这次月经来潮的第1天在5月5日，那么下次月经来潮是在6月5日（5月5日加31天），再从6月5日减去14天，则5月22日就是排卵日。排卵日及其前5天和后4天，也就是从5月17~26日这十天为排卵期。

依基础体温推算

因为在生理周期里，女性的体温随着排卵周期会出现波动。排卵后，残存的卵泡细胞逐渐黄素化成黄体，并逐渐成熟。如果卵子未受精，黄体在排卵后9~10日便开始退化，最终变成白体。黄体分泌的孕激素可兴奋体温调节中枢，使基础体温升高0.3~0.5℃。所以，如果体温有规律性地升降——月经周期前半段时间体温较低，到达排卵期时更低，然后随着黄体成熟逐渐上升到峰值，则有排卵的可能。具体地说，就是每天早晨醒后自己测量体温，并登记。一个周期后，你从起伏的体温线可判断是否排卵，而"谷底"体温对应的时间则可能是排卵的时间。需反复多次测试，并用看表点线相连进行分析；若月经不规律或生活不规律，如夜班、出差、失眠、情绪变化、疾病等，则不能用此法判断有无排卵。

最佳受孕季节

相对于受孕季节而言，优生的关键在于保证充足营养供给以及避免病毒的感染。当然，需要强调的是，优生是受遗传、环境等多种因素综合决定的，季节的影响只是其中一个方面，而非决定性因素。四季轮回，无法阻挡，十月怀胎亦是千古不变的自然规律，自然界无法满足整个怀孕期都处在一个有利的季节。

春末时节

春天是万物复苏之季，春末受孕也具有得天独厚的优势。春末气候温和，地气生发，万物复苏。3~4月份怀孕，正是春暖花开的季节，此时气候温和适宜，风疹病毒感染和呼吸道传染病较少流行。孕妇的饮食起居易于调适，这样使胎儿在最初阶段有一个安定的发育环境，对于预防畸胎最为有利。日照充足是春季怀孕的又一个好处，在整个妊娠过程中能提供良好日照条件。孕妇皮肤里的麦角固醇在太阳光中紫外线的照射下，能变成维生素D，促进对钙、磷的吸收，有利于胎儿骨骼的生长和发育。另外，太阳光照射到皮肤上，能促进人体的血液循环，还能杀菌消毒，对孕妇的身体健康也大有益处。

初秋时节

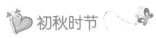

9~10月份受孕也较为合适。由于9~10月份正值秋高气爽，气候温暖舒适，睡眠食欲不受影响，又是水果问世的黄金季节，对孕妇营养补充和胎儿大脑发育十分有利。孕妇的预产期又是来年的春末夏初，气候温和，食物供应充裕，有利于产妇身体康复和促进乳汁的分泌，同时孩子衣着逐渐减少，护理也较为方便。另外，春夏之交，日光充足，婴儿可有良好的光照条件，有利于婴儿生长发育的骨骼钙化，不易患佝偻病；当进入冬季时，婴儿已逐渐长大，可避免肠道传染病流行高峰。

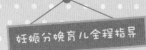 全面检查身体

为了能生一个健康的宝宝，所有想做妈妈的人应该在准备怀孕的阶段就要进行全面的身体检查，这不光是对自己负责，也是对宝宝的未来负责。以下是一些针对普通人群的、常规的孕前体检项目，你可以对照着进行。

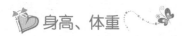 身高、体重

检查项目：测出具体数值。

检查目的：如果体重超标，最好先减肥再受孕。

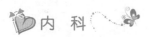 内　科

检查项目：心电图、胸透。

检查目的：确认内脏器官是否正常。

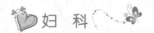 妇　科

检查项目：做盆腔和阴道检查。

检查目的：检测是否有发育畸形或妇科疾病，以免影响怀孕。

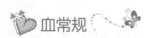 血常规

检查项目：血细胞、红细胞、血沉、血红蛋白、血小板。

检查目的：及时发现与营养、消耗、遗传及贫血有关的疾病。

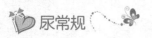 尿常规

检查项目：主要查尿糖、红细胞、白细胞等。

检查目的：排除糖尿病、尿道炎、尿道感染、肾炎等疾病。

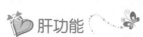 肝功能

检查项目：主要是测乙肝表面抗原。

检查目的：排除患各种肝炎的可能性。

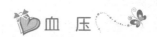 血　压

检查项目：正常数值高压在90～130毫米汞柱范围内。

检查目的：怀孕易使高血压患者血压更高，甚至威胁到孕妈妈的生命。

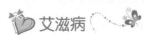 艾滋病

检查项目：抽血测试。

检查目的：以防止通过母体传染给胎儿。

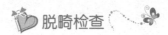 脱畸检查

检查项目：静脉抽血。

检查目的：检查弓形虫、风疹病毒、巨细胞病毒，防止孕早期流产与胎儿畸形。

不宜立即怀孕情况

在新的家庭中增添一个健康聪明的宝宝，是每对新婚夫妇和家庭都非常期望的。当你准备怀孕和生育的时候，从优生优育方面来说，婚后怀孕千万不可忽视，必须谨慎，夫妻双方都要做好心理上、生理上、物质上的准备。

新婚期间

新婚期间家庭事务多，既要操办又要应酬，都很劳累，自身状况难免有所下降；再加上在新婚蜜月里，精神兴奋，性生活频繁，男方的精子和卵子发育不十分健康，如果这时怀孕，势必造成胎儿的发育不良。尤其是举办婚礼，要招待、宴请贺喜的亲朋好友，新郎新娘免不了要陪吃陪喝，而烟中的尼古丁和酒中的乙醇可直接或间接地使发育中的精子和卵子受到不同程度的损害，甚至发生畸变。这种受到损害的精子和卵子结合形成的受精卵，往往发育不正常，容易导致宝宝的智力低下等问题。一般来说，新婚夫妇在婚后半年怀孕较好，这时彼此已基本适应，生活也有了规律，心理准备和物质准备都会比较充分。

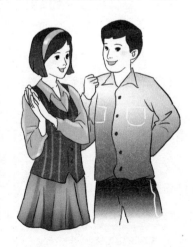

刚停服避孕药

新婚后有些夫妇特别注意选择最佳受孕时机。在此期间，有的女性喜欢服些避孕药品，但应该知道的是，当你停服避孕药准备生育时，不宜立即怀孕。因为，不论避孕药药效长短，其作用原理就是打乱排卵或受精的机会，从而达到避孕目的。我们常用的避孕药，尽管名称不一，但都会对生殖产生一定的影响。一般停服药物半年后，身体可恢复到用药前的状态，才不会影响生育。在停服避孕药期间，女方可采用放置避孕环、阴道隔膜，或男方用避孕套的方式避孕。这样做，对身体和胎儿发育都有益。

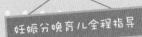

患下列疾病不宜怀孕

虽然现在准妈妈的食欲受到了影响，吃什么都没有胃口，但为了胎宝宝的健康，还是要让自己摄入足够的营养。

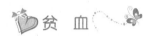贫 血

这是一种在妇女身上常见的病。平时有晕眩及站起来时头晕、头痛等症状。严重贫血不仅对孕妇本人身体有影响，而且会对胎儿发育带来不利影响。在妊娠前如发现患有贫血，首先要查明原因，确定是属于哪一种原因引起的贫血，然后进行治疗。如属缺铁性贫血，要在食物中增加含丰富铁和蛋白质的食品，如仍不好转，应服用铁剂，待贫血基本被纠正之后，即可妊娠。

贫血可以采用食疗的方法来减轻症状。可多食用豆制品、猪肝、木耳、海带等含铁量高的食物，或每日服用1～2片硫酸亚铁片。贫血通过治疗有所好转，各种指标到达或接近正常值时，就可以怀孕了。

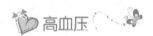高血压

高血压病患者如果怀孕，容易出现妊娠中毒症，而且会成为重症。有慢性高血压的妇女在怀孕后期，很难控制血压的急剧变化，有的血压升得很高，容易发生脑溢血。同时慢性高血压患者伴有血管痉挛和血管狭窄，这样使母体对胎儿营养的供应受到影响，易发生胎盘早期剥离，造成死胎。

由于高血压患者在治疗期间不能增加营养，因此胎儿吸收的营养就不足，以致胎儿出生后将出现很多疾病，如营养不良、免疫力低下、先天贫血症、发育迟缓、智力下降等。高血压病的起因比较多，其中包括身体素质等因素，因此要注意平时的起居和活动，避免过度疲劳、睡眠不足、精神压抑等不利因素的出现。在饮食上要采取多吃含蛋白质的食物，要少吃较咸的食物。血压指数正常后就可以怀孕。

肾脏疾病

肾病是由于肾小球滤过膜通透性增加，大量血浆蛋白由尿中丢失引起的综合征，其临床特征为大量蛋白尿、低蛋白白血症、高胆固醇血症和明显浮肿。按病因和发病年龄可分为原发性、继发性、先天性三大类，原发性肾病又分为单纯性肾病与肾炎性肾病两种。因此肾病综合征患者是可以怀孕的，但是风险大。妊娠时，由于母体血总量增加，血管外体液积蓄过多，容易出现水肿，肾脏病患者如果妊娠，就会出现妊娠中毒症，而且往往比较重，出现早产、流产等现象。在进行认真治疗之后，如果病好转，则可以考虑怀孕。但决定怀孕前还应对病情进行复查，并听取医生的意见。

结核病

由于结核杆菌引起的女性生殖器的炎症称为生殖器结核，多见于20～40岁的生育妇女。目前结核病的治愈率很高，但在治愈前还不能怀孕，否则会传染给胎儿，并导致早产、流产的危险。经过抗结核药物治疗后，还应定期进行健康检查，确认已经完全治愈后，才能考虑怀孕。胎儿在生长过程中，要从母体内摄取大量的钙质。若母体患有严重的结核病，会影响疾病的好转或造成病灶钙化。由结核杆菌引起女性生殖器炎症称为生殖器结核，又称结核性盆腔炎。生殖器结核常继发于身体其他结核病，如肺结核、腹膜结核、肠结核、淋巴结核等。

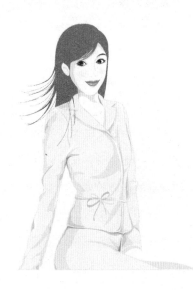

由结核引起的不孕主要是：输卵管受损伤，粘连，蠕动受限，丧失了运送卵的功能；子宫内膜结核早期可致月经不调，月经量过多，经期长，晚期内膜遭破坏，宫腔粘连，形成瘢痕，胚胎不能着床，从而导致不孕；生殖器结核等都会引起妇科炎症，导致输卵管堵塞。目前可采取最先进的输卵管镜技术，解除输卵管完全性阻塞和不完全性阻塞。

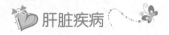 肝脏疾病

急性肝炎或肝硬化而导致黄疸出现时，以及患有慢性肝炎时应避免妊娠。妊娠初期常可出现呕吐的妊娠反应，如果反应严重就会引发各种轻重不一的肝功能损害，因此妊娠前最好提前检查肝功能。当孕妇感染乙型肝炎，乙肝病毒可通过胎盘，引起宫内胎儿感染率可达9.1%～36.7%。乙肝病毒可通过胎盘传给胎儿，严重时可造成死胎、胎儿畸形和早产。乙肝病毒也可父婴传播，在患有乙肝的男性精子中可检出乙肝病毒，该病毒存在于精子头部细胞浆中，受精时进入卵细胞，这种受精卵在形成胚胎的过程中，乙肝病毒不断地增殖，胎儿就会成为乙肝病毒携带者。

无论是母婴传播或父婴传播，最终的结果均可导致新生儿患病毒性肝炎或成为病毒携带者。预防母婴、父婴传播的最有效方法，是在婚前进行乙肝检查。夫妻双方任何一方有乙肝，都应积极治疗，待病情稳定或治愈无传染性时才可妊娠。

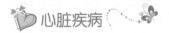 心脏疾病

患有心脏病的妇女，如果怀孕，往往在妊娠晚期、分娩或产期，因难以承受怀孕及分娩的负担，出现心跳加速、气急、唇色发紫等心力衰竭的症状。也不是所有患有心脏病的妇女孕期都会出现这种现象，只有患有严重心脏病的妇女才不能怀孕和生孩子。

过去有过心力衰竭症状的妇女，一般也不宜怀孕，以免突然发作造成严重后果。如果有轻微心脏病症状，可请医生诊断能否怀孕。在怀孕期内要加强产前检查，注意休息，每日至少保证10小时的卧床休息和睡眠，并要注意防止情绪过度激动。妊娠后期，要吃得清淡些。每日服1～2片硫酸亚铁片，以预防贫血。要防止感冒，因为感冒容易引起心力衰竭。

牙周炎

女性怀孕后，由于内分泌的原因，易出现牙周发炎。若孕前患有牙周炎，则容易雪上加霜，加重病情，不仅影响怀孕女性的身体健康，更会殃及胎儿的发育。众多的牙周致病菌可进入血液循环，播散全身，并有可能通过血液流入胎盘，影响胎儿的生长发育，甚至发生早产，也有因牙龈出血过多引起胎儿发育异常的。

因此，女性怀孕前应进行口腔检查，及早治疗。

糖尿病

一般情况下，妊娠会加重糖尿病的病情，而且危害胎儿，所以病人不宜妊娠。如属于轻型，不用胰岛素就可以控制住尿糖，体质也好，可以在正确治疗控制好尿糖和血糖的情况下受孕。孕后要加强产前检查和自我保健，更应严格控制饮食，并要取得医生的指导。

性 病

如果夫妇一方在怀孕前曾有生殖器官的性病，如疱疹病毒感染，经过正规的治疗，在孕期不再复发或发生新的感染，可以正常妊娠。如果是在孕期发生感染或复发，或病毒培养呈阳性反应，对宝宝会有很大的危险，可以导致胎儿发育迟缓，生产后便可在宝宝的眼睛、口腔和皮肤黏膜等处出现疱疹病毒感染的征象。

因此，夫妻双方在怀孕前一定要治愈这类疾病。如果疾病发生在孕期，应请教医生选择适宜的治疗及恰当的分娩方式。

阴道炎

阴道炎患者如果怀孕，就会使胎儿患病，得一种叫鹅口疮的疾病。其症状是在新生儿口腔黏膜和舌头下面长出像白苔一样的东西，影响吃奶。因此，有此疾病的女性应抓紧治疗，治愈后再怀孕才不会影响胎儿。阴道炎治疗首先要遵循积极消除诱因，增强阴道黏膜的抵抗力和抑制细菌生长为原则，合理使用抗生素，针对病原用药，避免滥用抗生素。

子宫肌瘤

患有子宫肌瘤的妇女，如果肿瘤不大，大多能正常妊娠和分娩。有的肌瘤有可能因妊娠而迅速增大从而导致肌瘤变性、坏死。因此，还未怀孕的患者应在治愈后再怀孕。就算是怀孕了，也应定期行产前检查，无论肌瘤大小，单发或多发，严密监护肌瘤的发展，预防其并发症。

温 馨 嘱咐

孕前要提前注射疫苗

注射甲肝疫苗可以给你至少20年的免疫期。甲肝疫苗最好在孕前6～8个月注射，可以保证身体有足够的时间消除病毒，产生抗体。而乙肝的潜伏期较长，所以最好提前9个月注射，以便给身体至少3个月的时间来产生抗体。

烟酒有害孕育

生活中我们可能有很多嗜好，比如有的人喜欢吸烟、饮酒、喝咖啡等。这些嗜好在平时不是大问题，而对于计划怀孕的夫妻而言，这些嗜好就会成为健康怀孕的严重障碍，怀孕前应终止这些不良嗜好。

吸烟的危害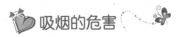

怀孕前，如果夫妻双方或一方经常吸烟，会影响精子和卵子的健康发育，甚至导致精子和卵子异常，影响宝宝的正常发育。香烟中的尼古丁有导致血管收缩的作用，妇女子宫血管和胎盘血管收缩，不利于精子着床，对生殖细胞有损害，卵子和精子在遗传因子方面的突变，会导致胎儿畸形和智力低下。

所以吸烟与不孕症有极大的关系。在准备怀孩子时，夫妇双方应提前停止吸烟，最好是夫妇双方都不吸烟。

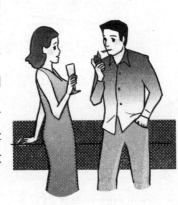

酗酒的危害

结婚后的夫妻，一方或另一方经常饮酒、酗酒，不仅影响精子或卵子的发育，造成精子或卵子的畸形，使孕妇一开始在体内获得的就是异常受精卵，而且影响受精卵的顺利着床和胚胎发育，出现流产。同时，酒精可以通过胎盘进入胎儿血液，造成胎儿宫内发育不良、中枢神经系统发育异常等。酒精对夫妻双方都有极大的影响，无论是男性酗酒，还是女性酗酒，都会给未来的宝宝带来极其严重的后果。女性酗酒会直接影响宝宝的身体和精神健康状况。酗酒可让男人的性能力降低，还可以使精子受到损害。过量的饮酒，酒精会通过毒害睾丸等生殖器官，降低雄激素水平。受到酒精损伤的精子与卵子结合，可能会发育成畸形怪胎或智力低下儿。此外，酒精类饮料可以加速锌的排泄，经常酗酒的男人往往更加缺乏锌元素，而微量元素锌是保障男人前列腺健康和精子活动能力的重要物质。因此，务必在计划怀孕前的6个月到1年，停止大量饮酒或酗酒的嗜好。

情绪影响受孕

受孕时良好的心理状态与优生有密切关系。夫妻双方要在心情愉悦、没有忧郁和烦恼的状态下进行有受孕使命的性交，它对于得到一个健康聪明的孩子至关重要。良好的气候、整洁舒适的环境，也能使男女双方心情舒畅、内心平静，有利于精卵结合着床和胎儿的发育成长。

情绪不好莫受孕

人大脑中产生情绪的区域与生殖系统是相连的，不良的情绪会干扰激素的活动，进而影响正常的排卵。情绪因素会影响人体的性腺轴，如果我们情绪紧张的话，就会影响雌激素、孕激素、雄性激素的分泌，这样就会导致排卵不规律，造成不孕，所以说情绪影响非常重要。事业上颇有成就的女性，她们的情绪常常处于紧张状态。此外，由于过了而立之年，又有急盼早生孩子的时间紧迫感。这两种压力和紧张感汇集在一起，最终可能导致生育通道"闭塞"。同时，不良的情绪也会使男性制造精子的能力丧失。当男人处于沮丧、失落、精神过度紧张的时候，他们的精子数目会大大减少，甚至完全丧失制造精子的能力。

身体疲劳别受孕

身体疲劳时怀孕会严重地影响优生，其原因是疲劳会降低人类精子的质量。男子的睾丸对外界刺激非常敏感，对劳累的反应尤其强烈，而劳累完全可能破坏精子的功能。精子质量随现代生活方式之日趋疲劳而在日趋恶化。能引起疲劳的现代生活因素很多，比较明确的有以下几种：

◆频繁的性交。

◆陪坐久久不散的宴席。

◆过于集中并持久的脑力劳动。

◆过度的体力劳动或连续的夜班。

◆远程而紧张的旅行结婚。

◆摆宴席招待较多的客人。

◆激烈的争吵或生气。

◆沉迷于夜生活。

◆剧烈的体育运动。

◆操办或参加婚嫁礼仪。

科学饮食身体棒

怀孕前的营养状况，与新生儿的健康也有着非常密切的关系。孕前营养状况良好，新生儿的体重偏高，健康活泼，围生期很少生病，甚至对孩子的智力都会产生良好的影响。夫妻双方都应尽量吃好吃饱，保证营养合理、平衡。卵子和精子的生长发育期约为3个月，在孕前3个月就应为妊娠的开始作准备。所以孕前3个月至半年有较好的身体状态与营养，对胎儿的健康发育很重要。

确保蛋白质摄入

蛋白质是人类生命的基础，是脑、肌肉、脏器最基本的营养素，占总热量的10％～20％。对有计划怀孕的夫妇，蛋白质的摄入量应增加。平时每天每千克体重1～1.5克，而现在得加至1.5～2.0克，故应多进食肉、鱼、蛋、奶、豆制品等含蛋白质丰富的食物。

多吃富钙食物

钙是骨骼与牙齿的重要组成成分，怀孕时需要量为平时的2倍。孕前未摄入足量的钙，易使胎儿发生佝偻病、缺钙抽搐。孕妇因失钙过多可患骨质软化症，抽搐。孕前开始补钙，对孕期有好处，且钙在体内储藏时间长，所以应多进食鱼类、牛奶、绿色蔬菜等含钙丰富的食物。

补充含铁的食物

铁是血色素的重要成分，如果铁缺乏就会贫血。胎儿生长发育迅速，每天约吸收5毫克铁质，且孕期孕妇血容量较非孕时增加30％，也就是平均增加1500毫升血液，如果缺铁，易致孕妇中晚期贫血。铁在体内可储存4个月之久，在孕前3个月即开始补铁很有好处。含铁多的食物有牛奶、猪肉、鸡蛋、大豆、海藻等。平时还可用铁锅做饭炒菜以增加铁的补充。

碘有益胎儿大脑发育

孕前补碘比怀孕期补碘对下一代脑发育的促进作用更为显著。碘堪称智力营养素，是人体合成甲状腺素不可缺少的原料。而甲状腺素参与脑发育期大脑细胞的增殖与分化，是不可缺少的决定性的营养成分。经补充碘营养出生的孩子，其体重、身高及智商水平均高于未补碘孕妇生出的孩子。

缺碘者应在医师指导下服用含碘酸钾的营养药，食用含碘盐及经常吃一些富含碘的食物，如紫菜、海带、裙带菜、海参、蚶、蛤、蛏子、干贝、海蜇等，以满足体内碘需求，从而促使胎儿大脑得到充分发育，使孩子的智能和体能发育不输在竞争的起跑线上。

基本维生素不能缺

维生素不仅是人体生长发育的必需，同样是生殖功能正常的需要。小鼠实验表明，如果缺乏维生素可使小鼠不孕、死胎、畸形、生长发育缓慢。人体维生素缺乏时也有同样的情况，不易怀孕，怀孕了亦容易有缺陷，如骨骼发育不全、抵抗力弱、贫血、水肿、皮肤病、神经炎，还可流产、早产和死胎，或影响子宫收缩，导致难产。所以在孕前就应有意识地补充维生素，多进食肉类、牛奶、蛋、肝、蔬菜、水果等。

及早补充叶酸

叶酸是一种B族维生素，对细胞的分裂、生长及核酸、氨基酸、蛋白质的合成起着重要的作用。因此叶酸是胎儿生长发育中不可缺少的营养素。若不注意孕前与孕期补充叶酸，会影响胎儿大脑和神经管的发育，有可能造成神经管畸形，严重者可致脊柱裂或无脑畸形儿。若妇女在孕前或怀孕头1～2个月内每天补充0.4毫克叶酸，可使胎儿发生兔唇和腭裂的概率降低25%～50%。若孕前至孕早期每天补充0.4毫克叶酸，有可能避免35.5%的先天性心脏病患儿出世。

孕前及孕早期尤应注意多摄食富含叶酸的食物，如红苋菜、菠菜、生菜、芦笋、龙须菜、油菜、小白菜、豆类、动物肝、香蕉、橙汁等。孕前及孕期的妇女可以每天吃一根香蕉，因其富含叶酸，可以预防畸形儿的出生。

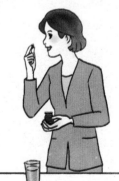

不可缺少的锌

锌是人体新陈代谢不可缺少的酶的重要组成部分。锌缺乏可影响生长发育，使得身材矮小，并影响生殖系统，女性不来月经，男性无精与少精。孕前应多吃含锌的食物，如鱼类、小米、大白菜、羊肉、鸡肉、牡蛎等。男性在孕育下一代过程中是精子的提供者，所以相对于孕妇来说，男性孕前的营养就更为重要。孕前宜多摄入富锌食物，不同食物所含的营养成分不同，含量也不等。

因此，准备怀孕的夫妇应该尽量吃得杂一些，不偏食、不忌嘴，保证营养均衡全面。从优生角度考虑，怀孕妇女身体营养失衡会带来胎儿发育所需的某些营养素短缺或是过多，于优生不利。因此，妇女在怀孕前应当对自己的营养状况作一全面了解，必要时也可请医生帮助诊断，以便有目的地调整饮食，积极储存平时体内含量偏低的营养素。

男性要多补活力素

在妻子准备怀孕前，男人要多补充活力素。补充一些对男性健康有明显作用的有益元素，不仅可增强男性体质，还对男性疾病的治疗起到辅助作用。尤其是准备要孩子的男性，要多吃一些活力素，可使妻子更易受孕。这些活力素中，最好的就是海产品。在海产品中，如海参、墨鱼、章鱼等，富含的精氨酸是精子形成的必要成分，这种成分是只能从食物中摄取的。海产品还含有丰富的矿物质和微量元素，尤其是锌和硒对男性生殖系统的正常结构和功能的维护有重要作用。鳝鱼、花生、芝麻、核桃、冻豆腐等食物，也含精氨酸较多。准备要孩子前，丈夫还可多吃点山核桃、动物肝脏、小麦胚粉、南瓜、扁豆等，对增加妻子受孕概率都是有帮助的。这些都是与男人生育能力相关的活力素。

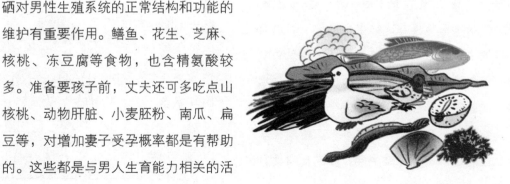

养育费用知多少

对于计划怀孕和想要孩子的家庭来说，经济能力是必须考虑的因素之一。生养孩子的费用绝不是一笔小小的开支。从计划妊娠时开始，有诊疗费、住院费、婴儿用品购买费用等，此外婴儿出生后的育儿费也是一笔数额不小的支出。因此，若想在稳定的环境中抚养婴儿，就需要一定程度的经济能力作后盾。

算一算开支账

怀孕期间花费最大的是生活费用。从怀孕开始，要增加孕妇的营养，并且在怀孕的不同时期，适当调整孕妇的饮食，以满足孕妇对营养物质的需求。在计划怀孕时，应将这部分开支考虑在内。如果怀孕，女性的身体外形会发生改变。因此，就须通过穿着打扮来修饰身体的变化，如设计裁剪良好的孕妇装，保护孕妇和胎儿的腹带等。这些服装或用品的专用性非常强，当怀孕结束后就不会再使用，所以在购买时，价格因素占有重要的地位，更重要的是这些物品使用的舒适性。在计划孕期费用时，应适当考虑这方面的开支。

在孕产期，为保证胎儿和孕妇的安全，同时为生产做必要的准备，例行的产前检查是不能免的。怀孕期间，有可能会出现许多意想不到的事情，如前置胎盘、早产等。在计划时，应将这些可能出现的意外考虑在内，做适当的心理和费用准备，以免事到临头时，慌乱不堪。为了保证母儿的安全，孕妇应在医院分娩，因此也应准备好分娩时的手术费用、住院费用以及新生儿出生后的费用。

制订家庭预算表

一旦有了预算表，你花钱的手脚就会被捆起来了，想换部新款的手机，想想预算中并没有这笔钱，还是忍耐下去吧；今天参加朋友的婚礼，随了份子，可这并不在预算之内，那就需要在其他项目中节约一点，使总预算不会超出。总之，家庭的一切花销，应该都以预算为准。到每个月末，对照收支报表和预算实现表，好好分析自己的收支。当然，最愉快的感觉是清点自己的战果——剩余的钱。这时就能感到预算的好处了，能够在顺利养育一个孩子之余留有积蓄是一件非常有成就感的事情。

第二章 掌握优生方法

生一个健康聪明的宝宝，无疑是每一个做父母的最大愿望。那么，如何才能实现这个愿望，不让有遗传病的、严重先天发育缺陷的或智力低下的病儿出生，是每一个父母必须考虑、重视的问题。

什么是"优生"

优生是指"健康的遗传"。通俗地说，优生即是生一个优秀的宝宝，就是运用遗传原理和一系列措施，使生育的后代健康、聪明。

预防胎儿异常

健康的孩子，既可给美满幸福的家庭带来欢乐，又有利于民族的兴旺繁荣。优生的目的是提高人口质量，它包括两个方面，一是积极的优生学，二是消极的优生学。积极的优生学是促进体力和智力上优秀的个体出生。改造遗传的物质，控制个体发育，使后代更加完善。消极优生学是防止或减少有严重遗传性和先天性疾病的个体的出生，就是说减少不良个体的出生。后者是人类最基本的、有现实价值的预防性优生学。因此，预防和尽早发现胎儿异常，阻断遗传病和先天性缺陷的延续，是家庭幸福的重要前提。

使宝宝健康聪明

我们都知道，一个生命素质的高低，固然跟出生后的环境影响、体格锻炼、文化教育有关，但更重要的是先天素质。一个先天性智力低下的孩子，无论他生活在多么适宜的环境，受到多么好的教育，也不可能达到正常同龄人的智力水平，就更不用说成为"神童"了。这种先天性智力低下的孩子令人痛惜。可见，要想生个健康聪明的孩子，不能不讲究"优生学"。这样，才能让自己的孩子和其他健康聪明的孩子一样成长。

哪些因素影响优生

要实现优生，必须在计划怀孕前就注意环境保护，其中包括母体所处的大环境和胎儿在母体生长的小环境，尽可能避免不良环境因素的影响。

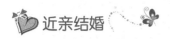

近亲结婚

近亲结婚是某些遗传病发生和蔓延的"土壤"。由于近亲结婚夫妻双方有着共同的祖代，很可能从祖代那里得到同样的致病基因。

带病受孕

结婚后，在有病的情况下受孕生子，则很可能会给孩子的健康带来不良影响。

不了解生育知识

有不少新婚夫妻由于对生育知识缺乏了解，婚后几年仍不见生子。他们对此焦急万分，甚至相互埋怨，导致家庭不和睦。

孕期滥用药物

女性怀孕期滥用药物，会直接影响体内胎儿的生长发育，有时也会造成早产、流产或死胎等现象，所以必须加以避免。确实需要用药时，也应在医生的指导下服用，切勿滥用。

孕期病毒感染

病毒感染不仅会影响母体的健康，而且也会对胎儿有一定的危险，故也应避免。

孕期吸烟与酗酒

孕妇吸烟会使胎儿发育迟缓，体重下降，容易早产或患先天性心脏病，还影响孩子的智力。另外，孕妇酗酒，会使胎儿得酒精中毒综合征，引起胎儿畸形。

接触有害有毒物质

孕妇过多地接触化学农药、铅、X射线等会使胎儿畸形，还可能会使胎儿患白血病、恶性肿瘤等疾病，因此应避免接触有害有毒物质。

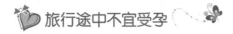
把好受孕关

优生优育就是让每个家庭都有健康的孩子，让每个出生的孩子都可以受到良好的教育。优生优育是为了提高人口素质，避免和减少残疾儿的出生，培养教育后代更加聪明健康。

旅行途中不宜受孕

由于人在旅行途中生活起居没有规律，居无定所，睡眠不足，饮食失调，营养偏缺，使大脑受皮质经常处于兴奋状态。加上过度疲劳和旅途颠簸，可影响胎卵生长或引起受孕子宫收缩，导致流产或先兆流产。

子宫受伤不宜受孕

女性在早产、流产后子宫内膜受到创伤，立即受孕容易再度流产而形成习惯性流产，所以首次流产或早产后至少要过半年后再受孕，这样让子宫内环境有一个完全恢复的过程。葡萄胎摘除后，原已隐蔽在静脉丛中的滋养层细胞，经过一段时间后（多在1~2年），可重新活跃甚至发生恶性变化。因此，对葡萄胎手术后的病人，为防止其发展成恶性葡萄胎或毛膜上皮癌，至少要定期随诊两年，在这段时间内绝对不能受孕。

炎热和严寒季节不宜受孕

因为怀孕早期，正是胎儿的大脑皮质初步形成的阶段。炎热的季节，食欲不好，蛋白质摄入量减少，机体消耗量大，会影响胎儿大脑的发育。严寒季节孕妇多在室内活动，新鲜空气少，接触呼吸道病毒的机会增多，容易感冒而损害胎儿。

患病、病后初愈不宜受孕

比如，患有急性传染病、风疹、流感等疾病可能影响精子和卵子的质量与胚胎的发育。女方若有心、肝、肾等慢性疾病，会影响到内脏功能就必须避孕，直到病情缓解，内脏功能恢复良好，不再用药时方可受孕。

产前羊水检查

羊水是胎儿生长和发育的环境。胎儿在母体子宫内，漂浮于羊水中，许多生命代谢活动通过羊水进行。羊水检查已经能够对孕妇腹中的胎儿进行检查，以诊断胎儿是否健康或异常。

羊水可知胎儿健康

羊水检查一般在孕妇妊娠16~20周期间进行。通过羊膜穿刺术，取羊水进行检查，检查项目包括细胞培养、性染色质鉴定、染色体核型分析、羊水甲胎蛋白测定、羊水生化检查等，以确定胎儿成熟程度和健康状况。羊水检查是胎儿产前诊断的重要组成部分，主要能诊断以下疾病。

①先天性畸形：测定羊水中的甲胎蛋白，可知道胎儿是否畸形；②先天性代谢缺陷：目前已发现各种先天性代谢缺陷有1000多种，其中80多种可以通过产前检查羊水中的酶而作出诊断；③染色体异常疾病：胎儿生活在羊水中，胎儿皮肤的上皮细胞，呼吸道、消化道和泌尿道的细胞会脱落在羊水中，将这些细胞经培养等特殊处理，能准确了解胎儿细胞染色体的数目和结构是否正常；④隐性遗传病：通过对羊水检查，可测定胎儿性别，并可间接诊断隐性遗传病，从而防止此类遗传病患儿出生。

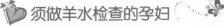

须做羊水检查的孕妇

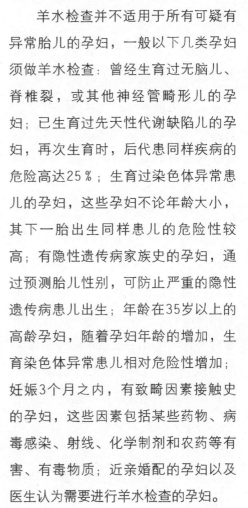

羊水检查并不适用于所有可疑有异常胎儿的孕妇，一般以下几类孕妇须做羊水检查：曾经生育过无脑儿、脊椎裂，或其他神经管畸形儿的孕妇；已生育过先天性代谢缺陷儿的孕妇，再次生育时，后代患同样疾病的危险高达25％；生育过染色体异常患儿的孕妇，这些孕妇不论年龄大小，其下一胎出生同样患儿的危险性较高；有隐性遗传病家族史的孕妇，通过预测胎儿性别，可防止严重的隐性遗传病患儿出生；年龄在35岁以上的高龄孕妇，随着孕妇年龄的增加，生育染色体异常患儿相对危险性增加；妊娠3个月之内，有致畸因素接触史的孕妇，这些因素包括某些药物、病毒感染、射线、化学制剂和农药等有害、有毒物质；近亲婚配的孕妇以及医生认为需要进行羊水检查的孕妇。

做好全程监控

预防性优生是指孕前优生受胎；孕期优境养胎；应用恰当的胎教，结合孕期孕妇生理心理变化的特点，充分发挥亲子间信息传递和相互作用的优势。同时避免不良环境对胎儿生长发育的影响，避免孕期用药，合理饮食，进行各种遗传病的筛选检查，降低病残儿的出生率，达到优生的目的。

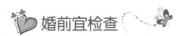

婚前宜检查

父母的健康是子女健康的基础和保证。婚前检查是优生的第一步，是一次"优生监督"。通过婚前进行家族史的调查和身体检查，可以发现遗传病和遗传缺陷方面的问题，从而得到医生的及时指导。

婚前检查给未婚夫妇提供了一次全面系统的身体检查机会，可以发现一些不宜结婚的疾病，如未治愈的麻风病及急性传染病、结核病、精神病、血液病、严重心肝肾疾病等，都暂时不宜结婚。生殖器官患有生育缺陷和疾病的，应得到及时处理和治疗，以免婚后增添麻烦。婚前检查还可以帮助男女双方获得一些性知识和生育知识，过好婚后性生活，选择合适的避孕方法，提高生活质量，确保优生优育。

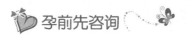

孕前先咨询

孩子是父母生命的延续，是父母未来的希望，如果你想有一个既健康又聪明的孩子，就必须在孕前做好准备。想孕育一个"高品质"孩子是需要谋划的。想要孩子的夫妇，不论你们的身体状况健康与否，都应该和医生进行沟通交流。所以做好孕前咨询十分关键。

如果已有了怀孕打算，就应该抽时间到妇产科医院进行孕前咨询。特别是以前因不想要孩子而做过人工流产，或患有慢性病而长期服药，长期接触有毒物质，曾原因不明生过死胎、畸形、智力低下孩子，以及有遗传病或家族有不良病史，这几类人尤其要听取医生的建议。这并不意味着这几类人都不能要孩子，而是向专家咨询。通过咨询，医生会收集到夫妇双方的病史资料，并结合体检资料，作出全面分析及判断，帮助你了解自己目前的身体状况，并进行预测。

♥ 孕期听指导

初次怀孕的女性，在身体和心理上，都会发生一连串的变化。因为是第一次，孕妇自己往往还浑然不觉，若是原本没有生育的计划，或是根本不了解身体的反应，以致误食药物或者疏忽了生活上的细节，都很可能对胎儿和母体产生不良的影响。

就身体反应而言，怀孕初期可能会有类似感冒的症状，若胡乱买药吃，不仅不能达到治疗的效果，说不定还会生出畸形儿呢！所以平日在任何情况下，都不要任意服用药，最安全的办法是去看医生，找出病因。自觉身体不适时，不要勉强做剧烈运动或在此时远游，以免造成意外流产。

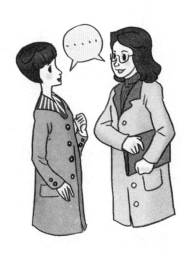

♥ 产前做诊断

产前诊断又叫宫内诊断，是医学遗传学与临床医学相结合的一门实用科学。宫内诊断是预防性优生学的重要方法之一，用此方法在孕早期，在胎儿出生前能了解到胎儿在宫内的发育情况，如是否为缺陷儿、有无遗传性疾病、先天代谢疾病等，以确保不生出缺陷儿，提高优生质量和人口素质。

♥ 围生期保健

为了孕妇的身体健康，保证胎儿的正常发育，预防产科并发症，孕妇应按规定做产前检查。这样，可及时发现问题并加以防治。

围生期指妊娠28周至产后1周。围生期保健是应用围生医学知识，采取一系列的监护、防治措施及管理方法，来保障母亲和婴儿的健康。从受精卵分裂到发育成熟阶段，进行保健工作，使预防与医疗相结合，从而降低孕产妇死亡率与并发症，降低围生期死亡率、畸形儿发生率及减少婴儿的后遗症。这对控制人口数量的同时提高出生人口素质十分重要。

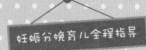
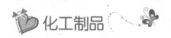
避开各种精子"杀手"

近些年来，从泌尿外科和男科门诊的临床实践中看到，精子质量的下降导致越来越多的患者因为男性不育而就诊。引起精子质量下降的原因，有些是先天或后天的疾病，有些则是生活中一些人为因素所造成的。

化工制品

男性精子数量的减少可能与一种叫做邻苯二甲酸酯的化学物质有关。邻苯二甲酸酯是一类能起到软化作用的化学品。它被普遍应用于玩具、食品包装、乙烯地板、壁纸、清洁剂、润滑油、指甲油、头发喷雾剂、香皂和洗发液等数百种产品中。

研究表明，邻苯二甲酸酯可干扰内分泌，使男性精子数量减少、运动能力低下、形态异常，严重的还会导致睾丸癌，是造成男性生殖问题的"罪魁祸首"。在化妆品中，指甲油的邻苯二甲酸酯含量最高。它会通过女性呼吸系统和皮肤进入体内，危害到她们未来所生育的男婴的生殖系统。

汽车尾气

汽车尾气中含有大量有害物质，如二氧化硫、二氧化碳等。人体长时间接触这些物质，会发生积累性的损害，不但影响生殖健康，还可能增加肿瘤等疾病的发生率。

最严重的是，汽车尾气中含有的二恶英是极强的环境内分泌干扰物质，可以使男性的睾丸形态发生改变、精子数量减少、生精能力降低。

香烟和酒精

吸烟一直以来都是影响身体健康的大敌，对精液的影响同样明显。吸烟者与非吸烟者相比，精液质量的各主要指标都显著降低，精子的畸形率升高，精液中白细胞数量增加。

烟草中产生的尼古丁和多环芳香烃类化合物会引起睾丸萎缩和精子形态改变。酒精对人体肝脏和男性睾丸都有直接的影响。慢性酒精中毒的患者会出现睾丸萎缩，导致精液质量下降。因此，男性一定要避免经常性的过度饮酒。

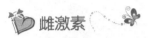

雌激素

雌激素会对男性生殖系统产生明显影响，包括影响雄激素的水平，引发睾丸组织结构变化，引起睾丸癌，降低精液中的精子数量，造成男性乳房发育，导致内分泌紊乱。男性短期服用含有雌激素的药物并不会对生殖系统造成明显影响，长期接触生活中含有雌激素的物品，则会对生殖健康造成较大危害。如部分男性护肤时随意使用女性化妆品。这些专门为女性研制的化妆品中，有些含有一定的雌激素，长期使用会对男性生殖健康产生损害，造成性腺功能低下。

新装修居室

甲醛对细胞内的遗传物质有很强的损伤作用，它是一种挥发性的有机物，各类装饰材料都不同程度含有。所以选装饰板材时，一定要选合格的甲醛含量低的材料。另外，常含于油漆、涂料、黏胶剂中的苯也会对人体造成伤害。房子装修后，最好打开门窗过一个夏季，再搬进为宜。

高温

高温对睾丸会产生损害，究竟多高的温度和在这种温度下暴露的时间多长，才会对睾丸产生影响，目前在学界仍有争论。动物实验中，将雄性动物置于38.5℃下55分钟后，其生育能力就会下降。在现实生活中，男性应尽量避免在高温环境中停留过长时间，如洗桑拿浴和用热水泡澡等。

药物

抗癌、激素类、抗生素等药物会损害男性性腺功能，造成精子数量和质量下降，或通过影响性腺的内分泌功能，导致性功能障碍。药物对男性生育能力的影响因药物的种类、剂量、疗程、患者的年龄等因素而不同。

一般而言，使用药物的剂量越大、疗程越长、患者的年龄越小，对生育功能的损害越严重，恢复生育功能所需要的时间也越长。目前，社会上性保健品泛滥，有些含有性激素或类似成分，可能会影响睾丸的正常生精功能，未婚未育者在选择时应格外小心。

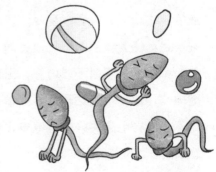

紧身裤

紧身裤会将阴囊和睾丸牢牢地贴在一起，使阴囊皮肤的散热功能得不到发挥，进而增加睾丸局部温度，影响精子产生。另外，穿紧身裤还会限制和妨碍阴囊部位的血液循环，形成睾丸淤血，导致不育。

芹　菜

男性多吃芹菜会抑制睾丸酮的生成，从而有杀精作用，会减少精子数量。健康良好、有生育能力的年轻男性，连续多日食用芹菜后，精子量会明显减少，这种情况在停止食用芹菜后几个月又会恢复正常。

熬　夜

很多人忽视了熬夜对精子的影响。不足的睡眠，尤其是夜间睡眠过少，会使激素的分泌出现紊乱导致精液的液化功能障碍影响生养。夜间睡眠不足可使人体的阴阳气血失调，阳气繁劳在外，阴血不能内守，出现阴虚内热，致使精液黏稠，导致精液液化不良。男士应关爱自身健康，注重饮食起居，保持充足的睡眠。

久骑赛车

赛车车把的高度低于车座，重心前倾，腰弯曲度增加，会阴部的睾丸、前列腺紧贴在坐垫上，受到长时间挤压后会缺血、水肿、发炎，影响精子的生成及前列腺液和精液的正常分泌而致不育。因此，男青年不宜久骑赛车。

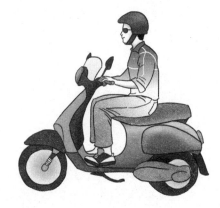

噪　声

随着现代生活的发展，城市噪声对健康的影响更突出了。噪声属于环境污染的一种。近年来，一些专家提出了"环境激素"理论，指出环境中存在着能够像激素一样影响人体内分泌功能的化学物质，噪声就是其中一种。它会使人体内分泌紊乱，导致精液和精子异常。长时间的噪声污染可以引起男性不育；对女性而言，则会导致流产和胎儿畸形。

♥ 辐 射

已确定辐射对人体的健康有明确的影响。大剂量的辐射可引起睾丸组织结构的改变，增加精子的畸形率，降低精子数量、精子密度等重要指标。小剂量的辐射是否会引起不育，目前还没有确切的研究成果。

我们日常使用的电子设备，如手机、电脑等是否会引起不育，学术界存在很大的争议。因此，男性平时应尽量减少与辐射源的接触，也不必过度紧张。

♥ 毒 品

吸食毒品的人为数不少，有些毒品，如大麻、可卡因等对精液质量有影响。大麻可使血液中雄激素水平降低、精子密度下降，导致男性乳腺发育，可卡因会使精子密度下降。

♥ 精神紧张

随着生活、工作节奏的加快，人们锻炼身体的时间越来越少，身体抵抗力也越来越差。尤其是男性，生活压力较大，长期过度紧张，身体处在一种应激状态，由此产生的应激激素影响到"下丘脑——垂体——睾丸性腺轴"，可使精子数量明显下降。

因此，调整心态，端正工作或生活态度，树立正确的人生观，对远离"亚健康"状态是有益的。

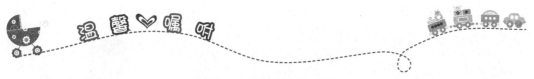

温馨嘱咐

男性不育关键在肾肝

男子不育，主要是肾肝脾功能失调。这是因为肾主管生殖，肾虚则导致生精功能障碍，可能出现阳痿、少精、弱精、死精的情况。又因为，肾藏精，肝藏血，肝肾同源，肝经络阴器，肝阴亏损则会精少，肝经湿热则伤精而影响生育功能。

注意优生禁忌

每对夫妇都渴望有一个健康的宝宝，如何选择最佳的怀孕时机、最好的受孕时间，在怀孕前如何做好优生优育，关注生育健康，这是所有未来妈妈最关心的问题。优生优育不但有利于个人的健康、幸福，也有利于子孙后代及民族昌盛。所以，为了生育健康聪明的小宝宝，爱情需要健康来捍卫。

高龄父亲易致胎儿畸形

婴儿出生时，父亲的年龄超过40岁者，孩子有先天性异常的机会比父亲的年龄小于40岁者高20%。尤其应当指出，有几种重要的先天异常发生机会，与父亲的年龄超过35岁有明显关系。

高龄妇女早产率高

20~30岁孕妇所产婴儿先天性异常的发生率平均为2%，而40多岁则为7%。同时，根据对身体残障者的调查报告，残障儿的生母，平均生产年龄为29.1岁，而正常婴儿的母亲平均生产年龄为27.6岁。

缺铜可导致流产

孕妇缺铜可能影响胚胎和胎儿正常的分化和发育，导致先天性畸形，如胎儿大脑萎缩、心血管异常等。在怀孕期间孕妇还可能出现胎膜早破、流产等异常情况。

痛经影响怀孕

痛经是指来潮期间头痛、呕吐、下腹疼痛难忍等现象。常见的原因有子宫或卵巢发育不良、卵巢功能不全、子宫前倾、子宫后倾、子宫颈管狭窄等，应尽早治疗，以免影响正常怀孕。

情绪波动易致早产

在孕妇情绪不稳定的情况下孕育的婴儿容易形成体重轻、早产，甚至畸形。因此，准备受孕的妇女如有情绪波动，心情不愉快时，最好是推迟受孕。

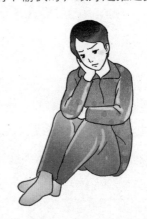

孕期忌缺钙

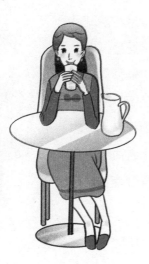

怀孕期缺钙是引起下肢痉挛的主要原因。一般在妊娠早期较轻,随着妊娠月份的增加而逐渐加重,多在晚上或睡觉期间频繁发作。久坐、受寒、疲劳也可以诱发。妊娠后期,子宫增大,下肢血液循环运行不畅也可以引起下肢痉挛。影响钙质吸收的主要因素是维生素D,若维生素D供应充足,通常不至于发生钙的缺乏,因此应早期预防和治疗。营养学家建议,孕期钙的供给量在4~6个月为0.8克,7~9个月为1.5克。要补充钙,可以适当多吃含钙高、含维生素D较多的食物,如奶类、鱼肝油、豆类制品、青菜等,也可以多晒太阳,经日光照射自己产生维生素D。另外,也可以选用药物补充,如乳酸钙0.6克,每日3次;葡萄糖酸钙0.3~0.5克,每日3次。其他还可以通过多吃些杂粮和水果等,以保持孕妇健康及胎儿良好的发育。

豆制品有益胎儿发育

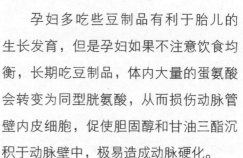

孕妇多吃些豆制品有利于胎儿的生长发育,但是孕妇如果不注意饮食均衡,长期吃豆制品,体内大量的蛋氨酸会转变为同型胱氨酸,从而损伤动脉管壁内皮细胞,促使胆固醇和甘油三酯沉积于动脉壁中,极易造成动脉硬化。

不生育易致子宫肌瘤

有关研究文献表明,女性一生中如果有一次完全的孕育过程,就能增加10年的免疫力,这种免疫力主要是针对妇科肿瘤的。许多妇科大夫还发现,未生育的妇女易发生激素依赖性疾病,如子宫肌瘤、子宫内膜异位症。

剖宫产宜两年后再孕

剖宫产后再生育,两年后最安全。因为剖宫产后子宫壁的刀口在短期内愈合不佳。过早的怀孕,由于胎儿的发育使子宫不断增大,子宫壁变薄,尤其是手术刀口处是结缔组织,缺乏弹力。新鲜的瘢痕在妊娠末期或分娩过程中很容易胀破而造成腹腔大出血甚至威胁生命。因此,再次妊娠最好是在手术两年以后为好。

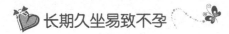
长期久坐易致不孕

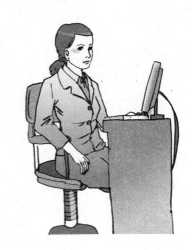

很多30多岁上班族女性，由于长期久坐，月经前及月经期常有剧烈疼痛，这是因久坐加上缺乏正常运动，以致气血循环障碍；有些是因久坐导致经血逆流入输卵管、卵巢，引起下腹痛、腰痛，尤其厉害的痛经，是不孕原因之一。此外，气滞血淤也易导致淋巴或血行性的栓塞，使输卵管不通；更有因久坐及体质上的关系，使子宫内膜组织因气滞血淤而增生至子宫外，形成子宫内膜异位症，这些都是比较明显的不孕原因之一。

过热水浴易损胎儿智力

高热可造成胎儿神经细胞死亡，使脑神经细胞数目减少，而脑神经细胞死亡后是不能再生的，只能靠一些胶质细胞来代替。这些胶质细胞缺乏神经细胞的生理机能，因而影响智力和其他脑机能，使孩子智力低下，反应力差。

经期同房易致异常妊娠

如果在月经期同房，很容易导致损害女性的生育能力。因为子宫内膜在经期时一块块往下剥离、脱落，如果同房时易将病菌带入阴道、子宫颈及子宫里，在经血中生长繁殖，引发子宫内膜炎。

炎症经淋巴管扩散后，造成输卵管粘连、闭塞，引起不孕。破碎的子宫内膜还会使经血向外流不畅，内膜碎片随着经血倒流入腹腔或输卵管里并在这里种植，形成子宫内膜异位症，也可能在体内形成抗精子抗体。

这些情况都可导致不孕或发生可怕的宫外孕，特别是产生抗精子免疫抗体后，常会引起顽固性不孕。因此，一定要避免在经期与丈夫同房。

一旦形成子宫内膜异位症，要积极去医生那里进行治疗，以免受精卵在异位的子宫内膜处着床，引起宫外孕。

孕妇养宠物胎儿易畸形

饲养猫狗容易导致胎儿畸形或流产，因此怀孕期间，不宜饲养宠物。已经饲养宠物的孕妇可以通过检查及时发现胎儿是否畸形并结束妊娠。饲养宠物而引发的弓形体病是导致胎儿畸形或流产的重要原因。弓形体病是由弓形体原虫所引起的一种人畜共患的寄生虫病，弓形体感染对怀孕3个月以内的孕妇及胎儿会有一定影响，感染后引起流产、胎儿畸形的可能性增加。

孕期吸烟孩子可能患癌

孕妇吸烟使胎儿的染色体发生异常，有可能导致白血病等血液系统癌症。吸烟的孕妇易导致胎儿11号染色体的一个部位发生异常。由于女性担负着生育后代的责任，年轻女性吸烟比例上升带来的危害值得警惕。

孕妇减肥孩子易胖

孕妇妊娠期间如果不合理地节食减肥，她们所生的孩子长大后可能容易肥胖。因担心产后体形难以恢复，部分怀孕女性在孕期便开始节食控制体重是错误的。孕妇减肥应极其慎重，应努力保证孕

期摄入充足营养。

滥用药物胎儿易畸形

孕期滥用药物、接触化学物质或用药不当，尤其是在受孕后第3～14周，是胚胎发育期，此时期最易致残致畸，孕妇应特别注意。为此每位准妈妈对孕期用药必须予以重视，必要时遵医嘱服药。

温馨嘱咐
好情绪孕育乖宝宝

孕妇的情绪可作为思维信息直接传给胎儿，母亲心情愉快或恐惧，可影响胎儿生长发育。妊娠期孕妇若长期处于悲伤、忧愁、抑郁、焦虑的不良环境下，或者受到大怒、过喜、骤惊等强烈的刺激，都对胎儿不利。为了生一个健康、活泼、聪明的宝宝，母亲应在孕期保持良好的心境和愉快的情绪，避免悲伤、忧郁等不良情绪产生。

警惕孕期伤害

病毒感染及用药不当或孕妇在怀孕期间患有风疹、流感、单纯疱疹、乙型肝炎和水痘等疾病，都有可能引起胎儿畸形。孕妇在怀孕头3个月内应尽量避免服用激素类、四环素等药物。如必须服药，须由医生指导。

远离放射线

放射线具有很强的穿透力，进入人体后会产生各种各样的影响。小剂量经常照射能引起组织损伤，基因突变；大剂量可能引起染色体断裂，因而造成胎儿多发生性畸形和智力障碍。妊娠早期，胚胎的各种组织在逐步演变成不同器官，此时对放射线异常敏感，极易发生种种畸形，或影响胎儿生长发育。妊娠中期以后，胎儿的大多数器官已基本形成，放射性损伤很少引起明显外观畸形，但此时期胎儿的生殖系统、牙龄、中枢神经系统——脑和脊髓继续发育，如受X线影响，可能发生功能障碍、生长障碍或智力低下。

避开毒性物质

孕妇在怀孕期间应该完全避免与汞、铅、苯、砷、一氧化碳、有机磷、有机氯等有毒物质接触。毒性很强的化学药品，对胎儿有很强的致畸作用。妊娠期若不断接触农药等刺激性化学药品，可影响胎儿的中枢神经系统发育及性腺的分化，造成胎儿生长发育迟缓及出生后可能发生器官功能障碍，生活能力低下，不易喂养且易患病。

缺乏微量元素

如果孕妇体内缺乏锌、镁、铜、碘等微量元素，易使胎儿发育不良。缺铁性贫血是个普遍存在的营养问题，主要原因是孕期妇女对铁的需求大大增加，而通过吃饭摄取的铁量增加很少，或根本没有增加，因而导致铁的缺乏；孕期钙的需要量大大高于非孕期的钙需要量，这些钙几乎均在妊娠后3个月积存于胎儿，因为胎儿的骨骼和牙齿发育需要大量的钙锌也是孕期易缺乏的微量元素。孕期缺乏锌，可使妊娠反应加重，胎儿宫内发育迟缓以及胎儿畸形率增高等。碘也是孕妇较易缺乏的元素，其缺乏的原因和铁相似。孕妇碘缺乏易出现流产、死胎、先天畸形、胎儿甲状腺功能减退、智力落后等症状。

第三章 了解遗传规律

每一个新生命都承载了大量的遗传信息。遗传就是将亲代的形态结构、生理功能和外貌特征传给后代，也就是我们常说的"种瓜得瓜，种豆得豆"。

宝宝长大会像谁

每一位小宝宝来到这个缤纷世界时，亲朋好友都会送上祝福，并兴致勃勃地评判宝宝像爸爸或者像妈妈。那么从遗传学的角度来讲，父母外貌的哪些"精华"将留给孩子？

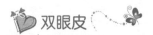 秃 头

造物主似乎偏袒女性，让秃头只传给男子。比如，父亲是秃头，遗传给儿子概率则有50%，就连母亲的父亲，也会将自己秃头的25%的概率留给外孙们。

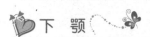 双眼皮

双眼皮也属"绝对"显性遗传。有趣的是，父亲的双眼皮，大多数会留给子女们。

下 颚

下颚是不容"商量"的显性遗传，"像"得让你无可奈何。比如父母任何一方有突出的大下巴，子女们常毫无例外地长着酷似的下巴，"像"得有些离奇。

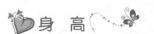 身 高

决定身高的因素35%来自父亲，35%来自母亲。假若父母双方个头不高，那只剩30%的后天身高因素，也决定了你力求长个的尝试不会有明显效果。

肤 色

肤色遗传不偏不倚。它总是遵循父母"中和"色的自然法则。比如，父母皮肤较黑，绝不会有白嫩肌肤的子女；若一方白、一方黑，那么，在胚胎时"平均"后大部分会给子女一个不白不黑的"中性"肤色，也有像一方的。

生男生女凭谁定

自从现代遗传学问世以后，人们开始对性别问题有了科学的认识。我们的身体是由亿万个细胞组成的。每个细胞中有46条染色体，其中2条染色体决定着人的性别，被称为性染色体。从此以后，人们便利用性染色体作为检测男女性别的标准。

性染色体男女有别

人体细胞的染色体不论是男还是女，都有22对普通染色体，叫做常染色体，是管理人体除性别以外全部生命活动和性状的密电码，剩下的一对叫做性染色体，是管理人体性别的密电码。性染色体有两种，一种叫X染色体，另一种叫Y染色体。男性的性染色体是由一条X和一条Y组成的配对，而女性的性染色体却是由两条完全相同的X组成的配对，也就是说，女性体内没有Y染色体。

是男是女精子决定

含有性染色体的精细胞和卵细胞，在成熟发育过程中都要经过二次减数分裂，使精子和卵子的染色体数目减半，由原来的46条减为23条染色体。由于精细胞的染色体为XY型，经过减数分裂后，则形成形态、个性不同的两类精子，一类含有X染色体，称为X型精子；另一类含有Y染色体，称Y型精子。当精子和卵子相遇受精时，如果是X型精子和卵子结合，它们的性染色体就成为XX配对，自然就形成了女胎；如果是Y精子和卵子相遇，它们的性染色体就成为XY配对，也就形成了男胎。由此可以看出，人类性别的主宰者是精子，发育成男胎还是女胎取决于与卵子结合的是Y型精子还是X型精子，人的性别是在精子和卵子结合的一刹那就决定了的，这种遗传的性别是无法改变的。可见，遗传不仅决定了物种，决定了属性，而且还巧妙地安排了男女结合的比例，实在是奇妙之极。

♂♀ 温馨嘱咐

生男生女健康第一

如果整个世界缺少男性或女性的话，那么人类也就没有那么丰富多彩、生机盎然了。因此对于胎儿性别，应保持一种自然豁达的心态，生男孩儿亦喜，生女孩亦悦，只要是健康的新生儿，都是爱情婚姻的结晶，都是幸福生活的使者。

性高潮与生男孩有关

很多人都想要一个聪明的宝宝，其实这个与性高潮有很大的关系，别小看性高潮的能力，如果应用得好，不仅可以让你们夫妻恩爱关系和谐，还能让你有个聪明健康的宝宝。

 ## 性高潮受孕易生男孩

夫妻在行房时达到性高潮更容易生男孩。这是因为，女性的阴道内通常是酸性的，不过，酸性度却具有个人差异。如果女性性交时产生强烈兴奋感——感受到性高潮时，阴道内就会分泌碱性液。

当然，这也因女性原本具有的酸度不同而异，比如有的人要在感受到2～3次性高潮时，阴道内才可能变为碱性。而

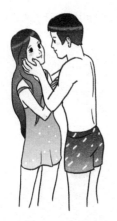

在碱性环境中，Y精子能活泼地活动，从而生命力顽强地与卵子汇合，因此更易生男孩。对于正常的人来说，没有性高潮并不代表不能生男孩。和男性以射精为高潮标志相比，女性绝大多数难以在每次性生活中达到性高潮。

 ## 性高潮孕育宝宝更聪明

女性在性高潮时孕育的孩子更聪明。女性达到性高潮时，血液中的氨基酸与糖分能渗入生殖道，使进入的精子存活时间延长，运动能力增强。同时，小阴唇充血膨胀致使阴道口变紧，阴道深部皱褶伸展变宽，便于储存精液，子宫颈口也松弛张开，使精子更容易进入。精卵结合经过激烈竞争，数千万个精子中通常只有一个强壮而带有优秀遗传基因的精子能够成功与卵子结合。而参与竞争的精子数越多，孕育出智商较高下一代的机会越大。因此，年轻夫妇应注意性生活质量，抓住女性进入性高潮的机会让其受孕。

 ## 同时达到性高潮

在正常的性生活中，男性应尽力控制和延长射精时间，以便女性在此之前达到性高潮。这个过程主要靠抚爱，手或口与生殖器接触是达到阴蒂性高潮的关键，性交时直接与间接地刺激阴蒂也会继续阴蒂性高潮，诱发阴道性高潮，最终以阴道形式的性高潮结束性生活。

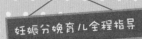

血型与遗传的关系

人的血型分为A型、B型、O型和AB型4种。A型人的红细胞上有A抗原，B型者有B抗原，O型者无抗原，AB型者有A抗原和B抗原。如果母子血型不合，可使母体产生抗体，致使胎儿及新生儿发生溶血症。准妈妈检测血型，不仅可以推出宝宝可能是什么血型，还可以避免溶血症。

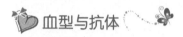血型与抗体

A型血有抗B抗体，B型血有抗A抗体，当这种相互对抗的抗原抗体相遇时就会发生生物学所指的凝集反应，表现在临床上就是使我们的血液大量地溶解和破坏。这是一种致命的症状，可以严重危及人的生命。所以说，B型血不能输给A型血，A型不能输给B型；AB型血因不含抗A和抗B抗体，理论上可以接受异型血输入；O型血与AB正相反，即含抗A又含抗B抗体，因此不能接受异型输血，但它不含A和B抗原，当需要的时候可以输给A型、B型或AB型血的人。

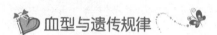血型与遗传规律

人类ABO血型系统是由A、B、O三个等位基因控制的，并按照遗传规律进行传代，即在一对常染色体的相对位点上，A、B、O这3个等位基因均可轮换占位，因此，就有6种基因组合形式：AA、AO、BB、BO、AB、OO。这种基因组合称作遗传型。在遗传基因中，A和B是显性因子，O是隐性因子，所以就出现了血型的遗传基因与血型的表现形式不一定相同的情况。比如，具有AA、AO遗传基因的人，其血型的表现形式为A型；具有BB、BO基因的人，血型表现为B型；只有具有OO基因的人，才表现为O型。

输血必须同型

不同血型的人是不能相互输血的，AB血型的人并不是万能受血者。AB血型人的血清中虽不含有抗A抗B抗体，但其红细胞内含A、B抗原。如果输用其他血型血时，极易引起输血反应。所以，AB血型不能接受其他血型的血液。

遗传病分三大类

人最初都是由一个受精卵经过不断的分裂增殖发育而成的，而受精卵的发育则要受基因的控制。由于遗传物质的改变，包括染色体畸变以及在染色体水平上看不见的基因突变而导致的疾病，统称为遗传病。根据所涉及遗传物质的改变程序，可将遗传病分为三大类：

单基因遗传病

单基因遗传病是指受一对等位基因控制的遗传病。单基因遗传病大体有两类情况，一类是由显性致病基因引起的，例如，并指、软骨发育不全、抗维生素D佝偻病等；另一类是由隐性致病基因引起的，例如，白化病、先天性聋哑、苯丙酮尿症等。

多基因遗传病

顾名思义，这类疾病涉及多个基因起作用。与单基因病不同的是这些基因没有显性和隐性的关系，每个基因只有微效累加的作用，因此同样的病不同的人由于可能涉及的致病基因数目上的不同，其病情严重程度、复发风险均可有明显的不同，且表现出家族聚集现象如唇裂就有轻有重，有些人同时还伴有腭裂。值得注意的是多基因病除与遗传有关外，环境因素影响也相当大，故又称多因子病。很多常见病如哮喘、唇裂、精神分裂症、无脑儿、癫痫等均为多基因病。

染色体异常遗传病

由于染色体变异可以引起遗传物质较大的改变，因此染色体异常遗传病往往造成较严重的后果，甚至在胚胎期就引起自然流产。染色体异常遗传病可以分为常染色体病和性染色体病。常染色体病是指由于常染色体变异而引起的遗传病，患儿表现为智力低下，身体发育缓慢，眼间距宽，外眼角上斜，口常半张，舌常伸出口外，50％的患儿有先天性心脏病，部分患儿在发育过程中夭折。

那么，遗传病能够治疗吗？以前，人们认为遗传病是不治之症。近年来，随着现代医学的发展，医学遗传学工作者在对遗传病的研究中，弄清了一些遗传病的发病过程，从而为遗传病的治疗和预防提供了一定的基础，并不断提出了新的治疗措施。

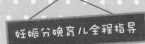

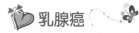
与女性相关的遗传病

孕育新生命，父母最担心的是孩子的健康，尤其担心自己的问题传给子女。研究证实，多种疾病可在母女间遗传，"多基因遗传病"可预防。多了解这些具有"母女相传"倾向的疾病有助于我们远离疾病。

乳腺癌

乳腺癌是一个具有明显遗传特征的疾病，如果一个家族中不止一人患有乳腺癌，就应当怀疑是否为遗传性乳腺癌。该病是由于特定的胚胎性突变遗传而发生的。携带这些胚胎性突变的人，并非在有生之年一定会发病，她们很容易因为其他因素的刺激而变成乳腺癌患者。如果单纯患了乳腺癌，其后代发生此病的风险是常人的7～8倍，发病率为10%；如果不仅患乳腺癌，而且还患了软组织肉瘤，其后代患此种病的概率在50%以上。患有遗传性乳腺癌的家族史可表现为两种形式：一种为母亲患乳腺癌，女儿亦好发乳腺癌，发病年龄小，常发生在闭经前，多为双侧性；另一种为母亲未患过乳腺癌，在一个家庭中，至少有两个姊妹患乳腺癌，这种乳腺癌多发生在闭经后，常为单侧性。研究表明，大龄未婚、晚婚、未育等情况都是诱发乳腺癌的因素。

宫颈癌

因宫颈癌去世的明星梅艳芳，她的姐姐也患此病去世，更加证实了这种恶性疾病具有明显的遗传倾向，尽管它的遗传因素不如乳腺癌、大肠直肠癌那么明显，但凡家族中有女性成员曾患宫颈癌，那就要加倍小心了。而且有家族史者一旦感染人类乳头瘤病毒，更容易恶化为癌症。有家族癌症病史的人，患有此类癌症的概率比正常人高出4.7～7倍。直接的诱发环境或条件是不确定的，多年的大量资料证实，宫颈癌的发生与早婚、早育、多育及慢性宫颈炎有关。

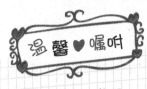
温馨嘱咐
乳腺疾病早发现
建议20岁以上的女性，应每个月进行一次乳腺自查。月经来潮后第9～11天是乳腺检查的最佳时间。由于80%～90%的乳腺癌能被患者自己发现，因此，若在自检中发现异常变化，应立即找医生检查，以便早期诊断和治疗。

骨质疏松症

骨质疏松症是"静悄悄的流行病"，其主要变化是骨结构变得稀疏，骨重量减轻，脆性增加，容易骨折。骨质疏松症发病率很高，尤其偏爱女性。其发病与女性体内雌激素的变化有关，当女性到了更年期，雌激素水平骤然下降时，骨质疏松情况往往更加严重。

科学家通过测量基因和骨转换率等证实了这种疾病的遗传倾向性。若母亲或外婆患骨质疏松导致骨折，其女儿或外孙女患同样疾病的概率在50%左右。不少女性为了皮肤白皙而拒绝日晒，梦想"魔鬼身材"而拼命节食，坐在办公室极少运动，这些都为骨质疏松的发生埋下了隐患。

难 产

不要怀疑，女儿的骨盆尺寸、形状真的跟妈妈相似，这种相似程度或许超过70%。诱发环境与分娩过程中的产力、产道、胎儿以及产妇的心理状况有直接的关系。对所有孕妇来说，定期产检都是黄金定律。假如产检发现了胎位异常，应该更加积极地去纠正，比如采用膝胸卧位来保证胎头朝下等，以尽量减少骨盆对分娩的异常影响。

如果孕妇营养过剩、缺少运动，胎儿超过4千克时，分娩过程就会变得更加困难。由于大龄产妇越来越多，妊娠并发症的发生也有增长趋势，假如骨盆太小、形状异常又刚好合并发生糖尿病、高血压等疾病，那么难产的发生更加在所难免，所以尽量以良好的生活习惯、适当的运动、合理的饮食、定期产检等方法，来避免妊娠并发症的发生。

妊娠高血压

妊娠高血压综合征具有一定的遗传倾向，目前多认为它的遗传方式属单基因遗传病。仔细想一想家族史，孕妇的外祖母、母亲或姐妹间是否有谁曾经患过妊高症，如果有，那么就要引起重视了。凡是母亲或姐姐患这种疾病的女性，其妊娠期间患此病的可能性比其他孕妇高6～8倍。孕妇如果孕前患过原发性高血压、慢性肾炎及糖尿病等疾病，未加治愈就妊娠，均易发生妊高症。妊娠如果发生在寒冷的冬天，更应加强产前检查，及早处理。

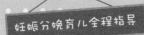

生男或生女可避开的遗传病

众所周知，生男生女与遗传病的关系主要是在于X链锁性遗传病，其致病基因在X染色体上，其特点是发病与性别有关，男性远多于女性。因此，我们在很大程度上应该积极根据自身的具体特征，到正规的医院进行检查和治疗，这样就可以避免后患的发生。

生女避免血友病

若母亲具有潜在血友病的遗传因子，而父亲是正常的，生下的孩子如果是男孩，50%会出现血友病的症状。若是女孩的话，虽然也有50%的遗传可能性，但是却不会出现血友病症状。因性别的不同，遗传的情形也不同，这种情形就称为性连遗传。因为遗传因子在X染色，与Y染色体无关。女性的性染色为2条X染色体，即使有一边的X染色是异常遗传因子，只要另一边的X染色体正常的话就可以将另一边的异常"遮盖"过去，所以，这类女性虽说是带原者，异常的症状却不会出现。

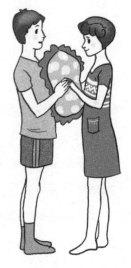

男性的性染色是X染色体与Y染色体2条合为1套，当X染色体异常时，由于Y染色体不能"遮盖"过去，就会出现遗传病的症状。基于以上的理由，如果母亲是血友病等性连遗传的带原者，那么生下女孩，对孩子而言是幸运的。不只是血友病，像夜盲症或肌肉营养不良症等，基于同样的理由，还是生下女孩比较好。

生男避免色盲

色盲这个名称相信大家都不陌生，一般男性4%～5%为色盲，患者大都是红绿色觉异常，也就是无法分辨红色与绿色，这是一种遗传现象。事实上这个遗传并不是父亲直接传给男孩的，如果色觉异常的父亲有了女儿，这个女儿将成为带原者。当这个女儿成为母亲时，生下的男孩就会得色盲。也就是说，色盲是男性通过女儿再传给其男外孙子。因此，患有色盲的家族如果只生男孩不生女孩，则这个家庭的色盲遗传就会中断。也就是说，利用只生男孩就能办到这一点。

第四章 远离不孕不育

每个家庭都希望拥有一个健康聪明的宝宝，但不孕不育却成为许多夫妇心口永远的痛。那么，究竟什么是不孕不育呢？不孕不育有什么症状呢？是什么因素导致不孕不育呢？有什么措施能够预防和治疗不孕不育症呢？一起来了解一下吧！

女性不孕原因

当育龄妇女结婚后，夫妇同居，性生活正常，男方生殖功能也正常，未避孕两年而未怀孕者均称为不孕症。

外阴异常

外阴异常导致不孕的种类主要有两性畸形，如半阴阳人、外阴萎缩粘连、外阴肿瘤、外阴溃疡、外阴外伤等。外阴疾病引起的不孕占不孕症的1%~5%。

阴道异常

阴道异常包括阴道发育异常、阴道炎症。其中发育异常有处女膜闭锁、狭窄、僵硬，先天性无阴道，阴道纵隔、横隔，阴道狭窄或上段闭锁等均可造成不孕；阴道炎症有滴虫、霉菌、细菌等感染，降低了精子的活动能力和缩短精子的生存时间，造成暂时性不孕。

宫颈异常

宫颈性不孕是指由于宫颈疾病引起的盆腔子宫内膜异位症，宫颈腺体分泌功能不足，颈管发生变形、狭窄，影响精子通过等从而导致不孕发生的现象。

子宫异常

子宫在身体中起着重要的作用，主要表现在生殖生理和生殖内分泌功能中。其中由于子宫异常导致的不孕率占女性不孕症的30%～40%。造成子宫异常性不孕的原因很多，也很复杂。子宫异常不孕原因主要有：首先子宫畸形引起的不孕，包括闭锁性和非闭锁性两种，子宫畸形是否影响生育，需视畸形的种类和程度而定；其次是子宫发育不良，比如子宫发育小于正常的子宫；再者是宫腔粘连症，常出现闭经、月经过少而造成不孕。

卵巢异常

卵巢是卵子发育、成熟、排出的场所，而各个不同阶段的卵泡均在卵巢皮质，若卵巢遭受到破坏，使卵子发育、成熟、排出发生障碍，便会出现不孕。卵巢先天性发育异常如性腺形成不全症、染色体染色质异常、真性半阴阳、寒九性女性化、卵巢的卵泡组织欠缺、外阴器官及卵巢发育不全、多失卵巢等，均可造成不孕；还有卵巢炎、卵巢位置异常、卵巢子宫内膜异位症、卵巢肿瘤、卵巢功能不全等都是造成不孕的原因。

输卵管异常

目前，输卵管异常不孕是女性不孕症的重要原因，约占1/3以上。输卵管性不孕的病因多以炎症为主，但非炎症病变率也在逐渐增加，不可忽视。因不孕前来就诊属输卵管炎病变者皆为慢性输卵管炎，其形成可由急性输卵管炎治疗不彻底或不及时而导致输卵管黏膜粘连或盆腔炎。也可以是子宫内膜局部形成病灶而引起上行感染，形成慢性输卵管炎阻塞输卵管通道。输卵管炎还可由于输卵管周围器官或组织炎症而继发，尤其是在输卵管伞部或卵巢周围形成炎症粘连，使输卵管伞部不能将排出的卵细胞吸入卵管内与精子相遇导致不孕。

排卵异常

女性排卵异常在不孕症中发病率可高达25%～30%，是一种常见的内分泌疾病。病人除了患有不孕以外，常表现为月经失调、闭经、肥胖等。由于长期不排卵，子宫内膜过度增生，又没有周期性孕激素的对抗作用，因而发展为子宫内膜癌或乳腺癌的危险性相对增加。引起排卵障碍的原因常归结为三个方面：垂体功能障碍、下丘脑垂体轴功能失调、卵巢局部因素等。

盆腔异常

盆腔是女性内生殖器的聚集处，极易受到病菌感染引起盆腔炎。盆腔炎是妇科常见病，主要引起盆腔炎的病原体为葡萄球菌、大肠杆菌、厌氧菌、性传播的病原体。盆腔炎分为急性盆腔炎和慢性盆腔炎，急性盆腔炎可导致败血症、感染性休克等严重后果，不及时治疗可导致慢性盆腔炎而容易引起不孕等后果。

内分泌异常

内分泌性女性不孕的病因复杂繁多，其主要的还是排卵功能异常、黄体功能紊乱等，因此，只有确诊导致不孕的内分泌病因才能更好地进行治疗。明确病因后，再采取相应的治疗措施，其目的就是重新诱发排卵，保证黄体功能。内分泌作为人体的生理机能调控者，利用它分泌的激素在人体发挥作用，意义重大。而一旦出现内分泌激素过少或过多，新陈代谢变得紊乱，就会造成内分泌失调，出现内分泌疾病，自然也会造成严重的后果。

精神性异常

人的气血平和、心情舒畅、肝的功能疏泄正常对受孕有益。反之，外界的精神刺激，特别是婚久不孕的过度忧郁又往往导致肝的疏泄功能失常，而出现肝气郁结，以致不能受精成孕。精神过度紧张和焦虑，使女性月经不调，还可影响排卵，使受孕困难。

有的女性性冷淡，厌恶同房，受传统思想或家庭的影响，对待性问题有着歪曲理解，这样久之，不但造成自己精神的压力，同时也会影响男性，产生心理障碍性生活不协调，性功能障碍，导致不孕。解除思想顾虑，清除紧张情绪，调节心理平衡，对恢复生育能力是十分重要。

全身性疾病

患有急性传染病，如腮腺炎、猩红热、霍乱、先天性梅毒、结核等疾病，均能损害卵巢或影响其功能而致不孕。

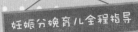

男性不育原因

由于男方原因造成女方不孕者，称为男性不育。男性不育症可能是多种综合因素造成的结果，而不是一种独立的疾病。虽然男性不育症原因复杂，种类繁多，有一些男性不育症是可以预防和避免的。

生精障碍

睾丸是生精的场所。睾丸本身疾病，如睾丸肿瘤、睾丸结核、睾丸非特异性炎症、外伤或精索扭转后睾丸萎缩等，均可造成生精功能障碍，发生不育；性染色体异常可使睾丸等性器官分化不良，造成真性两性畸形和先天性睾丸发育不全等；常染色体异常可导致性腺及生精细胞代谢紊乱；长期食用棉籽油可影响精子发生，精子自身免疫也可造成精子发生功能障碍；睾丸局部病变，如隐睾、精索静脉曲张、巨大鞘膜积液等疾病可影响睾丸局部的外环境，或因温度、压迫等原因造成不育。

输精管缺如

在输精管疾病中输精管缺如这种畸形相对多些。据统计，在无精子症患者中1%～10%有输精管缺如。可为单侧或双侧缺如，输精管缺如常合并附睾发育不全或缺如，亦可有精囊、射精管、输尿管甚至膀胱三角区完全缺如，但输精管缺如不一定意味着睾丸缺如，因为两者胚胎来源各异。父母年龄越大，后代发生输精管先天性缺如机会越多。双侧输精管缺如时，会丧失生殖能力。

精子、精浆异常

精液的基本成分是精浆精子。引起男性不育症的原因很多，主要是精液异常，有的表现在精浆异常，有的表现在精子异常。精子异常包括无精症、精子减少症、精子过多症、死精症、弱精症、精子畸形症、精子自身免疫症等。精浆主要成分是水，还包括一些蛋白质、酶等，有营养精子的作用。精浆异常可对精子的活率、活力，甚至数量产生影响。因此精子、精浆异常可导致男性不育。

其他不孕不育原因

不孕不育是一种涉及夫妇双方面，原因十分复杂的病症，据调查女性因素占40%，男方因素占40%，男女双方因素占20%。

免疫性不孕症

检测出体内含有抗精子抗体的大多免疫性不孕症患者都患有生殖道炎症。女性生殖道和子宫黏膜具有免疫作用，当生殖道发炎、损伤时，精子进入生殖道就会被视为头号"敌人"，同时产生抗精子抗体，易引发免疫性不孕。其中抗精子抗体是免疫性不孕中最常见的一种，抗子宫内膜抗体、抗心磷脂抗体、抗卵巢抗体的发病率也有上升趋势。

性生活影响

女性性交疼痛是指因性交动作引起外阴、阴道或下腹部的疼痛，在女性性功能障碍中最常见。疼痛程度不同，轻者可以忍受，但也影响性的快感，重者不能性交，因而不孕，影响夫妻关系。

营养因素

一方面，营养不良会影响女性的排卵规律，也会影响男子的精子质量，长期不均衡的饮食会使夫妻受孕力降低。研究发现，脂肪太少会干扰女性月经规律。因此女性如果为了爱美而过度减体重，可能影响受孕能力。

另一方面，高脂肪食物使体重上升，也会造成女性经期紊乱，排卵不良。此外，摄取咖啡因也会降低受孕概率。

环境因素

社会生活节奏快，工作压力大而影响情绪，情绪又影响到内分泌，内分泌变差，以致男子精子数量和质量下降得非常厉害。

同时，环境因素导致生育能力下降，如食品添加剂、杀虫剂、防腐剂、洗涤剂、芳香剂、涂料、染料、化妆品等物质，通过食物、水或接触进入人体内，发挥雌激素的作用，干扰正常体内激素，使生殖机能失常，精子数量减少，质量下降，穿透力受孕率降低。

医学助你成功播种

人工授精是指将男性精液用人工方法注入女性子宫颈或宫腔内，以协助受孕的方法，主要用于男性不育症。在男方有性器官异常，如阴茎短小、尿道下裂、阳痿、早泄等症或女方有子宫颈狭窄、不明原因不孕等可用人工授精。

丈夫精液授精

主要是丈夫精液中精子数量少，需多次收集精液，冷冻保藏，累积到相当数量后一次注入妻子的生殖道。对于"逆行射精"的患者，用特殊的方法收集精液，给妻子作人工授精，也有生育可能。

他人精液授精

主要是丈夫患无精症或患有遗传病不宜直接生育，只能用志愿者提供的精液进行人工授精。

混合精液授精

供者精液与原配丈夫精液混合在一起。主要用于患少精症的丈夫。由于有原配丈夫精液，可以在夫妇的心理上有所安慰。不过，我国各大医院均不开展混合精液人工授精。

精子悬液授精

将精子标本特殊处理，使之体积减小，活动精子数量比例增高，炎症细胞、抗精抗体等抑制生育力物质以及前列腺素含量下降，以适合特殊授精需要。

采集精液的方法

由于精液分析检查受排精的频度、外界气温、氧分压、酸碱度及化学物质的影响，为确保精液检查的可靠性，采取精液标本时要注意：采集精液前5～7天避免性生活，此间不能手淫或发生遗精，忌烟酒及服用影响生精功能的药物；采集精液前应清洗双手及龟头，用手淫法将精液收集于清洁干燥的广口玻璃瓶内，容器宜温热，避免精子冷休克的危险；采精宜在清静而无干扰的环境中进行；射出的精液应保存在37℃左右的环境中，一次射出的精液应全部收集；标本瓶上应贴好标签，化验单上注明姓名、年龄、日期、采精时间。

选择时机授精

提高人工授精成功率的关键之一是选择准确的授精时间，排卵前48小时至排卵后12小时内人工授精最容易成功。常用的方法有基础体温测定，即机体在静止状态下的体温，将月经周期每日测量的基础体温记录，画成曲线，进行观察。卵泡期基础体温较低，排卵日最低，排卵后至下次月经前1～2天，或月经当天，体温恢复正常。另一种方法是，宫颈黏液检查法。排卵时，宫颈黏液稀薄透明，黏液丝可拉长达10厘米以上，排卵后宫颈黏液变得浑浊、黏稠，拉丝度降低，排卵前宫颈黏液涂片可见羊齿样结晶。

还有一种方法是，利用激素测定预测排卵。利用排卵前的黄体生成素峰值可预测排卵时间。另外，利用B超监测卵泡的发育和子宫内膜厚度也可预测排卵时间。

选择授精方式

早期的不洗精后穹隆注射法：阴道内人工授精只是将整份精液标本注入阴道穹隆部，本法不需暴露子宫颈，无需洗精，操作简易。

宫颈周围或宫颈管内人工授精：本法是将0.5～1.0毫升处理后的精液慢慢注入宫颈管内，其余精液放在阴道前穹隆。主要用于宫腔内人工授精困难者。

加用宫帽人工授精：将精液慢慢注入宫颈管内后，放置宫帽在原位保留6～10小时以延长精液与宫颈黏液接触时间。

宫腔内人工授精：宫腔内人工授精是人工授精中成功率较高且较常使用的方法，宫腔内人工授精的精子要经洗涤优化。用0.5～2毫升精液，用导管通过宫颈插入宫腔，将精液注入，术后保持仰卧位10～15分钟。

直接经腹腔内人工授精：将经过洗精处理的精液0.5～1毫升，用长针经阴道后穹隆注入子宫直肠窝内。

经输卵管人工授精：使用行经宫腔配子输卵管移植的导管进行，将精子悬浮置于输卵管壶腹部。宜用于输卵管有轻度伞端粘连。

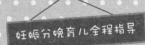

治疗不孕不育

不孕不育患者常常由于受到社会与家庭的压力，思想负担较重，容易道听途说而去投医，结果不仅会失去治愈的时机，而且会造成极大的经济损失。

人工月经周期法

在卵巢功能不足的情况下，人工地按卵巢生理活动的规律补充外源性雌激素和孕激素，从而促使卵巢功能恢复和自然行经的方法，称人工月经周期。人工周期治疗的方法是：于月经的第5天或用黄体酮撤退出血的第5天，每日服用乙烯雌酚从5毫克，连用20天，在最后5天加用肌注黄体酮，每日20毫克，一般停药后5天左右即可有月经。人工周期治疗一般以连用3个周期为原则，疗程结束后进行卵巢功能测定，根据情况再决定下一步治疗方案。

诱导排卵

由于下丘脑、垂体、卵巢轴的相互调节作用失调而造成无排卵者，可以用药物诱导排卵。氯米芬是首选促排卵药物。适应证为体内有一定雌激素水平的功能性闭经、无排卵型功能失调性子宫出血、黄体功能不全和多囊卵巢综合征引起的不孕症，也能协助恢复正常月经周期。其次还可用绒毛膜促性腺激素诱导排卵，轻度垂体和卵巢功能不足的患者，可单独应用绒毛膜促性腺激素诱发排卵。另外，促黄体生成素释放激素诱发排卵适用于下丘脑功能失常，但不可用于垂体、卵巢功能正常的无排卵者。

治疗勃起障碍

勃起功能障碍是指男性在性生活时，阴茎不能勃起或勃起不坚或坚而不久，不能完成正常性生活，或阴茎根本无法插入阴道进行性交。

患者要正确对待性的自然生理功能，减轻对房事的焦虑心理，避免各种类型的性刺激。当出现勃起障碍时，应向医生介绍全部疾病，以有助于早期治疗，切忌隐瞒病情。注意生活调摄，加强身体锻炼，提高抗病能力，认真查清病因，积极治疗。

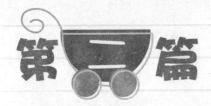

第二篇

精卵拥吻 一路辛苦一路歌

做母亲，是一个女人一生中最重要的事情，也是一次最漫长的旅程。当你终于下决心，准备孕育一个小生命时，你一定对未来的宝宝寄予了很大的希望，希望自己的宝宝漂亮、聪明，最关键的是健康。

第一章 幸"孕"悄悄来临

一旦怀孕，每个准妈妈心情都不一样，有的惊喜，有的兴奋，有的紧张，有的诧异，但都会有一种从未有过的感觉：充实、坚强、敏感，好像一下子拥有了整个世界。

身体发出异常信号

一般来说怀孕的早期女性会出现各种各样的征兆，有些早期征兆因为表现得不强烈，很多时候身体上的一些细微变化，会因为高负荷的工作状态很容易被忽略掉。所以了解怀孕时的早期征兆是很有必要的。

人很困倦

怀孕初期容易疲倦，有人觉得变得懒洋洋，整天都没精打采，常常会想睡觉，好像永远睡不饱。而且你的心跳频率会变高，以给子宫提供更多的氧气，因此你会觉得很疲劳。

乳房变软

怀孕两周后乳房会变得特别柔软。由于怀孕早期身体会产生许多雌激素和黄体酮，所以乳房的腺体会开始生长。而且这些激素会使乳房能够保存更多的液体，所以会觉得乳房比以前重和酸痛，而且比经前综合征更加敏感。乳头及其四面皮肤颜色加深。

月经停了

月经停止这是一般人最常注意到的怀孕征兆，只要是一般正值生育年龄的妇女，月经正常，在性行为后超过正常经期两周，就有可能是怀孕了。并不是月经没有来就是怀孕了，月经没有来的原因有很多，可能因为卵巢机能不佳，可能因为激素分泌不正常，工作忙碌，考试紧张等，都会引起月经迟来的现象。所以最好还是要经过医师的诊断，才是最安全的。

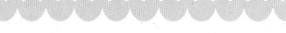

小便频频

因为膀胱受到日益扩大的子宫的压迫，常会有尿频的现象发生。女性到了怀孕第3个月时，大部分都有尿频的症状，常常才上完厕所，没过多久又有尿意，有人怀疑是否因为患膀胱炎所引起的，如果排尿时并未伴随疼痛或残尿感，就不是膀胱炎，而纯粹是因为怀孕后子宫逐渐增大，压迫膀胱，使得膀胱的容量变小引起的尿频。

体温升高

孕妇在这个时期的新陈代谢会更频繁，所以其体温也高，一般应该维持在37℃以上，如果低于此温度一定要注意以免引起流产。女性怀孕之后，黄体生成素升高，刺激了体温中枢，使体温维持在高温水平。高温并非发烧的体温，是指体温在36.9～37.2℃之间，这种高温期，如果持续21天以上，而且无其他异常反应，月经也不来潮，甚至出现早期的妊娠反应，一般可以认定是妊娠的表现。在怀孕之后，体温一直是稳定的，高低没有大的悬殊，如果有变化，也仅仅是36.9～37.2℃的变化，不会超过这个范围。如果体温忽然高又忽然低，常常提示黄体功能不足，出现这样的变化，应该引起高度重视。

恶心、作呕

早期孕妇的妊娠反应十分厉害，六成以上的怀孕女性有过早晨起床后呕吐的经历。突如其来的恶心呕吐让准妈妈显得有点狼狈。多数女性在怀孕6周以上时，会出现恶心、呕吐，一般出现在早晨起床后数小时内。症状轻者食欲下降，偶有恶心、呕吐，少数人症状明显，吃什么吐什么，不吃也吐，呕吐也不限于早晨，而且嗅觉特别灵敏，嗅到厌恶的气味也会引起呕吐。怀孕早期发生的呕吐是一种正常的生理现象，不必过分紧张，通常对健康没多大影响，不需要治疗。只要保持心情愉快，情绪稳定，注意休息即可。

浮肿、抽筋

许多怀孕的早期女性会出现浮肿、抽筋、背痛现象，并容易将这些症状误以为是经前综合征的症状，实际上这与激素的变化和子宫的增长有关。

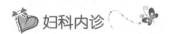
到医院去确认吧

确定怀孕的妇科检查可能是很多准妈妈的第一次产前检查，很多人会有恐惧或是难为情的心理。最好的克服办法是和丈夫一起去医院检查，可以从心理上得到更多支持和鼓励。检查时，也要放松心情，努力配合医生。

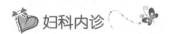
妇科内诊

医生在消毒的条件下，对停经妇女可进行一次内诊检查。早孕的妇女其阴道壁及子宫颈变软，并呈紫蓝色。由于停经时间的不同，子宫可出现不同程度的增大变软，一般在停经5周后即可有此表现。妊娠8周后，部分妇女的子宫颈与子宫体间的子宫峡部极其柔软，致使宫颈与宫体似不相连，是早孕的典型体征。

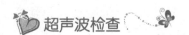
超声波检查

在妊娠5周时即可见到子宫增大及宫腔内妊娠囊的无回声图像；妊娠7～8周可见到胎儿心脏的跳动及胎动；妊娠12周后腹部逐渐增大，可触到胎头及肢体，听到胎心；孕4个月以后孕妇可自觉有胎动，此时妊娠征象已明显，易于确诊。

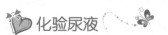
化验尿液

化验尿中的绒毛膜促性腺激素称为妊娠试验，通过尿妊娠试验可最早诊断出是否已妊娠。当受精卵植入子宫后，孕妇体内就产生一种新的激素，称为绒毛膜促性腺激素，它的作用是有利于维持妊娠。这种激素，在受孕后10天左右就可以从尿中检验出来。这种"定量"检查比普通的用早孕试纸"定性"检测能够更灵敏、更准确地对是否妊娠作出反应，其准确率在99%以上。

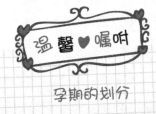
温馨♥嘱咐

孕期的划分

怀孕时间可以分为初期、中期和后期，医院通常以周为单位检查孕妇和胎儿的状态。怀孕时间分为40周，妊娠初期为1～12周，妊娠中期为13～28周，妊娠后期为29～40周。

传递你的幸福

当你发现自己怀孕了，得知自己的身体里正在孕育着一个小生命时，这个消息可能会带给你很多感情体验。当然，在这个世界上，你是第一个知道这个重要消息的人，是紧张、兴奋，还是惊讶、害怕，你愿意以什么样的方式把自己生命中这一重要消息告诉周围的人？

如何告诉丈夫

很多女人愿意做的是，一旦得知自己怀孕的消息，可能会很兴奋地想把这个消息和周围的人分享。当然，除了自己之外，你最先告诉的人很可能就是你的丈夫吧。

这时，你最好采用一种很独特的方法向他宣布这个甜蜜蜜的消息，不误时机地向他撒撒娇，可能会充分享受到作为女人的幸福。比如，你给他打电话，约他去你们曾经海誓山盟的地方，说要告诉他一个秘密。在那里，你可以让他千猜万猜，但就是不让他猜到。待他猜得一副山穷水尽的样子时，你突然拿出一个父亲和孩子在一起正在做什么的玩具或纪念品，出其不意地让他得知这个消息。这样，会使你和你最亲爱的人都觉得很甜蜜，也很浪漫，使你们更珍重这颗爱情之果。不过，他很有可能就是陪你去做怀孕测试时的那个人，但这也没关系，你可以暂时不告诉他。

怎样传给周围人

肯定地说，家里人还有亲近的朋友都会很快知道这一消息。然后，你再去告诉其他的熟人；最后，所有的人都会知道了。一般来讲很多女人都是按照这个顺序来与他人分享自己怀孕消息的。不过，也不是所有的女人都愿意这样做。一些女人会觉得选择什么时候和别人分享自己怀孕的消息是一个非常个人的问题，她们认为或许再等一等向众人们宣布这个消息更为妥当。

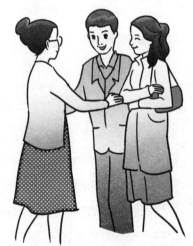

第二章 多彩多姿的孕程

母亲，上天赋予女性的一个神圣职责，担负着人类繁衍的重任。初为人母的喜悦、紧张、激动的心情，只有做了母亲才体会得到。

孕育无声的1月

怀孕第1个月的时候，大多数的孕妈妈还不知道自己体内已经有了一个新生命，这阶段并无明显的妊娠反应，所以孕妈妈也不会太在意。

妈妈的变化

从末次月经第一日起至第4周为孕1月。大部分孕妇都没有自觉症状，少部分人可出现类似感冒的症状，如身体疲乏无力、发热、畏寒等。这时，子宫、乳房大小形态还看不出有什么变化，和没怀孕时差不多，子宫约有鸡蛋那么大。由于没有妊娠的自觉症状，大部分孕妇不知道自己已经怀孕，所以希望已婚育龄妇女应注意观察自己的身体状况，一旦发现有怀孕的征兆，就不要随便吃药，不要轻易接受X线检查，更不要参加剧烈的体育活动。

宝宝的发育

受精后，精子和卵子已经结合在一起形成受精卵，受精卵有0.2毫米大小。受精卵经过3~4天的运动到达子宫腔，在这个过程中由一个细胞分裂成多个细胞，并成为一个总体积不变的实心细胞团，称为桑胚体。受精1周后，黄体分泌一种孕激素，这种激素帮助胚胎埋入子宫内膜，这样受精卵就正式安顿下来，进行有规律的生长。在最初的几周内，胚胎细胞的发育较快。这时，它们有三层，称三胚层。三胚层是胎体发育的始基。三胚层每一层都将形成身体的不同器官。

兴奋不安的 2 月

怀孕第2个月的孕妈妈，大部分会感觉到身体出现了比较明显的变化。乳房发胀、尿频，有的还出现了便秘。情绪也开始变得不稳定。在这个月，很多孕妈妈会出现恶心、呕吐等早孕反应。这些症状虽然因人而异，但通常在三个月后会自然消失。从现在开始，孕妈妈就要了解一些从饮食、生活方式等方面来缓解早孕反应的方法，以减轻自己的痛苦。

妈妈的变化

进入孕2月，大部分孕妇已经知道自己怀孕了。孕妈妈开始出现早期怀孕反应，表现为恶心、呕吐，尤其是在早晨刷牙或闻到油腻气味时更加明显，也可能出现头晕、无力等症状。早孕反应由轻到重，一般持续2个月左右，逐渐消失。此时，孕妈妈会觉得乳房胀满、柔软，乳房开始胀大，乳头、乳晕颜色逐渐加深。乳头有时还会有刺痛和抽动的感觉。大多数的孕妈妈会感到异常疲倦，需要更多的睡眠。在这个月，孕妈妈的子宫要比没有怀孕的时候稍微增大，像鹅卵一般大小，并且变软，小腹部尚看不出有什么变化。白带、小便次数增多，有人还感觉到身体发热。

宝宝的发育

怀孕7周末左右，胎儿的身长是2～3厘米，重量是4克左右。长长的尾巴逐渐缩短，头和躯干也能区别清楚，大体上像个人形了。手、脚已经分明，甚至5个手指及脚趾都有了，连指头长指甲的部分也能看得出来。眼睛、耳朵、嘴也大致出现了，已经像人的脸了，但是，眼睛还分别长在两个侧面。骨头还处于软骨状态，有弹性。胃、肠、心脏、肝脏等内脏已初具规模，特别是肝脏在明显地发育。神经管鼓起，大脑急速发育。

温馨嘱咐

孕吐是生理的自我保护

晨吐是使孕妇和胎儿免于食物过敏和保护胎儿器官生长不受化学药物影响的最自然的方法。在怀孕期间发生过晨吐的妇女流产的概率要低于未发生过晨吐的妇女。生物学家认为，晨吐的孕妇在下意识中学会了排斥一些特定的食物，直到她们的孩子已经度过易感染期为止。

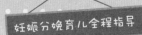

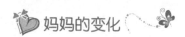

进入到怀孕第3个月，也就是孕早期的最后1个月，这时孕妈妈能够比较明显地感觉出全身不舒服，腹部胀痛，皮肤也变得粗糙，忧郁、烦闷不时袭来。经过这个月后，孕妈妈就算度过了孕育中最敏感的时期，因此，孕妈妈应该及时了解胎宝宝和自己的变化，掌握饮食、养胎等知识，以便对自己的生活进行调理。同时，丈夫也要尽到职责，因为现在仍然是易流产时期，必须谨慎对待。

♥ 妈妈的变化

第9～12周为怀孕第3个月，胎儿发育到第11周末，孕妈妈的子宫增大如拳头大小，下腹部外观隆起仍不明显。增大的子宫压迫周围组织，孕妇会感到下腹部有一种压迫感。孕妇会出现脚后跟抽筋，去厕所次数明显增多。这一时期，孕妈妈妊娠反应明显，妊娠第8、9周是孕妇生理上最难受的时期，家人应多一些体贴关怀，帮助孕妈妈努力坚持度过这一时期。这个时期已经到了妊娠反应的后半期，随着妊娠天数的增加症状开始减轻，不久就会消失。这一时期，孕妈妈的身体会有明显变化，阴道内的乳白色分泌物会明显增多；乳房进一步增大，胀痛；乳晕、乳头出现色素沉着。这时期孕妈妈还容易发生便秘、腹泻等症状，要注意用科学饮食进行调理，不要乱用药物。

♥ 宝宝的发育

从第8周开始，胚胎可正式称为胎儿了。胎儿的身体为7～9厘米，体重约20克，尾巴完全消失，躯干和腿都长大了，头还是明显的大，下颌和脸颊发达，更重要的是已长出鼻子、嘴唇四周、牙根和声带等，眼睛上已长出眼皮，和以前相比，更像人脸了。因为皮肤是透明的，所以可以从外部看到皮下血管和内脏等。心脏、肝脏、胃、肠等更加发达，肾脏也渐发达，已有了输尿管，因此，胎儿可进行微量排泄了。骨头开始逐渐变硬，长出指甲、眉毛，头发也长出来了。这时，从外表已经可以清楚地区分胎儿的性别，内生殖器分泌机能也活跃起来，脐带也渐长了，胎儿可以在羊水中自由转动。

最安定的4月

进入到怀孕第4个月后，孕妈妈就来到了孕中期，这是一个相对比较平稳的阶段，大部分孕妈妈的妊娠反应开始减轻或消失，发生流产的危险也相对较小了。在这个时候，胎宝宝的生长和发育正在快速进行，人的外形已经基本具备。

妈妈的变化

随着胎儿的迅速增长，孕妈妈的子宫体积也呈现出较明显的变化，子宫进一步增大，下腹部明显隆起。子宫变大，致使子宫已长出小骨盆，宫底在肚脐与耻骨上缘之间，并时有不规则的无痛性收缩，这是妊娠期正常的肌肉收缩。这个时候，孕妈妈的腹部有沉重感，尿频、白带多等现象依然存在，基础体温逐渐呈低体温状态，并一直持续到分娩结束。妊娠反应这时已经结束，孕妇心情比较稳定。乳房明显增大，乳头及乳晕着深褐色，从乳头里可挤出一种淡黄色黏液。从这时起，孕妇应按医生要求，定期去医院检查，观察胎宝宝、胎盘、胎心、母体的变化状况，如果发现问题要及时处理。

宝宝的发育

胎儿发育到15周末，体重约120克，身长约16厘米。这时期胎儿皮肤增厚，变得红润有光泽，并开始长头发了。由于肌肉组织和骨头的发育，他的手足能稍微活动，大多数孕妇尚不能感觉到胎动。胎儿心脏的搏动更加活跃，内脏已几乎全部成形。这时，胎盘也形成了，与母体的联系更加紧密，流产的可能性大大减少。随着胎盘功能的逐步完善，胎儿的发育加速。羊水量从这个时期也开始快速增加。

温馨嘱咐

4个月宝宝有视觉了

从怀孕第4个月起，胎宝宝对光线已经非常敏感。在对孕妈妈腹壁直接进行光照射时，采用B超探测观察可以看到胎宝宝出现躲避反射，会背过脸去，同时有睁眼、闭眼活动。这说明胎儿发育过程中，视觉也在缓慢发育，并具有一定功能。

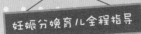

感受跳动的 5 月

怀孕5个月后，胎宝宝的活动开始变得更加明显和频繁，大多数孕妈妈已经可以清楚地感觉到胎动。现在可以说是孕妈妈最舒服的时期了，早孕反应消失、心情平和稳定，腹部虽然有隆起的状况，但不会影响行动，还可以进行短距离的旅游等轻体力活动。在这个相对平稳安定的时期，孕妈妈仍然有很多事情需要注意。为了孕育一个健康聪明的可爱宝宝，是一点儿不能大意马虎的。

妈妈的变化

孕妈妈在孕5月一般无妊娠反应，食欲较好，流产危险性减少，感觉上比前几个月要舒服。在生理上，胎动、白带增加，下腹以及周边疼痛，常有便秘、胃灼热、消化不良、胀气和饱胀感。由于乳腺管、腺泡发育，乳房会变得丰满，乳头着色加深。由于皮下脂肪增加，孕妇会显得体态丰盈，偶尔头疼，偶尔昏倒或晕眩，尤其是突然变换姿势时，出现鼻塞和偶尔流鼻血。牙龈变粉红色，刷牙时，牙龈出血。胃口大开。脚和足踝轻微浮肿，有时连手和脸也会，腿部静脉曲张，甚至有痔疮。脉搏加快，背痛，腹部甚至脸部的肤色出现变化。肚脐突出，下腹部更加凸显，会感到腹部沉重。在情绪上，怀孕的真实感与日俱增；情绪摇摆的情形变少，可是偶尔还会出现哭泣和易怒的情形，心不在焉的情形依旧。

宝宝的发育

孕17～20周为孕5月，这阶段胎儿生长较快，变化明显。妊娠16周末胎儿皮肤红润透明，可以见到皮下血管。借助超声波，根据外生殖器开始能分辨男或女，呼吸肌开始运动。1个月后皮肤渐变暗红，逐渐不透明，开始长胎毛、胎发、眉毛、指甲。这一时期的胎儿皮下脂肪很少，显得皮肤不厚，头部较大，头围约17.6厘米，大小如同一只鸡蛋，大约占身长的1/3，骨骼和肌肉发育较以前结实，四肢活动增强，因此母亲可以感到胎动。此段时期正常胎儿的心跳逐渐有力，胎心率每分钟120～160次，18周后用听诊器在母亲腹壁可听到胎心；同时胎儿也能听到外界较强的声音。此期，正常胎儿身长18～27厘米，体重250～300克。这时胎儿已经具有吞咽及排尿功能。

展显孕姿的6月
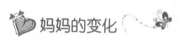

怀孕6个月后，胎宝宝的听觉功能已经相当完善了。他能听到妈妈和爸爸的说话声，能听到妈妈肠胃的咕噜声，一些大的噪声也能听到。当然了，愉快的声音会使宝宝情绪愉快，嘈杂的声音会使宝宝躁动不安。

妈妈的变化

这个时期孕妈妈容易出现这样一些异常反应：第一，由于胎儿在发育过程中需从母体吸收大量的铁，从而使母体血红蛋白浓度降低，引起贫血；第二，激素的分泌使小肠作用减退，同时，直肠受子宫的压迫会出现顽固性便秘。有时直肠或肛门处会出现淤血，形成痔疮。这个时候孕妈妈要特别注意，如果一整天都感觉不到胎动时，就要立即到医院就诊。在情绪上，情绪摇摆的情形变少，心不在焉的情形依旧，对怀孕开始感到厌烦，对未来感到有些焦虑。这一时期的孕妈妈，脚踝变得肿起，有的腿部出现静脉曲张，需要在日常保健方面多加注意。随着肚子里的小家伙越长越大，孕妈妈也发生了很大的变化。在这一个月的成长历程中，孕妈妈会有足够多的惊喜。

宝宝的发育

孕21～24周为孕6月，此期胎儿发育接近成熟，身长28～34厘米，体重600～700克，身体各部位比例逐渐匀称，头围达22厘米，五官已发育成熟，面目清晰，可见清楚的眉毛、睫毛，头发变浓，牙基开始萌发。从这时开始，皮肤表面开始附着胎脂。胎脂是皮脂腺分泌的脂肪与表皮细胞的混合物，它的作用是为胎儿提供营养、保护皮肤，并在分娩时起到润滑作用。此期胎儿发育较结实，四肢运动活跃。此外，胎宝宝的听力和骨骼也发育很快，心音变得越来越强，如果准爸爸把耳朵贴近腹部能清楚地听到胎心音，所以，从这个月开始，准爸爸又有了一项全新的任务，就是每天抽出两分钟来，戴上听诊器，听宝宝的胎心音，这能及时掌握胎儿生长发育的情况。

开始准备的 7 月

这一时期如果不注意很容易导致流产。如果胎宝宝在这个月出生也不太容易存活，这是因为7个月时胎儿还没有完全具备在体外生活的适应能力，这时出生虽能有浅浅的呼吸和哭泣，在一般条件下很难存活。因此，孕妈妈和准爸爸在这一时期需要格外的注意。

妈妈的变化

这个月的孕妈妈，腹部隆起明显，子宫高度为24~26厘米。因子宫增大腹部前突，身体重心前移，身体为保持平衡略向后仰，腰部易疲劳而疼痛。腹部易出现妊娠纹，胎动明显并有敏感性子宫收缩。同时，因受激素的影响，髋关节松弛，有时腿会颤抖，步履维艰。由于胎盘的增大、胎儿的成长和羊水的增多，使孕妇的体重迅速增加，每周可增加500克。此期间孕妇活动量一般都很少，胃肠蠕动缓慢，因此便秘现象增多，小腿抽筋、头晕、眼花症状在此期时有发生。由于子宫越来越大，压迫下半身的静脉，容易引起静脉曲张，而且腰痛、关节痛、足根扎痛、尿频、痔疮等症状会依然持续。

宝宝的发育

孕7月的胎儿身长达35~38厘米，体重1000~1200克，头围26厘米，头与躯干比例接近新生儿，头发长出5毫米左右，全身覆盖胎毛，皮肤略呈粉红色，皮下有少量脂肪，皮肤皱褶多，貌似小老人，眼睑已能睁开，骨骼肌肉更发达，内脏功能逐渐完善。从外生殖器来看，女胎的小阴唇、阴蒂已清楚地突起长出。此期大脑发育正在进行，神经系统已参与生理调节，所以有呼吸运动，但肺及支气管发育尚不成熟。这时，胎宝宝偶尔会打嗝了，妈妈将感到胎儿在腹内轻微跳动。随着听觉神经的发育完善，宝宝能够听到更多的声音，并且对声音十分感兴趣。他也很喜欢吸吮自己的小手指头，好像很有滋味一样。

耐心等待的8月

从怀孕第29周开始，胎儿的眼睛已经完全睁开了。孕妈妈也进入了孕晚期，从怀孕满28周到怀孕40周，理论上都称为孕晚期，这个阶段也可能更长一些，有些孕妈妈会延长到42周。这个时候，孕妈妈在营养、安胎、日常生活方面还有很多问题要注意。

妈妈的变化

这一期间，孕妇子宫的宫底上升到胸与脐之间，宫底高度为26～32厘米，胎动强烈。子宫不断增大使腹壁绷紧，腹部出现浅红色或暗紫色的妊娠纹，有的乳房及大腿部也可以出现这种现象。有的孕妇体内黑色素分泌增多，面部可出现妊娠斑，同时乳头周围、下腹部、外阴部皮肤颜色也逐渐发黑，属正常现象。这个时期下肢水肿者增多，有的孕妇这时会出现妊娠高血压综合征、贫血、眼花、静脉曲张、痔疮、便秘、抽筋等，如出现这些症状孕妇要及时就医诊治，坚持每2周到医院检查1次。

宝宝的发育

这时胎儿的身长为40～44厘米，体重为1700克左右，头围在30厘米左右，羊水量增加速度减缓，胎儿生长迅速。32周末时，胎儿已没有自由活动的余地，胎位相对稳定，身体蜷曲，因头重自然朝下，此为正常胎位。腹壁紧的初产妇此时胎头开始入骨盆。此时胎儿面部胎毛开始脱落，皮肤深红色，胎脂较多，有皱褶；以脑为主的神经系统及肺、胃、肾等脏器的发育近于成熟，听力增强，对外界强烈的音响有反应。若此时早产，精心护理新生儿是可以存活的。在孕8月，胎宝宝的视觉发育已相当完善。他的眼睛时开时闭，大概已经能够看到子宫里的景象，也能辨别明暗，甚至能够跟踪光源。如果你用一个小手电筒照射腹部，胎宝宝会转过头来追随这个光亮，甚至可能会伸出小手来触摸。

缓解不适的 9 月

也许你会觉得万事俱备，也许你会觉得还有许多没有准备好。尽管可能还会有一阵的忙乱，如更多的产检、身体的种种不适等，你也许会发现这第九个月可能是最长的一个月。先不要着急，坚持，再坚持一下，胜利的曙光就在前面，孕妈妈和准爸爸们，一起努力吧。

妈妈的变化

现在，孕妈妈腹部的负担非常重，常常会出现痉挛和疼痛，有时还会感到腹部抽搐，一阵阵紧缩。同时，你会发现你的脸、脚、手肿得更加厉害了，脚踝部更是肿得老高，特别是在温暖的季节或是傍晚，肿胀程度会有所加重。由于胎儿增大，并且逐渐下降，相当多的孕妈妈此时会觉得腹坠腰酸，骨盆后部附近的肌肉和韧带变得麻木，甚至有一种牵拉式的疼痛，使行动变得更为艰难。日益临近的分娩会使孕妈妈感到忐忑不安甚至有些紧张，多与家人聊聊天就可以缓解这种压力。由于子宫向上挤压心脏和胃，引起心跳、气喘或者感觉胃胀，没有食欲。排尿数次更加频繁，腹重的增加会引起腰、背疼痛，足部的扎痛感也更加明显。准妈妈现在会感到尿意频繁，这是由于胎头下降，压迫膀胱的缘故。有时还会感到骨盆和耻骨联合处酸疼不适，不规则宫缩的次数增加。

宝宝的发育

孕33~36周末为孕9月，这时的胎儿身长为45~48厘米，头围为34厘米左右，胎宝宝的体重在这一个月增长得最快，身体的各项功能基本齐备，36周时体重可达2500克左右。皮下脂肪开始增多，皮肤皱褶变少，身体较以前丰润。9个月的胎儿皮肤红润带有色泽，胎毛渐脱落，脸及腹部胎毛已消失，只有肩背部仍可见胎毛，皮肤上有黏性脂肪，指甲长出达指尖。男胎睾丸大多下降至阴囊，女胎大阴唇隆起，生殖器官发育完善。这个时期胎儿的内脏器官发育基本成熟，具备了较强的呼吸和吸吮能力，在宫内可吞咽羊水，消化道分泌物及尿排泄在羊水里。胎宝宝如果在这个时期离开母体，基本具备生存能力。

分娩在即的10月

怀孕的最后一月顺利到来，很快就要见到小宝宝了，这时候的孕妈妈是不是多少有点儿紧张？放松你的心情，一起来平安度过孕期的最后一月吧！历经风雨，终于要见到彩虹了，这10个月的酸甜苦辣，将是孕妈妈一生中最宝贵的财富。现在就要结束这漫长而辛苦的怀孕历程了。

妈妈的变化

分娩在即，孕妈妈子宫的颈部变得更为柔软，子宫出现有规律的收缩，这也正是分娩的信号。子宫收缩在身体运动时会更强烈。如果收缩有一定的时间间隔，而且子宫变窄，最好立即去医院。恶露和子宫收缩同为分娩的信号。恶露是胎膜破裂后流出的羊水、子宫宫颈上的黏液及血液的混合物，它的出现预示着孕妇将要分娩，这时应该及时去医院。孕妇在这几周中会感觉很紧张、心情烦躁、焦急等，这都是正常现象。同时孕妇在这几周中身体会越来越感到沉重，孕妈妈要密切注意自己身体的变化，随时做好临产的准备。

宝宝的发育

现在的胎宝宝重量为3200～3400克，身长50厘米左右。胎儿之间的差别还是存在的，有的胖一点，有的瘦一点，一般只要胎儿体重超过2500克就算正常。通常从B超推算出来的胎儿体重，比仅从母腹大小判断出来的胎儿体重要准确一些，只要胎儿发育正常，不必太在意他的体重。胎宝宝现在还继续长肉，这些脂肪储备将会有助于宝宝出生后的体温调节。这个小家伙的身体各部分已发育完成，其中肺部是最后一个成熟的器官，在宝宝出生后几小时内才能建立起正常的呼吸模式。宝宝现在已经属于成熟儿了，10个月的胎儿出生后哭声洪亮，吸吮力强，四肢活动有力，脱离母体可以独立生存。

第三章 屏蔽生活中的不利因素

怀孕中的女性最关心的问题是，怀孕后生活中有哪些事情能做，哪些事情不能做，哪些东西能吃，哪些东西不能吃。确实，怀孕后与之前的生活大不一样了，为了宝宝的健康发育，必须了解来自各个方方面面的潜在危害，警惕这些危害对孕妈妈及对胎儿的影响，以避免不必要的麻烦，从而顺利度过这一特殊时期，保证母子平安。

别让嗜好变"嗜坏"

从怀孕到产假结束，有着很漫长的时光，此时正是培养有益业余爱好的大好机会。有些女性喜爱梳妆打扮自己，有时朋友小聚娱乐打打麻将，还有的闲暇之时种植花草、饲养宠物等，使得孕期生活过得丰富多彩，但在其中却隐藏着众多的生活隐患。

撤换有"毒"花草

在孕妇的居室里，不宜摆放花草。因为有些花草会使孕妇产生不良反应，如茉莉花、丁香、水仙、木兰等花卉，具有浓烈的香味，会影响孕妇的食欲和嗅觉，甚至引起头痛、恶心、呕吐。又如万年青、仙人掌、五彩球、洋绣球、报春花等花卉，会引起皮肤过敏反应，一不小心接触后会发生皮肤瘙痒、皮疹等过敏现象。此外，孕妇新陈代谢旺盛，居室需要充足的氧气，而有些花卉如夜来香、丁香等，吸进新鲜氧气，呼出二氧化碳，会夺走居室内的氧气，对孕妇及胎儿的健康十分不利。

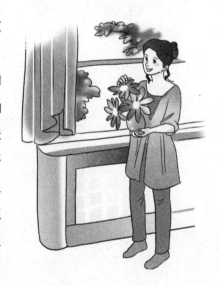

最好不染发、烫发

由于在怀孕期间，孕妇所做的一切跟肚子里的宝宝是息息相关的，孕妇在很多方面都应该谨慎。一般来说，孕期妇女的发质变得脆弱，体内激素分泌也产生剧变，最好不要烫发染发。因为人体的毛发是由角质蛋白质构成的，而角质蛋白质是由氨基酸形成的。怀孕时由于要供应胎儿足够的营养，故用于制造毛发的氨基酸就会减少。此时烫发将会对其头发产生更大伤害。此外，烫发也会对自身的身体有不良影响。

宠物暂别为好

现在家庭养宠物的不少，但宠物对孕妇的健康常有不利。有的妇女生下畸形儿，经过查找原因，就是由于母亲在怀孕期间同宠物接触过多所致。医学专家从畸形儿产妇和流产的孕妇的脐带血液中发现了弓形体菌。猫的身上就带有这种弓形体菌。这种病菌通过口腔进入人体内进行繁殖生长，并可通过胎盘造成胎儿先天性弓形体菌病。怀孕3个月后常会导致流产，6个月常致胎儿畸形或死胎。孕妇宫内感染弓形体菌的胎儿，出生后主要表现为脑积水、小头畸形、精神障碍等。

打麻将有害健康

孕妇本来就腹部充盈，玩麻将时，若长时间坐着，胃肠蠕动减弱，胃酸返流刺激黏膜，引起厌食、呕吐、咽喉与上腹部烧灼感。同时腹部的压迫，使盆腔静脉回流受阻，围绕肛门下端的静脉充血突出，而发生痔疮，在大腿内侧及小腿背侧则出现静脉曲张和下肢的严重浮肿，甚至小腿抽筋。孕妇应适时改变体位有利于宝宝健康发育，不宜长时间取坐姿。打麻将往往身不由己，正常的生活规律被打乱，睡眠昼夜颠倒，饮食上变得不定时定量，冷热饥饱失调，结果母亲和胎儿都得不到充分的休息和充足的营养，影响胎儿的健康生长。而且不规则的睡眠、饮食损伤了胃肠道的消化吸收功能，好的食物也无法吸收成为人体的营养，长此以往，会造成植物神经功能紊乱，出现失眠、高血压、贫血、缺钙等症状。此外，玩麻将时，孕妇往往处于大喜大悲、患得患失、惊恐忧愁无常的不良心境中，神经系统过于兴奋，母体内的激素异常分泌，对胎儿大脑发育造成的危害，远远超过对母体自身的损害。

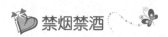

养成良好的生活习惯

怀孕期间应养成良好的生活习惯，纠正一些不良的生活陋习，否则不但会直接影响孕妈妈的身体健康，同时也会对胎儿的生长发育造成极大的危害。

禁烟禁酒

饮酒会对胎儿的发育造成危害。孕妇如果经常喝酒或酗酒，易使胎儿致畸。因为进入体内的酒精容易发生酒精中毒，使分娩的新生儿出现先天性异常，如小头、眼裂、眼睑角短小、眼睑下垂、腭裂、心脏瓣膜病、外阴畸形、漏斗胸及四肢运动障碍。因此，孕妇整个孕期不要饮酒或酗酒，以免影响胎儿器官的正常发育。

孕妇主动吸烟或被动吸烟，首先会增高自然流产率。吸烟孕妇比不吸烟孕妇高80%；其次，所生胎儿，平均低于正常婴儿体重约150～250克；第三，14%流产的发生和准妈妈吸烟有关；第四，有报告指出，孕妇吸烟会增加胎儿畸形，以唇腭裂、心脏血管或泌尿系统位移为主。

少用电吹风

说到家用电器，我们很快就会想到电脑、电视机、微波炉，而往往却忽视了体积较小的电吹风，其实它才是"辐射大王"，因此，电吹风的危害很大。使用电吹风时，因为辐射源离头部比其他电器要近，所以产生的辐射后果要比其他电器严重得多，特别是开启和关闭时辐射最大，而使用时，功率越大辐射也越大。辐射对孕妇和胎儿的危害不言而喻，严重者会导致胎儿出现缺陷。另外，孕妇使用电吹风容易引起头痛头晕，精神不振。还有，电吹风的热风中含有石棉纤维颗粒，对孕妇和胎儿都有害。

不要依赖空调、风扇消暑

孕妈妈的新陈代谢非常旺盛，容易出汗，因此，寻找必要的降温方法是必要的。但是，如果吹电风扇的时间过长，或空调的温度过低，都会给孕妈妈的健康带来不利影响，会出现头晕头痛、浑身乏力等症状。如果是从非常炎热的户外进入屋子，马上接受电扇或空调的冷气，汗液蒸发会使皮肤温度骤然下降，导致表皮毛细血管收缩，而使血压升高。

💗 睡姿要科学合理

妊娠期,孕妇睡觉的姿势对胎儿的生长发育有着重要的影响。妊娠早期,胎儿在子宫内发育仍居在母体盆腔内,外力直接压迫或自身压迫都不会很重,因此孕妇的睡眠姿势可随意,主要是采取舒适的体位,如仰卧位、侧卧位均可。妊娠中期应注意保护腹部,避免外力的直接作用。如果孕妇羊水过多或双胎妊娠,就要采取侧卧位睡姿,这可以让孕妇舒服些,其他的睡姿会产生压迫症状。如果孕妇感觉下肢沉重,可采取仰卧位,用松软的枕头稍抬高下肢。妊娠晚期的卧位尤为重要,孕妇的卧位对自身与胎儿的安危都有重要影响,宜采取左侧卧位,此种卧位可纠正增大子宫的右旋,能减轻子宫对腹主动脉和髂动脉的压迫,改善血液循环,增加对胎儿的供血量,有利于胎儿的生长发育。

💗 坐、立、行姿势要正确

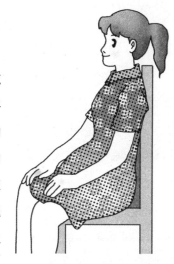

随着腹部一天天大起来,孕妈妈时常会感到身体疲惫,行动也越来越不灵便。如果在生活中采取不正确的动作,或是不注意保持正确姿势,就更会加重腰酸腿痛感,而且也容易出意外。为了减轻不适和保证安全,请孕妈妈在每天的坐、立、行中保持正确的姿势。坐下时,最好选择带靠背的椅子,要深深地坐在椅子上,上半身伸直,舒舒服服地靠在椅背上,椅子高度以使髋关节和膝关节呈直角为好,大腿要与地面平行。孕妈妈切不可坐在椅子边上,要尽量往里边坐,也不可"咕咚"一下坐下去,这样容易摔倒。站立时,要两脚平行,稍稍分开一些,把重心放在脚心上,这样身体就不容易疲劳了。行走时要注意骨盆稍稍向前倾,抬起上半身,肩膀稍向后落下,下颌内敛,挺胸收臀,腹部突出,以保持整个身体的平衡。行走时一定要注意一步一步地踩实,上下楼梯时不要哈着身体或腆着肚子,特别是到了怀孕晚期,日渐增大的肚子很可能会遮住孕妈妈的视线,下楼梯时不容易看清,切记踩稳当了再迈步,千万不要踩空;如果有扶手,一定要扶着行走,以免身体摔倒。

千万别涂指甲油

指甲油及其他化妆品往往含有一种名叫酞酸酯的物质，这种酞酸酯若长期被人体吸收，不仅对人的健康十分有害，而且最容易引起孕妇流产及生出畸形儿。所以孕期或哺乳期的妇女都应避免使用标有"酞酸酯"字样的化妆品，以防酞酸酯引起流产或宝宝畸形，尤其是男孩，更容易受"伤害"。

 ## 摘下你的隐形眼镜

孕妇戴隐形眼镜，角膜损伤首当其冲，同时还会引发其他一系列病情。由于女性在怀孕期间内分泌系统发生了很大变化，其角膜组织会发生轻度水肿，使得角膜的厚度增加，而隐形眼镜本身阻隔了角膜与空气的接触，孕期继续戴隐形眼镜，将增加角膜缺氧程度，使角膜发生损伤引起敏感度下降。敏感度下降将带来视力减退、无故流泪等。其次，孕妇的泪液分泌量也比平常减少，黏液成分增加，眼角膜弧度也会发生一些变化，容易造成角膜损伤，引发眼睛有异物感、有摩擦感、眼睛干涩等。

 ## 上网悠着点

在怀孕的期间，要注意减少上网时间。电脑放出的电磁辐射，包括X射线、可见光、红外线，特高频、高频、中频及极低频电磁场，也有静电场，长时间接触，对精子、卵子、受精卵、胚胎、胎儿都会有不同程度的损伤。长时间使用电脑时，准妈妈大脑高度集中，神经过度紧张，再加上环境中的低周波噪声、放射线、电磁波等影响胎儿正常发育，可造成流产、难产、早产，且怀畸形胎的可能性大大增加。准妈妈要防止长时间坐着而引起盆腔血液滞留不畅，更不能长时间上网；使用电脑时，要注意电脑与坐椅的高度配合，要让自己感到舒适，以利于腹中胎儿的健康发育。

温馨嘱咐

孕期要减少上网时间

孕期，胚胎细胞正处于细胞分裂、胎儿器官分化的敏感期，尽量要远离电脑。孕中、后期，即使偶尔使用电脑，也要与之保持适当距离，有条件的话尽量穿防护服，工作完毕，洗澡换衣服。

学会正确的护理

健康的生活方式对于孕育优秀的宝宝是非常重要的。在此提醒怀孕的准妈妈，要注意孕期护理中的一些禁忌。

不宜免疫接种

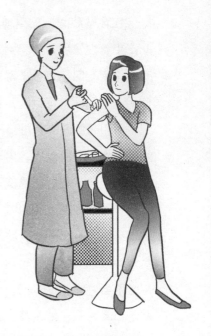

怀孕期间，准妈妈作为一个特殊的人群，其机体功能会随着胎儿的生长发育而产生某些变化，这时候准妈妈的抵抗力是比较低的，不宜接种疫苗，尤其要避免接种麻疹疫苗、流行性腮腺炎疫苗、风疹疫苗、脊髓灰质炎疫苗和黄热病疫苗。也有例外，一是在怀孕期间被可疑动物咬伤，必须全程足量注射狂犬疫苗甚至抗狂犬病血清；二是在新生儿破伤风高发地区，孕妇可在妊娠第4个月至分娩前1个月接种两针，两针间隔时间至少4周，以降低新生儿破伤风发病率。总之，孕妇接种的疫苗应该是针对最常见、危害最大、免疫确实有效的疾病。最后要提醒的是，如有特殊情况出现，准妈妈们应在当地防疫专家指导下，根据当时当地的具体情况，作出抉择。

受热可能导致胎儿畸形

孕妇在怀孕头3个月内，如果经常较长时间浸泡在热水中洗澡，会影响胎儿的正常发育，有可能导致胎儿畸形、新生儿低体重或生后智能低下。妇女在怀孕早期若处于热水浸泡的桑拿浴或热的盆浴等过热的环境中，将会增加脑部及脊椎畸形的胎儿的可能性。这是因为动物的中枢神经系统在胚胎发育的前几周内，特别易遭伤害，而热可导致细胞死亡，限制细胞繁殖，破坏细小的血管，并与其他因素一起作用对胚胎产生危害。

因此，为了防患于未然，减少畸形儿的出生，孕妇在怀孕的头3个月内，不宜较长时间浸泡于热水中。此外，还不可做剧烈运动，并避免高温环境，预防感冒等感染性疾病。一旦发热，要及时治疗，在医生的指导下用物理方法降温。凡在妊娠早期常泡热水澡或曾发烧的孕妇，应及时做优生咨询、检查，以便早期观察胎儿有无异常。

❤ 禁用药物早知道

　　在怀孕期间，应谨慎用药。有许多药物可通过母体血流经胎盘进入胎儿体内，对胎儿产生毒性作用。为了胎儿的健康发育，孕妇应避免使用以下药物：抗生素类，最常见的有氯霉素、四环素、链霉素、卡那霉素、庆大霉素、磺胺类、利福平、雷米封等，应禁止使用，如四环素可致胎儿骨骼发育不良、短肢畸形、先天性白内障等；镇静安眠药，如安定，可引起胎儿先天性畸形；激素类，如雌激素，造成上肢短缺，女婴阴道腺病，男婴女性化，孕激素可造成女婴男性化，男婴尿道下裂；降糖药，如优降糖、达美康、甲苯磺丁脲等，可导致胎儿畸形或死亡；维生素A可破坏胎儿软骨细胞，导致骨骼畸形、手足畸形、腭裂、眼畸形、脑畸形；维生素D可使胎儿血钙增高，导致胎儿智力发育低下。中草药用之不当对胎儿发育也有不良影响，如大黄、芒硝、大戟、商陆、牵牛子、甘遂等，可通过刺激肠道，反射性地引起子宫强烈收缩，导致胎儿流产、早产等。

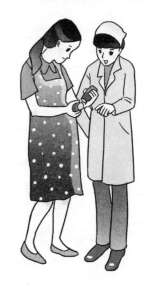

❤ 不能盲目安胎

　　许多孕妈妈有流产先兆就盲目地进行保胎，其实这是不可取的。绝大多数的早期流产都是因为孕卵发育异常所致，包括其染色体数目及结构的异常。这些异常的胎儿经自然流产而被淘汰。然而，不少孕妇对自然流产的原因不甚了解，不管是什么原因引起的流产，都一概要求保胎，有的服用各种保胎药物，反而可能阻止不正常的胚胎自然淘汰。因此出现流产先兆时，不宜盲目保胎。对自然流产是"保"还是"流"均应听从医生的指导，以免造成不该发生的悲剧。如果妊娠早期母体患流感、伤寒、肺炎等传染病，病毒和细菌毒素通过胎盘侵入胎体则可引进胎儿死亡。一般在胎儿死亡2周内发生自然流产，故切忌保胎。如果是接触有害物质，造成慢性中毒而引起先兆流产，也不要保胎。自然流产是人类不断优化自身的一种方式，也是对孕育着的新生命进行筛选，因此在保胎前应先查明原因，切忌盲目保胎。

避开环境中的潜在危害

不利健康的环境对孕妇危害更大，对孕妇与胎儿可产生双重危害。因此，孕妈妈要警惕环境中潜在的危害，远离不利健康的因素。

装修污染

现代房屋建筑用的基本材料和装饰材料可能含有甲醛、苯等化学物质，这些物质都有致癌性，并可干扰神经或引起生殖系统疾病。为了自己和未来宝宝的健康，在选择装修材料时，一定要选择无甲醛、苯等有害化学物质的绿色材料。

不良工作环境

一般来说，孕妇在妊娠期间，凡是对身体不利的工作和环境都应该避免。常见的有：过重体力劳动，高度紧张的工作，接触刺激性物质或某些有毒化学物品的工作，频繁上下楼梯的工作，受放射线辐射的工作，长时间站立的工作，不能得到适当休息的连续流水作业的工作，噪声污染严重的环境，没有很好的通风设备的环境，工作环境温度过低。

噪声和放射线

噪声对孕妇有不同程度的不利影响，在怀孕早期每天接触噪声不仅会加重早孕反应，还可能产生低体重甚至先天畸形儿。因此，孕妇自己在孕早期应采取自卫措施，少去或不去充满噪声的场所。孕妇如果接受射线治疗，特别是时间长、剂量大时，会使早期胚胎受到射线损伤，还有可能发生流产、死胎、小头、小眼、脑积水等畸形。

汽油味等

现在，大多数交通工具都是以汽油为燃料的，为了防震防爆，汽油中加入了一定量的四乙基铅，所以这些汽油又称为乙基汽油。乙基汽油燃烧时，四乙基铅即被分解，释放出铅，随废气排入到空气中，人通过呼吸吸入体内的铅就会在血液中积累，对孕妈妈和胎宝宝产生危害，而且吸入过量铅还会引发铅中毒，造成胎宝宝先天性发育畸形。因此，孕妈妈最好少开车，或在上下班路上车辆高峰时，少出门，以避免闻到汽油味儿。

第四章 饮食营养合理均衡

孕期女性身体的消耗量比较大，因此需要摄取的营养也比较多，所以在饮食方面要非常注意。这也是给宝宝提供一个安全稳定生长环境的前提。

孕期需要的营养

孕妇由于在孕期既要维持本身的营养所需，又要供给体内不断生长的胎儿需要的营养，因此，在"质"的方面，要特别增加蛋白质、矿物质和维生素等营养素。

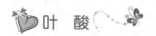

叶　酸

叶酸是细胞生长和分裂必不可少的重要物质。人体不能合成叶酸，主要依靠食物供应。正常人每天膳食所提供的叶酸足够维持正常平衡。怀孕期妇女对叶酸的需求量增大，活跃的造血功能、新陈代谢旺盛的组织都需有足够的叶酸供应。妊娠后期胎儿迅速发育对叶酸的需求增加。叶酸缺乏，容易引起孕妇贫血。极度叶酸不足，可以造成新生儿低体重和中枢神经系统的畸形。绿叶蔬菜叶酸的含量最多，肝脏、豆类、花生中也含有较多的叶酸。偏食或者蔬菜煮沸过久等不良饮食习惯、营养不良是造成缺乏叶酸的主要原因。

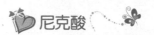

尼克酸

尼克酸对人体的生长方面有其特异作用。人体尼克酸缺乏病叫作癞皮病，典型症状是皮炎、腹泻和痴呆。尼克酸缺乏病多发生在以玉米为主食的地区，因为玉米中尼克酸是以结合型存在，难以被机体利用。营养学会推荐，孕妇和乳母每日尼克酸的摄入量应为20毫克。

烟　酸

妊娠期，孕妇饮食中色氨酸代谢转换为烟酸的转换率增高，以适应机体对烟酸摄入量需求增加的需要。孕妇每天烟酸摄入量为15毫克。

💝 维生素A

维生素A又称为胡萝卜素，是维持机体抵抗力、防止夜盲、促进生长的重要物质。孕期的需要量比非孕期增加30%～50%。孕期的维生素A缺乏，可以导致早产、死产以及产后感染率增加。动物肝脏、胡萝卜、菠菜、杏、桃中维生素A的含量丰富。

💝 维生素B$_1$

维生素B$_1$在能量代谢和葡萄糖转变成脂肪过程中，作为一种辅酶发挥重要功能，它在末梢神经的传导方面起重要作用。孕妇缺乏维生素B$_1$的时候，自身没有什么明显的表现，但是会导致胎儿得先天性脚气病。

💝 维生素B$_2$

维生素B$_2$在蛋白质、脂肪和糖类的代谢中起着重要作用，同时，充足的维生素B$_2$有利于铁的吸收。怀孕期间孕妇缺乏维生素B$_2$会导致孕早期妊娠呕吐，会引起孕中期口角炎、舌炎、眼部炎症，还会导致早产儿发生率增加。

💝 维生素B$_6$

研究表明，维生素B$_6$可由母体以吡哆醇的形式传送到胎儿，而在胎儿体内将这些物质转化为磷酸吡哆醛，磷酸吡哆醛参与核酸代谢及蛋白质的合成。由于孕妇对维生素B$_6$的需要量增加，因此应提高孕妇的维生素B$_6$的供给量。

💝 维生素B$_{12}$

维生素B$_{12}$缺乏可以诱发巨幼红细胞贫血，同时可导致神经系统损害与无脑儿的发生。建议孕妇每日维生素B$_{12}$的摄入量为2.6毫克。

💝 维生素C

维生素C可以使孕妇增加对疾病的抵抗力，并可以辅助治疗一些过敏性、中毒性和传染性疾病。新鲜的蔬菜和水果是维生素C的最好来源。

💝 维生素D

妊娠期间维生素D缺乏会影响胎儿骨骼发育，也能导致新生儿低钙血症、婴儿牙齿和骨骼发育不良及母体骨质软化症的发生。与维生素A一样，如果孕妇过多摄入维生素D会导致中毒。因此推荐孕妇每日维生素D的摄入量：孕早期为5微克，中期和晚期为10微克。

维生素E

维生素E是增强生殖功能，预防流产、早产，促进胎儿发育的重要物质。维生素E还可促进血液循环，保护各个器官功能旺盛。孕妇应该经常补充维生素E或者多食含维生素E丰富的饮食。油菜、菜花、玉米、苹果、肉类中都含有丰富的维生素E。

维生素K

维生素K参与血液凝固。胎儿期维生素K缺乏，是导致新生儿期出血性疾病的原因之一。怀孕晚期胎儿缺乏维生素K很常见。除了医生根据需要给孕妇或者是新生儿注射维生素K以外，孕妇应该多食含维生素K丰富的饮食。紫菜、菠菜、排骨中含维生素K丰富。

铁

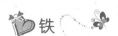

铁是造血的重要物质，铁的缺乏是贫血的最常见的原因。胎儿生长发育需要大量的铁，婴儿出生后2～3个月内所需要的铁，也来自胎儿期从母体吸取并储存的铁。因此，孕妇特别容易因为铁的缺乏而发生缺铁性贫血。贫血孕妇中约有90%因为铁缺乏所致。分娩时的出血、产后的恢复和泌乳等也需要铁的参与。孕期必须摄入足够的含铁食物才能满足需要。肉类食物和土豆食物含铁较多，而且容易吸收；鱼类、鸡蛋和蔬菜中含铁也较为丰富。

钙

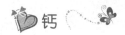

钙是骨骼发育的重要成分。为了满足胎儿发育的需要，母体每日需要大量的钙质摄入。非孕时每天需要钙0.4克，怀孕期每天需要钙1克以上。母亲供给胎儿钙质是无私的。如果钙摄入不足，母体会将自身的钙质转移到胎儿身上，自己却出现骨骼和牙齿的脱钙。当钙严重缺乏时，也会影响胎儿的骨骼发育。牛奶和乳制品中含有较多的钙质，而且容易被人体所吸收。因此，孕期应该多食用乳制品。鱼、海藻类也含有较多的钙质。

碘

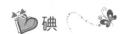

碘是甲状腺素的重要成分。妇女在怀孕期间其甲状腺功能旺盛，基础代谢升高，从而对碘的需要量增加。孕妇缺碘会使胎儿生长迟缓，造成婴幼儿智力低下甚至痴呆，还可能发生先天性克汀病。因此，孕妇应该注意经常吃一些含碘的海产品，如海带、紫菜、虾等。

锌

锌是人体的必需微量元素之一。人体中含锌量甚微，可是它在体内却发挥着重要的作用。体内蛋白质和酶的合成均离不开锌，锌对胎儿和婴儿的生长发育颇为重要。成人每日需要13毫克的锌，孕妇每天食物中的锌含量应为20毫克。如果孕妇锌摄取不足，会影响胎儿的发育，严重时可以导致宫内胎儿生长发育迟缓、胎死宫内、胎儿流产、胎儿中枢神经系统和骨骼畸形等。锌在食物中普遍存在。只要不偏食，一般不必担心缺锌。绿叶蔬菜、豆类含锌较多，瘦肉、鱼类含锌也不少，糙米、全麦面粉中锌的含量也比较多。

钠

钠的摄入主要来自食物中的盐。钠与体内水的代谢关系密切。孕期妇女体内水分潴留较为突出，也必然有一定量的钠潴留。正常妊娠没有严重的浮肿或者妊高症者，一般不必过于限制盐的摄取。饮食中最好还是不要常常吃咸菜、咸鱼等腌制品。

蛋白质

蛋白质是构成新生儿组织的主要来源，平常人体重1千克需要1克的蛋白质，而孕妇则较常人的总量要多20克。怀孕3个月以后，孕妇每日需要蛋白质60～80克。动物蛋白和植物蛋白应该合理搭配，保持均衡，按照2/3的动物蛋白和1/3的植物蛋白比例搭配较为恰当。特别是在怀孕晚期，在胎儿急速成发育的同时，母体的子宫、乳腺也在发育，此时需要大量的蛋白质。如果蛋白质的摄取不足，会对母子双方产生不良的影响。不仅胎儿发育会受阻，也会影响母体的代谢，从而容易导致妊娠高血压综合征、妊娠贫血、抵抗力下降、产后乳汁分泌不足等。

脂 肪

孕妇每日需要60～80克脂肪，主要来自乳类、动物油和植物油。孕妇宜多食植物油而少食动物油，因为植物油中含有人体所必需的、自身不能合成的脂肪酸。脂肪酸是胎儿发育，特别是中枢神经系统发育不可缺少的物质。动物油中含有较多的胆固醇，孕晚期妇女血中有胆固醇增高的现象。摄入过多的动物脂肪与高胆固醇血症和妊娠高血压综合征的发病有关。

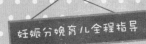

孕早期营养原则

妊娠早期是胚胎细胞分化增殖和主要器官系统开始形成的阶段，也是胎儿生长发育最主要的时期。为孕妇提供平衡的饮食，满足各种营养素的恰当供给，无疑将对胎儿的发育产生极其有益的影响。妊娠早期，胚胎各器官的形成、发育需要的营养素种类众多，饮食应全面合理，不能偏食。

保持适宜的体重增长

体重增长既不能太慢，也不能太快太多。过慢的话，影响胎儿发育，造成营养不良、发育迟缓等；而体重增长过快也会导致巨大儿，增加难产的危险，而且易发生糖尿病、慢性高血压以及妊娠高血压综合征等，对孩子出生后的生长发育也可能不利。

平衡膳食和合理营养

每日食物要多样化，不能挑食偏食，不能只吃荤的不吃素的，也不能只吃清淡素的不吃荤的，这些都是不好的。孕妇要比平时摄取更多的营养，但是也要避免暴饮暴食，造成肥胖等各种病症。同时一定要吃适当的粗粮和杂粮，以及水果和蔬菜，不要用果汁等来代替水果。

吃多吃好

锌妊娠早期，胎儿生长缓慢，每日体重只增加1克左右，孕妇营养的需要量较小。由于大部分人都会出现轻重不同的妊娠反应，如头晕、恶心、呕吐、身体不适、食欲不振、乳房胀痛、厌油腻、偏好酸食或清淡食物等，影响了对营养的充分摄取，所以，应尽量进食，以加强营养。瘦猪肉、猪肝、豆腐、青菜、海菜、水果等都是营养丰富的食物，稀粥、豆浆、小米等较易消化，应该多多食用。

为了使孕妇吃多吃好，还应把饭菜做得清淡、爽口、不油腻，以激起她们的食欲。为了防止呕吐，可以在头一天晚上准备好一点容易消化的食品，如馒头片、蛋糕、面包等，在早晨起床前，先喝一杯白开水，将食物吃下去，稍躺一会儿再起来。这样，既可以防止或减少呕吐，又保证了身体对营养成分的需要。

孕中期营养原则

到了怀孕中期，胎儿已经成形，流产的危险性降低，此时的忧虑大大减少，心情也会轻松得多。在这一时期，胎儿开始加速成长，需要的营养大增，加上不适症状逐渐消失，孕妇的食欲自然大大增加，希望能够补充怀孕初期欠缺或流失了的营养。孕妇在努力吸取营养、调养身体时，应该控制食物的分量，以免体重急剧增加。假如孕妇的体重突然增加过多，对孕妇及胎儿都有不良影响。

妊娠初期，腹中胎儿的细胞以惊人的速度分裂，这时即使微量的食品添加剂也会给胎儿带来严重影响。另外，快餐食品里必定添加的色素会抑制消化酶的作用，导致癌症或者遗传基因变异。因此，尽量不要食用化学调味料。

少吃多餐不偏食

由于胎儿直接吸取孕妇消化出来的养分，因此孕妇应该进食容易消化的食品，这样胎儿才能够得到充足的营养。此外，孕妇也不可以偏食，而应该进食不同类型的有益食品，从中吸取身体所需的营养，胎儿才能够获得均衡而足够的营养。在这期间，尽管孕妇的食欲旺盛，也不要一餐进食太多食物。孕妇应该保持少吃多餐的饮食习惯，这样才可以让食物慢慢消化，把营养输送给胎儿。孕中期每餐食量可因孕妇食欲增加而有所增加。随着妊娠进展，胃部常因受到挤压而在餐后出现饱胀感，因此可增加每日的餐次，分4～5次进食，每次食量适度。

每日膳食指导

孕中期的食物品种应更加多样。为保证能量供给，要摄入足够的粮谷类食物，每日的膳食组成应为：粮谷类400～450克，其中除大米、面粉外，还可选用杂粮，如小米、玉米、麦片等，因B族维生素和某些氨基酸等营养素在杂粮中含量丰富；肉、蛋、禽、鱼类等动物性食物或豆类及其制品100克；牛乳220毫升；蔬菜、蘑菇、海带等500克；水果100～200克；植物油25～40克。

孕晚期营养指导

孕妇比平常需要更多营养，尤其是在妊娠晚期，需要额外增加420~820千焦的能量，所以应摄取各种营养素，如碳水化合物、蛋白质、脂肪、钙质、铁质等。无机盐和维生素也要比怀孕前增加。

饮食结构

碳水化合物不要过多摄入，也就是不要吃太多主食。可以多吃一些优质蛋白，比如鱼、虾类的食物。另外，要吃新鲜的蔬菜和水果，补充各种维生素和微量元素。要特别注意增加蛋白质的摄入，比如菜肴中增加瘦肉类和大豆类食物，适当减少饱和脂肪和碳水化合物的摄入，以免胎儿过大，影响分娩。因为孕晚期是胎儿大脑细胞增值的高峰，供给充足的必需脂肪酸是满足大脑发育的必要条件。多吃海鱼有利于必需脂肪酸的供给。每天可食用一点粗粮，因为粗粮中富含维生素B_1，如果缺乏则容易引起呕吐、倦怠，并在分娩时子宫收缩乏力，导致产程延缓。

所需营养

首先，要多吃含矿物质丰富的食物，特别是含铁和钙丰富的食物。含铁丰富的食物有动物的肝脏、菠菜和蛋黄等。动物的肝脏中含有血红素、铁、叶酸和维生素等，是孕晚期补充铁的较好选择。含钙丰富的食物有海鱼、海米和虾仁等。

其次，要增加蛋白质的摄入，以防止产后出血，增加泌乳量。

再次，要补充必需的脂肪酸和DHA。DHA是胎儿大脑、眼睛发育和维持正常功能所需的营养素，人体内不能合成，必须从食物中获得。鱼肉中DHA含量较高，准妈妈应多食用。

最后，要吃含有丰富维生素、无机盐和纤维素的食物，如水果和蔬菜。多吃蔬菜水果，有助于防治便秘。

最有益孕妈妈的食物

很多食物都含有多种营养成分，可在体内有效地吸收，对胎儿的正常发育、孕妈妈的身体健康均有益处。因此，孕期最需要积极吃的食品尤为重要。

动物肝脏

动物肝脏是指猪、牛、鸡的肝脏。除含有蛋白质外，还含有锌、叶酸及胎儿成长不可缺少的维生素A、铁。

贝 类

贝类脂肪少，高蛋白，低热量，铁、锌、钙等无机质丰富，也含有许多牛磺酸、氨基酸等有益成分，所以味道鲜美。

鸡 蛋

鸡蛋可以说是营养完全食品，除食物纤维和维生素C外，基本上包含所有营养成分，特别是宝宝成长不可缺少的维生素A和有助于脂质代谢的B族维生素含量很丰富，也容易消化。

牛 奶

牛奶除含钙量高，吸收率也较好外，还含有丰富的蛋白质，在人体内利用率高，是调节平衡的营养食品，所以每天都要喝。

纳 豆

用纳豆菌将大豆发酵即成纳豆，因发酵而使蛋白质易于吸收。含维生素B_2，维生素K也很丰富。能促进骨骼的形成，含食物纤维也很丰富。

木 耳

木耳除所含食物纤维和维生素B_2有助于脂肪的新陈代谢外，还含有提高钙吸收的维生素D，在同类食品中营养最好，没有缺点，可广泛食用。

芝 麻

芝麻油脂成分占50%，且基本上都是对健康和美容有益处的不饱和脂肪酸，也均衡地含有大量蛋白质、钙、镁等。白芝麻、黑芝麻、茶芝麻都含有相同的营养成分。

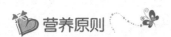

孕1月营养方案

女性的怀孕期是需要加强营养的特殊生理时期，胎儿生长发育所需的所有营养素均来自母体，孕妇本身也要为分娩和分泌乳汁储备营养素。所以，保证孕妇孕期营养，对于母体及胎儿、婴儿的发育，均有很重要的作用。

营养原则

孕早期的胎儿发育虽然快，但其体积相对小，体重在孕早期结束时也不过20克左右，所以对营养的数量要求不高，仅仅表现在对营养的质量需求上。因此，这一时期，孕妈妈特别要注意摄入营养的质量。

孕早期，胚胎各器官的形成发育需要蛋白质、脂肪、糖类、无机盐、维生素和水，因此孕妈妈的饮食应全面而合理，不能偏食。蛋白质是构成人体组织的重要物质，蛋白质缺乏会影响胎儿中枢神经系统及其他器官的发育生长，所以在食谱中肉、蛋、奶及鱼类蛋白质摄入应有所增加，而且还应该选择比较容易消化吸收和利用的优质蛋白质。

三餐合理搭配

怀孕初期是胎宝宝细胞分化、器官形成的重要阶段，其中脑和神经的发育尤为迅速。因此，这一时期孕妈妈的健康和胎宝宝的发育都至关重要。孕妈妈一定要吃早餐，而且要保证质量。按照三餐两点心的方式进食。果类蔬菜与叶类蔬菜搭配，根类蔬菜和叶类蔬菜搭配，还要做到红色、紫色、黄色和绿色蔬菜搭配。一日三餐要营养均衡、搭配合理。

饮食参考

早餐：牛奶、粥、汤配合全麦面包、蛋糕、饼干或包子等主食，还要加蔬菜、鸡蛋等。

加餐：酸奶、苹果、牛奶、饼干、果汁、小面包。

午餐：菠菜鸡蛋汤、甜椒牛肉丝、素什锦、蒜香茄子、海带丝炒肉丝、米饭。

加餐：坚果、瓜子、花生、腰果、开心果。

晚餐：什锦豆腐羹、莲子红枣粥、虾仁豆腐、软熘肉片。

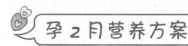

在怀孕第二个月里，胎宝宝还不需要过多营养，孕妈妈保持正常饮食即可，适当增加一些优质蛋白质，便可以满足胎儿的生长需要。

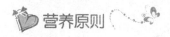 营养原则

进入孕2月，不少准妈妈开始了呕吐、乏力、恶心等早孕反应，针对这种情况，孕妈妈可以吃点能够减轻呕吐的食物，如烤面包、饼干、米粥等。干食品能减轻恶心、呕吐症状，稀饭能补充因恶心、呕吐失去的水分。

为了克服晨吐症状，可以在床边准备一杯水或几块饼干等，都能有效抑制恶心。在这一时期，孕妈妈不妨多吃一些豆类、蛋类、乳类食品，含淀粉的食物也可适当多吃一些，维生素是胎儿生长发育必须的物质，孕妈妈最好多吃些含维生素丰富的蔬菜和水果。而且，在这一时期，宝宝正处于重要器官的发育阶段，准妈妈要适量补充一些微量元素，多吃一些干果，如核桃、芝麻等，有利于胎宝宝的大脑发育。

增加营养要适量

大部分孕妈妈在得知自己妊娠的瞬间，很可能产生为了腹中的胎儿，应该大量摄取营养的观念。如果根据自己的口味毫无节制地摄取营养，极易导致肥胖，因此必须避免。实际上，妊娠期间食物的质比食物的量更为重要。妊娠初期，由于对怀孕的紧张感，加上恶心，体重可能会减轻1~2千克，或者维持现状，这都是正常现象。因此没有必要在体重上费心思，应该集中精力适应怀孕这件事情。

饮食参考

早餐：豆包、馒头、花卷、米粥、鸡蛋、小咸菜、蔬菜等。

加餐：苹果、牛奶。

午餐：青椒炒肉丝、拌黄瓜、面条、清蒸排骨。

加餐：橘子、烤膜片、酸奶。

晚餐：番茄炒鸡蛋、炒胡萝卜、红烧黄鱼、米饭。

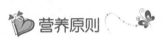

怀孕第三个月时，孕妈妈的饮食依然要本着营养丰富、品种多样、摄取均衡的原则，特别是蛋白质、钙、铁等微量元素的摄取千万不能少。

营养原则

怀孕第三个月，蛋白质是孕妈妈需大量摄入的营养物质。蛋白质又分为植物蛋白和动物蛋白，来源非常广，口蘑、松蘑、猴头菇、芸豆、绿豆、蚕豆、牛蹄筋、海参、贝类等食物中蛋白质含量都比较高。除了蛋白质，碳水化合物也是必须要摄入的物质。

此外，脂肪酸、维生素、钙、磷等微量元素能够促进胎儿大脑和骨骼发育，孕妈妈也应保证充足的摄入量。枸杞、杏仁都含有钙、铁、磷、钾、锌等微量元素，经常食用不仅能补充微量元素，还能增强机体的免疫力。

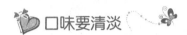

从现在开始，孕妈妈要减少食盐量，因为盐中含有大量的钠。在孕期，由于肾脏发生变化，功能减退，排钠量相对减少，从而易失去水电解质的平衡，引起血钾升高，导致心脏功能受损。如果体内的钠含量过高，血液中的钠就会由于渗透压的改变，渗入到组织间隙中形成水肿。因此，多吃盐会加重水肿并且使血压升高，甚至引起妊娠高血压等疾病。

然而，长期低盐也会有副作用，正常的孕妈妈每日的摄盐量以5克为宜。在注意盐的摄入时，还要继续吃各种富含维生素的食物，以确保你得到额外的铁元素的补充。

饮食参考

早餐：花卷、米粥、鸡蛋、小咸菜、蔬菜等。

加餐：苹果、牛奶、全麦饼干。

午餐：香椿芽拌豆腐、糖醋黄鱼、酸辣猪血豆腐汤、扒银耳、三色鸡片、米饭。

加餐：果汁、全面面包。

晚餐：蘑菇炖豆腐、清蒸鲫鱼、鸡蛋莲子羹、茄丁面、香干芹菜、茭白炒鸡蛋。

孕4月营养方案

进入孕中期后，需要为了胎儿骨骼肌肉的发育而补钙，同时还应该摄入含碘丰富的食物，以帮助胎宝宝脑细胞和神经系统的发育。

营养原则

为了帮助孕妈妈对铁、钙等微量元素的吸收，这个月要相应增加维生素A、维生素D、维生素E、维生素B_1和维生素C供给。维生素D有促进钙质吸收的作用，所以每天的维生素D需要量为10毫克。孕妈妈应适量多吃一些蔬菜和水果，如番茄、胡萝卜、茄子、葡萄等。蛋白质、钙、铁等成分在孕4月的需求量也会增加，因为这个月宝宝迅速生长，这些营养物质对生成胎宝宝的血、肉、骨骼发育起着重要的作用。

孕妈妈每天需要补充钙质1000毫克，补充铁25~35毫克，碘、锌、铜、镁也要适量摄取。除此之外，孕妈妈每天要喝6~8杯水，因为水是人体最好的营养素。

补脂肪足够不过量

由于胎儿的大脑正在形成，需要补充足量的脂肪，以作为大脑结构的建筑材料。因此需要食用一些富有脂质的食物，如核桃、芝麻、栗子、黄花菜、香菇、紫菜、牡蛎、虾、鸭、鹌鹑等。不过，摄入这些食物时要适量，不能无节制。因为孕妈妈现在肠道吸收脂肪的功能增强，血脂相应升高，体内脂肪的积贮也多。如果摄入的脂质类食物过多，孕妈妈可出现尿中酮体、严重脱水、唇红、头昏、恶心、呕吐等症状。

饮食参考

早餐：馒头、豆包、热汤面、蔬菜或小咸菜。

加餐：牛奶、香蕉、麦麸饼干。

午餐：炒芹菜、凉拌番茄、猪蹄炖豆腐、酱爆三丁、米饭。

加餐：消化饼、果汁。

晚餐：鸡蛋炒莴笋、肉末豆腐、猪肝粥、素炒冬瓜、珊瑚豆腐、馒头。

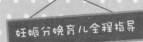

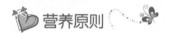

现在，孕妈妈最关心的事就是，怎样吃才能既满足胎宝宝的营养需求，又不至于过度发胖，其要点就是要饮食均衡。

营养原则

这个月，宝宝的生长发育迅速，需要更多的营养以供生长。孕妈妈应保证膳食的均衡与全面，本着较高热量、蛋白质，适当增加脂肪、碳水化合物的摄入量，增加肉类、鱼虾类、蛋类及豆制品的供给，多吃蔬菜和水果的饮食原则。孕妈妈要注意饮食，以控制住胎儿的体重，膳食品种要多样化，尽可能食用天然的食品，少食高盐、高糖及刺激性食物。

一般来说，在妊娠中晚期，牛奶250毫升或豆浆500毫升，鸡蛋1～2个，鱼虾、肉类100～150克，豆类、豆制品100～150克，新鲜蔬菜500～1000克，水果适量，就能满足孕妈妈的营养需要。尽量粗细粮搭配，荤素食兼有，品种广泛多样，食量合适。关键是要搭配均匀，防止偏食，而不可过多地进食。

增加主食和动物性食品

在主食方面，孕妈妈应选用标准米、面，搭配摄食些杂粮，如小米、玉米、燕麦片等。一般来说，孕中期每日主粮摄入应在400～500克之间，这对保证热量供给有着重要意义。动物性食物所提供的优质蛋白质是胎儿生长和孕妇组织增长的物质基础。此外，豆类及豆制品所提供的蛋白质质量与动物性食品相仿。对于经济条件有限的家庭，可适当选食豆类及其制品以满足机体需要。

饮食参考

早餐：豆包、煮鸡蛋、乌鸡糯米葱白粥。

加餐：酸奶，核桃仁或开心果等坚果。

午餐：蒜茸空心菜、小白菜氽丸子、番茄牛腩、米饭。

加餐：牛奶、橘子、腰果。

晚餐：糖醋排骨、香菇油菜、白瓜松子肉丁、花卷。

孕6月营养方案

在这个月，除了继续均衡营养外，有一些身体情况特殊，如患有心脏病、妊娠糖尿病、肾功能差的孕妈妈，她们在孕期的饮食营养要受到特别的照顾。

营养原则

在孕6月，胎儿生长发育明显加快，骨骼开始骨化，脑细胞增加到160亿个左右就不再增加，而大脑的重量继续增加，孕妈妈应特别注意蛋白质、脂肪、钙、铁等营养素的储备。

在这个月，孕妈妈身体所需的热量也有所增加，应多吃一些红薯、南瓜、芋头等食物。维生素的摄入可以从绿叶蔬菜中得到。除了必需营养食物的摄入，孕妈妈还要多喝开水，以保证尿路通畅、预防尿路感染。如果孕妈妈有浮肿状况，白天要多喝水，晚上则尽量少喝。

患心脏病的饮食调理

心脏病孕妈妈因怀孕而使心脏负荷增加，可造成胎儿慢性缺氧，影响胎儿的生长发育。心脏病孕妈妈心力衰竭的机会也会明显增加，一旦发生心力衰竭，会引起心脏病孕妈妈死亡，胎儿早产，甚至死胎。要避免上述情况的发生，除用医药治疗外，科学安排饮食也十分重要。

心脏病孕妈妈的饮食应以清淡、易消化而富有营养为原则，应多食富含B族维生素、维生素C、钙、镁及纤维素的食物，如蔬菜、水果等，限制脂肪类食物的摄入。如有浮肿时，应控制食盐摄入量，不可大量饮水。有消化不良、肠胃胀满时，应忌食产气类食物，如葱、蒜、薯类等。心悸失眠时，应忌喝浓茶及食用辛辣刺激性食物。

饮食参考

早餐：牛奶、全麦面包、煎鸡蛋。

加餐：酸奶、橘子。

午餐：红枣鲤鱼、西芹百合、红烧豆腐、什锦蛋炒饭、南瓜排骨汤。

加餐：无糖豆浆、开心果。

晚餐：鲫鱼丝瓜汤、海米小黄瓜、醋熘白菜、面条。

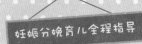

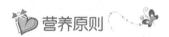

现在，孕妈妈的饮食不仅要注意营养，同时还要注意通过饮食来调理妊娠浮肿、妊娠高血压疾病等问题。

营养原则

在这个月，胎宝宝的生长速度仍然很快，孕妈妈要多为宝宝补充营养。在保证营养供应的前提下，坚持低盐、低糖、低脂饮食，以免出现妊娠糖尿病、妊娠高血压、便秘及下肢水肿等症状。孕妈妈要注意维生素、铁、钙、钠、镁、铜、锌、硒等营养素的摄入，进食足量的蔬菜水果，少吃或不吃难以消化或易胀气的食物，如油炸的糯米糕等食物，避免腹胀引发的血液回流不畅，使下肢水肿症状更加严重。如果孕妈妈的水肿症状较为严重，可以吃一些消肿的食物，如冬瓜、胡萝卜等。

吃点栗子有好处

栗子不仅含有较多的淀粉，而且还含有蛋白质、脂肪、钙、磷、锌及多种维生素等营养成分，这些营养成分对孕妇和胎儿的好处体现在：可以健脾补肾，提高抵抗力；可以预防流产、早产；可以缓解孕期胃部不适的症状；可以帮助孕妈妈消除水肿，缓和情绪，缓解疲劳；还可以预防妊娠纹的出现；可以促进宝宝的发育，特别是促进宝宝神经系统的发育。事实上，栗子除了这些功效以外，还具有很高的药用价值，即具有健脾养胃、益气、补肾、活血止血的作用。

饮食参考

早餐：花生米粥、肉包子、煮鸡蛋。

加餐：牛奶、杏仁。

午餐：木耳圆白菜、虾仁炖鲫鱼、虾仁韭菜、当归生姜羊肉汤、花卷。

加餐：果汁、黑面包。

晚餐：红烧带鱼、海米芹菜、米饭。

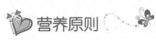 孕8月营养方案

孕晚期，胎儿的发育很快，因此孕妈妈要保证摄入充足的营养以供婴儿生长发育需要。这个月，要增加富含蛋白质的豆制品，如豆腐和豆浆等。除此之外，还要多吃海产品，如海菜、紫菜等，多食用动物内脏和坚果类食物。同时，还应注意控制盐分和水分的摄入量。

营养原则

这个月孕妈妈要增加蛋白质的摄入量，每天75～100克。孕8月，胎宝宝开始在肝脏和皮下储存糖原和脂肪。此时如果孕妈妈糖水化合物摄入不足，将导致母体内蛋白质和脂肪分解加速，易造成蛋白质缺乏或酮症酸中毒，所以孕妈妈要保证热量的供给，保证每天主食400～450克，总脂肪量控制在60克左右。孕妈妈要适量补充各种维生素，每天要喝6～8杯水，并适量补充各种微量元素。为了减轻水肿和妊娠高血压综合征，饮食中要少放盐。

合理饮食避免巨大儿

孕妈妈要注意合理饮食，无需大量进补，孕妇过度肥胖和巨大儿的产生对母子双方健康都不利。在怀孕的最后3个月里，孕妈妈每天的主食需要增加到300～400克，牛奶也要增加到2杯，荤菜每顿也可增加到150克。

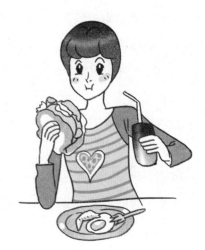

饮食参考

早餐：鸡丝粥、煎鸡蛋、肉包子。

加餐：牛奶、全麦饼干。

午餐：炝炒鱼片、炝腰片、芹菜炒肉丝、榨菜丝鸡蛋汤、米饭。

加餐：酸奶、杏仁。

晚餐：清炖牛肉、鲤鱼粥、枸杞松子爆鸡丁、面条。

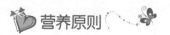 孕 9 月营养方案

胎宝宝出生后独立生存和生理需求的各种营养素，主要是通过孕妈妈在孕晚期的饮食得以储备的，因此，这个时期的饮食调养不能掉以轻心。

营养原则

在孕九月，孕妈妈每天摄入优质蛋白质75～100克，蛋白质食物来源以鸡肉、鱼肉、虾、猪肉等动物蛋白为主，可以多吃一些海产品。每天主食摄入400克左右，总脂肪量60克左右。孕9月，胎儿大脑中某些部分还没有成熟。因此，孕妈妈需要适量补充脂肪，尤其是植物油仍是必需的。孕妈妈还要注意维生素的补充，其中水溶性维生素以维生素B_1最为重要。

孕妈妈在这个月要补充足够的铁。如果此时孕妈妈铁摄入量不足，可影响胎儿体内铁的存储，出生后易患缺铁性贫血。这个月钙的需求量也一样多，胎儿体内的钙一半以上是在怀孕期最后两个月存储的。如果孕9月准妈妈钙摄入量不足，胎儿就要动用母体骨骼中的钙，致使孕妈妈发生软骨病。

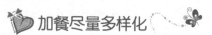 加餐尽量多样化

在孕晚期，孕妇需要更多的营养，以往一日三餐的饮食习惯不能够源源不断地提供营养，加餐是补充营养的好方法。加餐要注意食物的多样化和营养的均衡。一般来说，在早餐和午餐之间或者下午4点钟左右，吃25克左右芝麻糊，能够为孕妈妈提供能量。

孕妈妈还可以将煮鸡蛋、牛肉干、鱼片干、豆腐干、全麦饼干、青稞粉、藕粉都增添到加餐的食谱当中。同一类食物不要重复食用，变着花样吃最好。每天都换换样儿，既补充营养又不会吃腻。

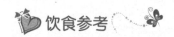 饮食参考

早餐：豆浆、煮鸡蛋、面条。

加餐：牛奶、开心果。

午餐：松子仁煮猪心、香菜牛肉末、凉拌素什锦、海带排骨汤、米饭。

加餐：酸奶、全麦饼干。

晚餐：红烧海参、肉炒百合、口蘑鸡片、红枣枸杞粥。

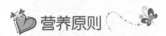

孕10月营养方案

孕妈妈不要由于对新生命的即将来临过于激动而忽略了营养。轻松一点，正常科学饮食才能为分娩提供能量。

营养原则

宝宝很快就要与妈妈见面了，对于孕妈妈来说，心情是相当复杂的，既恐惧又兴奋。不过在这个月，孕妈妈还是要注意饮食的均衡，每天应摄入优质蛋白质80～100克，为将来给宝宝哺乳做好准备。

此时，可多吃些脂肪和糖类含量高的食物，为分娩储备能量。每天保证主食在500克左右，总脂肪量为60克左右。可多喝粥或汤等易于消化吸收的食物。还要注意粗细搭配，避免便秘。这个月，孕妈妈的食谱要多种多样，每天保证摄入两种以上的蔬菜，保证维生素营养全面均衡。

临产前的饮食调理

在临产前，孕妈妈应该吃高蛋白、半流质、新鲜而且味美的食品。这是因为，在临产前，孕妈妈的心情会比较紧张，不想吃东西，或吃得不多。所以，首先要求食品的营养价值高和热量高，这类食品很多，常见的有鸡蛋、牛奶、瘦肉、鱼虾和大豆制品等。

同时，要求食物少而精，防止胃肠道充盈过度或胀气，以便顺利分娩。再则，分娩过程中会消耗很多水分，因此，临产前应吃些含水分较多的半流质软食，如面条、大米粥等。应注意的是，食物不宜油腻。中医学认为，当孕妇进入临产阶段后，在饮食调节上应采取利窍滑胎的方法，这对于促进分娩、缩短产程、减少产痛有积极的作用。有这方面功效的食物有牛奶、蜂蜜、苋菜、冬葵叶等。

饮食参考

早餐：牛奶、煮鸡蛋、包子。

加餐：果汁、钙奶饼干。

午餐：虾皮萝卜丝、炒白菜、羊肉冬瓜汤、花卷。

加餐：番茄、开心果。

晚餐：虾皮烧冬瓜、豆焖鸡翅、凉拌苦瓜、山药乳鸽煲、芝麻汤圆。

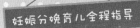
孕期的饮食禁忌

孕妇作为特殊的人群，在日常饮食生活中，不仅要重视加强营养，适量吃些营养丰富的食物，而且在膳食结构、饮食烹调、饮食卫生以及食品选择等方面，更应当注意不要食用那些对孕妇健康、胎儿发育不利的食物，以利孕育健康而聪明的小生命，达到优生目的。

忌高糖

医学家们研究发现，血糖偏高组的孕妇生出体重过高胎儿的可能性、胎儿先天畸形的发生率、出现妊娠毒血症的机会或需要剖宫产的次数，分别是血糖偏低组孕妇的3倍、7倍和2倍。另一方面，孕妇在妊娠期肾排糖功能可有不同程度的降低，如果血糖过高则会加重孕妇的肾脏负担，不利孕期保健。大量医学研究表明，摄入过多的糖分会削弱人体的免疫力，使孕妇机体抗病力降低，易受病菌、病毒感染，不利优生。

忌高脂肪

大量医学研究资料证实，如果孕妇长期高脂肪膳食，势必增加女儿患生殖系统癌瘤的危险。脂肪本身虽不会致癌，但长期多吃高脂肪食物，会使大肠内的胆酸和中性胆固醇浓度增加，这些物质的蓄积能诱发结肠癌。同时，高脂肪食物能增加催乳激素的合成，促使发生乳腺癌，不利母婴健康。

忌高蛋白

若蛋白质供应不足，可导致使孕妇体力衰弱，胎儿生长缓慢，产后恢复健康迟缓，乳汁分泌稀少，所以孕妇每日蛋白质的需要量应达90～100克。但是，孕期高蛋白饮食，可影响孕妇的食欲，增加胃肠道的负担，并影响其他营养物质摄入，使饮食营养失去平衡。过多地摄入蛋白质，人体可产生大量的硫化氢、组织胺等有害物质，容易引起腹胀、食欲减退、头晕、疲倦等现象。同时，蛋白质摄入过量，不仅可造成血中的氮质增高，而且也易导致胆固醇增高，加重肾脏的肾小球过滤的压力。

忌吃得太咸

吃盐量与高血压率发病有一定关系，食盐摄入越多，高血压病的发病率也越高。众所周知，妊娠高血压综合征是妇女在孕期才会发生的一种特殊疾病，其主要症状为浮肿、高血压和蛋白尿，严重者可伴有头痛、眼花、胸闷、晕眩等自觉症状，甚至发生子痫而危及母婴安康。因此，孕妇不宜过度咸食，否则容易引发妊娠高血压综合征。为了孕期保健，专家建议每日食盐摄入量应为6克左右。

忌过度补钙

孕妇盲目地进行高钙饮食，大量饮用牛奶，加服钙片、维生素D等，对胎儿有害无益。营养学家认为，孕妇补钙过量，胎儿有可能得高血钙症，出生后，患儿会出现囟门太早关闭、颚骨变宽而突出、主动脉窄缩等现象，既不利健康地生长发育，又有损后代的颜面健美。

一般说来，孕妇在妊娠前期每日需钙量为800毫克，后期可增加到1100毫克，这并不需要特别补充，只要从日常的鱼、肉、蛋等食物中合理摄取就够了。

忌滥服温热补品

孕妇由于周身的血液循环系统血流量明显增加，心脏负担加重，子宫颈、阴道壁和输卵管等部位的血管也处于扩张、充血状态。加上孕妇内分泌功能旺盛，分泌的醛固醇增加，容易导致水、钠潴留而产生水肿、高血压等病症。再者，孕妇由于胃酸分泌量减少，胃肠道功能减弱，会出现食欲不振、胃部胀气便秘等现象。在这种情况下，如果孕妇经常服用温热性的补药、补品，如人参、鹿茸、鹿胎胶、鹿角胶、桂圆、荔枝、胡桃肉等，势必导致阴虚阳亢，因气机失调，气盛阴耗、血热妄行，加剧孕吐、水肿、高血压、便秘等症状，甚至发生流产或死胎等。

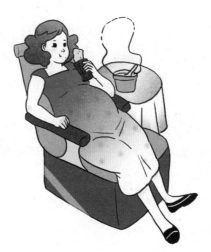

忌过多摄入鱼肝油

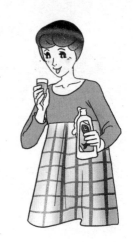

有些孕妇为了使胎儿健康活泼，盲目地大量服用鱼肝油和钙质食品，这样对体内胎儿的生长是很不利的。

因为长期大量食用鱼肝油和钙质食品，会引起食欲减退、皮肤发痒、毛发脱落、感觉过敏、眼球突出、血中凝血酶原不足及维生素 C 代谢障碍等。同时，血中钙浓度过高，会出现肌肉软弱无力、呕吐和心律失常等，这些对胎儿生长都是没有好处的。有的胎儿生下时已萌出牙齿，一种可能是由于婴儿早熟，另一种可能是由于孕妇在妊娠期间，大量服用维生素 A 和钙制剂，使胎儿的牙滤泡在宫内过早钙化而萌出。因此，孕妇不要随意服用大量鱼肝油。如果因治病需要，应按医嘱服用。

忌喝茶太多太浓

孕妇如果喝茶太多、太浓，特别是饮用浓红茶，对胎儿会造成危害。茶叶中含有 2%～5% 的咖啡因，每500毫升浓红茶水大约含咖啡因0.06毫克，如果每日喝 5 杯浓茶，就相当服用0.3～0.35毫克的咖啡因。咖啡因具有兴奋作用，服用过多会刺激胎动增加，甚至危害胎儿的生长发育。

此外，茶叶中还含有较多的鞣酸，鞣酸可与孕妇食物中的铁元素结合成一种不能被机体吸收的复合物。孕妇如果过多地饮用浓茶，还有引起贫血的可能，也将给胎儿造成先天性缺铁性贫血。因此，孕期的妇女最好不要饮茶或饮少量淡茶为宜。

忌吃菠菜过多

人们一直都认为菠菜含有大量的铁，具有补血功能，把菠菜当作孕妇、儿童、病人理想的补血食品。其实，菠菜中铁的含量并不多，其主要成分是草酸，而草酸对锌、钙有着不可低估的破坏作用。锌和钙是人体不可缺少的微量元素，如果人体缺锌，人就会感到食欲不振、味觉下降；儿童一旦缺钙，有可能发生佝偻病，出现鸡胸、罗圈腿及牙齿生长迟缓等现象。如果孕妇过多食用菠菜，无疑对胎儿发育不利。

忌吃霉变食品

当孕妇食用了被霉菌毒素污染的农副产品和食品，不仅会发生急性或慢性食物中毒，甚至可殃及胎儿。因为在妊娠早期2～3个月，胚胎着床发育，胚体细胞正处高度增殖、分化阶段，由于霉菌毒素的侵害，使染色体断裂或畸变，有的甚至停止发育而发生死胎、流产，有的产生遗传性疾病或胎儿畸形，如先天性心脏病、先天性愚型等。另一方面，在胎儿期，由于各器官功能不完善，特别是肝、肾的功能十分低弱，霉菌毒素都会对胎儿产生毒性作用，影响发育。大量医学资料证实，霉菌毒素是一种强致癌物质，可使母胎患肝癌、胃癌等癌症。此外，母体因食品中毒而发生昏迷、呕吐等症状，极不利于胎儿的正常生长发育。

忌食过敏食物

众所周知，吸烟、喝酒、滥用药物对胎儿的危害很大，而孕妇食用过敏食物对胎儿发育的影响尚未引起人们的重视。事实上，孕妇食用过敏食物不仅能流产、早产，或导致胎儿畸形，还可致婴儿多种疾病。有过敏体质的孕妇可能对某些食物过敏，这些过敏食物经消化吸收后，可从胎盘进入胎儿血液循环中，妨碍胎儿的生长发育，或直接损害某些器官，如肺、支气管等，从而导致胎儿畸形。

忌维生素A过量

长期以来人们一直认为维生素A是胎儿发育和儿童生长的要素之一，对其产生的影响并不清楚。动物试验表明维生素A的缺乏可导致食欲的消减而引起生长发育阻碍。孕妇摄取太多的维生素A，则会导致早产和胎儿发育不健全，所以每日只可摄取400～1250微克的维生素A，其中猪肝含极丰富的维生素A，孕妇切忌过量进食。

温馨嘱咐

食物要粗细搭配吃

孕妈妈不能只吃精制米面，要尽可能以未经细加工过的食品，或经部分精制的食品作为热量的主要来源。因为这些食品中含有人体所必需的各种微量元素，如铬、锰、锌及B族维生素、维生素E等，它们在精制加工过程中常常被损失掉。如果孕妈妈偏食精米、精面，则易患营养缺乏症。

主要营养素的来源

均衡足够的营养是宝宝能否健康发育的最重要因素之一，因此孕妇"吃得营养、吃得均衡"，才能充分提供宝宝成长所需，并且在怀孕时期避免各种不利宝宝发育的因素；才能为宝宝造就先天的好体质。

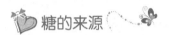 糖的来源

我们所吃的食物，几乎都含有某种形式的糖。例如，所有的水果中都含有果糖、蔗糖或葡萄糖。蜂蜜和葡萄中，几乎都是果糖和葡萄糖。红薯、新鲜的玉米、洋葱及其他蔬菜中也含有这些糖分。枣所含的糖高达78%，葡萄干含糖为64%，巧克力含糖54%。最有价值的糖是乳糖，只存在于奶中。

糖还有其他来源，因为动物将淀粉以肝糖的形式储存，在我们食用动物肝脏及其他的肉类、鱼类、贝类时，就会吃到这种形式的糖。所有的脂肪都含有大约10%的甘油，可以在人体中转化为糖。

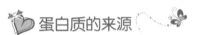 蛋白质的来源

肉类、鱼肉、禽肉、蛋奶是蛋白质的丰富来源，但并不是最佳的来源。我们的肝脏会觉得它们难以消化，要消化吸收动物蛋白质，肝脏的负荷会比较大。如果可以改变一下你摄取蛋白质的食物来源，从一些不太为人所知的食物中，如谷类中摄取蛋白质，情况就会好得多。很多谷物都是优质的蛋白质来源，还有荞麦、小米、豆类、坚果、种子、绿色多叶蔬菜、所有的大豆制品。

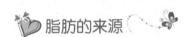 脂肪的来源

脂肪分可见的脂肪和不可见的脂肪。可见的脂肪，是指那些已经从动植物中分离出来，能鉴别和计量的脂肪，如猪油、黄油、人造黄油、酥油、色拉油、花生油、豆油等烹调油。不可见的脂肪，是指没有从动植物中分离出来的脂肪，如食用的肉类、鸡蛋、奶酪、牛奶、坚果和谷物中的脂肪。在动物食品中主要含有饱和脂肪，但也有例外，椰子油和棕榈油含很高的饱和脂肪，而鱼肝油这种动物脂肪中多不饱和脂肪含量很高。

矿物质的来源

矿物质是人体不可缺少的成分，其种类很多。对孕妇来说，特别重要的是钙和铁。

铁是造血的主要原料之一，孕妇除了供给胎儿血液之外，还为分娩期的失血和产后哺乳作准备。食物中缺铁，就容易引起贫血症。

含钙、铁较多的食物有海带、油菜、芹菜、菠菜、苋菜、黄豆及其制品、鸡蛋、瘦肉、排骨、鱼虾、猪腰、猪肝、红枣等。

维生素的来源

孕妇需要多种维生素。维生素A有促进人体生长发育的作用，含维生素A较多的食物有动物的肝脏、蛋类、鱼肝油以及牛奶、胡萝卜、番茄等。维生素B是多种B族维生素的通称，其中维生素B_1参与机体的糖代谢过程，维生素B_2参与人体内糖、蛋白质及脂肪的代谢，维生素B_4对细胞的生长发育有促进作用，维生素B_6参与氨基酸及脂肪的代谢，维生素B_{12}能调节造血机能。含B族维生素较多的食物有小米、标准面粉、豆类、猪肝等。

维生素C的功能是预防坏血病和增加对疾病的抵抗力。含维生素C较多的食物有瓜类、水果、蔬菜及动物肝脏，尤以红枣和番茄所含维生素C的量为最多。维生素D是一种抗软骨病的维生素，其含量较多的食物有乳类、鱼肝油等。

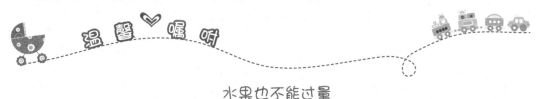

温馨嘱咐

水果也不能过量

孕妈妈吃水果，对母婴的健康都有利。你知道吗，水果并非吃得越多越好。营养专家指出，虽然水果和蔬菜中都有丰富的维生素，但是两者还是有区别的。水果中的纤维素含量不高，蔬菜中却含有丰富的纤维素。如果过多地摄入水果，而吃少量的蔬菜，就会减少纤维素的摄入量。而且，有很多水果中含有较高的糖分，孕妈妈吃太多可能会引发孕妇糖尿病。因此，正常情况下，如果是橘子、苹果或猕猴桃，孕妈妈每天吃100克就可以了。

第五章 常见症状的预防处理

妊娠期间，由于机体的适应性变化，常常引发出一些使孕妇苦恼的身体异常表现。只要采取适当措施，症状便会减轻或消失。

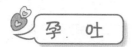

孕 吐

女性一旦怀孕，心理变化和生理变化就会交织在一起，孕妇体内除女性激素发生改变外，其肾上腺皮质激素分泌也会发生亢进，这可使早孕妇女心理较紧张。在早孕期，由于胎儿对孕妇来说是一种异物，孕妇即对其产生应答反应，这种应答表现于行为上就是妊娠反应。

❤ 症 状

孕吐是早孕反应的一种。妊娠以后，大约从第5周开始就会发生孕吐。妊娠早期恶心、呕吐比较常见，特别在早晚会出现恶心，没有任何原因就发生呕吐。本来正在安稳地吃饭，可一闻到味道就恶心。食欲彻底消失了，体重也下降了，大都有各种类型的头痛。

❤ 应对方法

在孕妈妈"一吐为快"的阶段，遇上孕吐，可以适度小睡休息，因为疲劳是孕吐一个很重要的原因。所以不管什么时候，都尽量不要让自己太疲劳。

有早孕反应的阶段，起床的动作要缓慢。不要突然坐起或者直接下地，要慢慢抬头、起身、下地，这样可以防止因为脑供血不足而引起的眩晕恶心，还能防止摔倒。起床前吃些咸饼干或谷类。利用孕期好好享受一下床上早餐的浪漫，也不错哦。进食以后，最好卧床休息半小时，可使呕吐症状减轻。

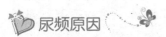

尿 频

频繁有尿意通常是确定怀孕的标志，孕妇怀孕初期和末期都会出现不同程度的尿频。

尿频原因

由于盆腔充血、子宫压迫膀胱和盆底肌肉松弛等原因，导致尿频或遗尿。在怀孕初期尿频主要是因为身体激素分泌改变而导致的。晚期出现尿频主要是由于胎儿逐渐落入盆中，压迫膀胱导致尿意。而孕中期后，子宫在腹腔内慢慢增大，对膀胱的刺激症状随之减轻。

应对方法

孕妇应该在晚上控制饮水和避免吃利尿性的食物，如西瓜、蛤蜊、茯苓、冬瓜、车前草、玉米须等。该去厕所时就要去厕所，因为尿液的积留很容易引起膀胱炎或其他病症。侧卧可减轻子宫对于输尿管的压迫，防止肾盂、输尿管积存尿液而感染。

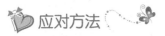

便 秘

在妊娠期间常见，妊娠子宫的直接压迫引起便秘。大多便秘都是因不良生活习惯而引起的肠道蠕动功能异常，因此，调整不良生活习惯是防止便秘的根本方法。

便秘原因

怀孕以后胃酸分泌减少，胃肠道平滑肌张力降低，蠕动减弱，同时由于腹壁肌肉张力减弱，大肠对水分的吸收增加，所以孕妇更容易发生便秘。此处还有其他因素：胀大的子宫对排便肌肉的压迫，盆底肌肉群因以往妊娠或胎头、子宫压迫直肠而弱化，因肛门直肠病(如痔核)引起疼痛等。

应对方案

对于孕妇来说，首先，要饮食合理，多吃膳食纤维。第二，多吃点长在地下根茎的食物，如每天吃一点山芋稀饭、芋头和魔芋。第三，多饮水，多吃新鲜水果、蔬菜。最后一点，就是要注意行为，排便要定时。实在排便不通，可以用一些开塞露。

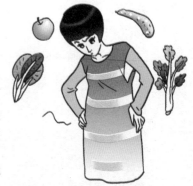

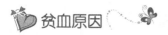

贫 血

妊娠期，由于孕妇受到一些生理因素的影响，可使血液中的血红蛋白相对降低，或铁、叶酸、维生素等营养物质摄入不足引起血红蛋白低于一定数值时即出现贫血。

贫血原因

引起贫血的因素有两个方面。一方面，怀孕后，体内的血容量会较孕前平均增加30%～45％。但是，血液中红细胞的造血量却跟不上血液总量的增加，从而形成了血液中水分偏多、血红蛋白相对减少的状况。另一方面，因为胎儿的缘故，孕妇对铁的需要量增加。所以，如果按照孕前的水平摄取含铁食物，就可能导致孕妇的缺铁性贫血进一步加重。

应对措施

对于贫血的预防和治疗，通过食物来改善是最基本的方法。保证充足的热量摄入，摄食足够的动物性食物，动物性食物中含有血红素铁，其吸收率远远高于植物性食物中的非血红素铁，血红素铁的吸收率在20%左右；选择含维生素C多的食物，如新鲜的蔬菜、水果等，维生素C有促进铁吸收的作用。此外，多吃富含叶酸的食物。

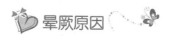

晕 厥

怀孕后发生头晕、眼花是孕妇常见的症状之一。轻者可头晕眼花、步履不稳；重者可于突然站立或行走时出现眼前发黑、视物不清，甚至晕厥。

晕厥原因

导致孕期头晕的常见原因有低血糖、低血压、仰卧综合征和生理性贫血等；或是由于孕妇站立较久，使血液大部分淤积在骨盆和下肢，导致回流心脏的血液减少，影响脑部的血液供应，由此发生眩晕。

应对措施

首先，要注意三餐的营养，尤其是早餐。可多吃些牛奶、鸡蛋、肉粥、蛋糕等高蛋白和高碳水化合物的食物。其次，要帮助孕妇识别造成眩晕的诱发因素，针对原因采取相应的措施。指导孕妇采取侧卧位方式尤其左侧卧位，不仅可以改善胎儿血氧供应，还可以预防仰卧位低血压综合征引起的眩晕。

妊娠纹

妊娠纹是孕期正常的生理现象。由于孕期腹部、乳房、大腿等部位比怀孕前明显增大，皮肤过度绷紧以至超过了它正常的弹性范围，使得这些部位的皮肤变薄、弹力纤维断裂，露出了皮下血管的颜色。

原 因

人体的腹部从外到内有许多层，它们是皮肤、皮肤弹性纤维、皮下脂肪层、肌纤维群与肌腱组成的腹直肌、腹膜前脂肪层和腹膜。正常情况下，皮肤弹性纤维与腹直肌保持着一定的弹力，并在一定限度内可自由伸缩。

当女性怀孕超过3个月时，增大的子宫突出于盆腔，向腹腔发展，腹部开始膨隆，受增大的子宫影响，皮肤弹性纤维与腹部肌肉开始伸长，尤其是怀孕6个月后更加明显。当超过一定限度时，皮肤弹性纤维发生断裂，腹直肌腱也发生了不同程度的分离。于是，在腹部的皮肤上出现了粉红色或紫红色的不规则纵形裂纹。产后，虽然断裂的弹性纤维逐渐得以修复，但难以恢复到以前的状态，而原先皮肤上的裂纹便渐渐褪色，最后变成银白色，即妊娠纹。

应对措施

如果准妈妈孕期体重增长过快，皮下组织会被过分撑开，皮肤中的胶原蛋白弹性纤维断裂，就容易产生妊娠纹。因此准妈妈适当控制体重，可以有效防止和减轻妊娠纹的产生。怀孕中、后期每周增加体重0.3~0.4千克，整个孕期理想的体重增加值为12千克，最好不要超过15千克。适度按摩肌肤，尤其是按摩那些容易堆积脂肪产生妊娠纹的部位，如腹部、臀部下侧、腰臀之际、大腿内外侧、乳房、腋下等，可以有效地增加皮肤和肌肉的弹性、保持血流顺畅，避免过度拉撕皮肤中的胶原蛋白弹性纤维，减轻或阻止妊娠纹的产生。

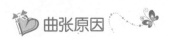 **静脉曲张**

根据研究统计，约有1/3的孕妇会产生严重程度不等的下肢静脉曲张或微血管扩张。

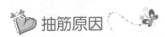 曲张原因

孕时体内激素改变，增加的黄体素造成血管壁扩张，再加上怀孕时全身血流量会增加，使得原本闭合的静脉瓣膜分开，造成静脉血液的逆流；胎儿和增大的子宫压迫血管，胎儿和子宫随孕期的增加而变大，压迫骨盆腔静脉和下腔静脉，使得下肢血液回流受阻，造成静脉压升高，曲张的静脉也会越来越明显；有家族遗传倾向，血管先天静脉瓣膜薄弱而闭锁不全，或是孕期体重过重等，都是静脉曲张的高危险群。

 应对措施

不要提过重的物品；不要穿紧身衣服；避免长时间站或坐；控制体重；远离酒精；休息或睡觉时，最好采取左侧卧位，用毛巾或被子垫在脚下面，减少双腿静脉的压力；穿着渐进压力式的医疗级弹性袜，可以避免过多的血液堆积在双腿。

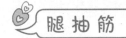 **腿抽筋**

腿抽筋多发生在怀孕中期以后，多数在夜间发作，且越到妊娠晚期抽筋会越厉害。

 抽筋原因

怀孕后，对钙的需要量明显增加，尤其在孕中、晚期，每天钙的需要量增为1200毫克。如果膳食中钙及维生素D含量不足或缺乏日照，会加重钙的缺乏，从而增加了肌肉及神经的兴奋性。夜间血钙水平比日间要低，故小腿抽筋常在夜间发作。

孕妇在孕期中体重逐渐增加，双腿负担加重，腿部的肌肉经常处于疲劳状态，可造成抽筋。

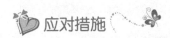 应对措施

一旦抽筋发生，只要将足趾用力向头侧或用力将足跟下蹬，使踝关节过度屈曲，腓肠肌拉紧，症状便可迅速缓解。平时要多摄入一些含钙及维生素D丰富的食品；适当进行户外活动，接受日光照射；必要时可加服钙剂和维生素D。

下肢浮肿

有些孕妇，在妊娠中、晚期会出现两下肢浮肿。轻者仅限于小腿，先是足踝部，后来慢慢向上蔓延，严重的可引起大腿、腹壁或全身浮肿。经休息或睡眠时抬高下肢后能自行消退者，无须特别介意。如腹壁也浮肿，或经适当休息后仍不能消肿者，应到医院去检查发生浮肿的原因，不能麻痹大意。

浮肿原因

首先，是由于怀孕后盆腔血液回流到下腔静脉的血量增加，而增大的子宫又压迫了下腔静脉，使下身和下肢的血液回流受阻，因而下肢静脉压力升高，以致小腿浮肿。其次，是由于血液稀释所致。孕妇的总血容量增加了，即血浆比红细胞增加得多，而血浆中所含蛋白质的量并没有随血浆的增加而增加。所以，通常孕妇的血浆总蛋白较正常非孕妇低；再加上有些孕妇因妊娠反应，蛋白质的摄入不足或吸收障碍，以致血浆蛋白含量不足，促使血浆胶体渗透压降低而发生水肿。再次，是由于内分泌的影响。妊娠期间内分泌功能发生一系列的改变，体内肾上腺皮质激素、抗利尿激素、雌激素等分泌增多，使肾小管对钠的重吸收作用增强，造成体内水钠潴留而发生水肿。

应对措施

孕妇平躺时，把腿稍稍抬高能够使血液更容易回到心脏，浮肿也就比较容易消除了；坐着的时候，可以把脚放到小台子上；坐在地板上的时候，就用座垫等把脚垫高；适当做散步运动，借助小腿肌肉的收缩力可以使静脉血顺利地返回心脏；游泳也是锻炼腿部的一种运动，会使静脉血更容易回到心脏；孕妇应选择低盐饮食，饮水量适当减少，每天控制在1000毫升左右，多吃些牛奶煮鸡蛋、红烧鱼、炒猪肝之类蛋白质丰富的食物。少吃或不吃难消化和易胀气的食物，如油炸的糯米糕、白薯、洋葱、土豆等。

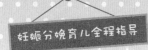
腰背酸痛

怀孕期间由于孕激素的作用，关节韧带松弛，增大的子宫向前突出使身体的重心后移，脊柱过度前凸，背伸肌持续紧张，腰椎向前突使背部的肌肉处于持续紧张的状态，从而出现腰背酸痛。

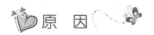

原 因

随着胎儿逐渐长大，孕妇的肚子越来越突出，身体重心前移。为了保持身体平衡，体前部的肌肉变得松弛，体后部的肌肉、韧带紧张，头肩向后挺起，时间长了就造成腰酸背痛。不断长大的胎儿还可直接压迫腰骶神经丛，产生疼痛感，并使疼痛沿大腿向后外侧放射。

胎儿增大还使得腰骶和盆腔各关节的韧带松弛，并受到牵拉，使孕妇感到腰痛。此外，胎儿的生长发育需要从母体中摄取大量的钙、磷，如果母亲饮食缺钙少磷，就可能造成孕妇骨质脱钙而软化，引起腰痛。

与此同时，进入妊娠第32周，孕妇体内开始分泌催乳和松弛骨关节的激素，为分娩做好准备。这些激素可起到松弛关节和肌肉，促进顺利分娩的作用，同时也使骨盆、脊椎等的结合变松，成为腰痛、背痛的原因。

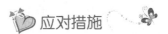

应对措施

适当的按摩可以缓解酸痛，平时要注意保持良好的姿势，加强体育锻炼，增强脊柱的柔韧性。怀孕后不宜穿高跟鞋，要避免提重物，可选择比较硬的床垫，通过这些措施可有效缓解腰背的酸痛。

散步，适当地运动，加强腰背肌和腹肌的锻炼，增加孕期营养，可以预防腰酸背痛的发生。孕妇还要避免拿重东西，不要长时间保持向前弯腰的姿势，也不要让身体受凉。进行按摩或洗浴，伸开双臂深呼吸，可以在一定程度上减轻腰酸背痛。为了缓和疼痛，平时要注意保持正确的姿势，通过做孕妇体操或游泳等，来缓和背部和腰部的疼痛。腰痛、背痛是因妊娠而起，通常在分娩后可自然痊愈。如果疼痛加剧，难以忍受，可去医院请医生找原因。必要时可用止痛药，并卧床休息。

消化不良

怀孕后，由于体内的一些变化，常使孕妇产生食欲不振、恶心、呕吐等消化不良症状。这是因为孕妇体内的孕激素含量增加，由于孕激素的作用，使胃肠蠕动减弱，胃酸分泌减少，加上逐渐增大的子宫压迫胃肠，妨碍了消化活动。

原 因

随着妊娠进展，胃肠道受增大子宫的推挤；胃液分泌及胃肠道蠕动在孕期也有不同程度的改变，与胎盘分泌大量孕酮引起全身平滑肌普遍松弛有关，使胃肠道张力降低，蠕动减弱，胃排空时间及肠运输时间延长，又因胃贲门括约肌松弛、胃的位置改变以及腹压增加，易导致胃内容返流至食管。总之，怀孕期间消化非常缓慢，容易出现消化不良。尤其到了后期，由于胎儿压迫肚子，你会感到胃灼热。这时注意别吃得太多，别吃辛辣食物。

应对措施

孕妇因怀孕而产生的消化不良，一般不需要药物治疗，只要通过合理的调配饮食，都可使其得到不同程度的改善。

食欲不振时要少吃多餐，择其所好，吃一些清淡、易消化的食物，如粥、豆浆、牛奶及水果等。少吃甜食及不易消化的油腻荤腥食物。待食欲改善后，可增加蛋白质丰富的食物，如肉类、鱼虾和豆制品等。此外，孕妇要保持良好的心情，避免发生不愉快的事情，因为任何精神方面的不良刺激，都会招致消化不良。此外，孕妇保持适当的活动也是必不可少的，每天散散步，做一些力所能及的工作和家务，不仅能增进消化，也有利于宝宝的生长发育。

温馨嘱咐
孕期吃土豆好处多

土豆营养丰富，不仅富含粗纤维素，而且含有丰富的维生素B₆、维生素C，对缓解孕早期厌油腻、呕吐均有良好的防治作用；土豆富含钾，每天吃5～6个鸡蛋大小的土豆，可以维持血压正常及预防中风。因此，土豆也是妊娠中、晚期防治妊娠高血压的食疗保健品。

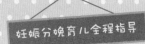

痔 疮

人的肛门周围有数组静脉，称为痔静脉。通常情况下，肛门周围的结缔组织比较疏松，血液运行也通畅，但当其无论何种原因引起腹部压力增大时，痔静脉内的血液回流都将受到阻碍。时间一久，就容易导致痔疮形成。

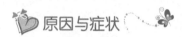 原因与症状

妊娠期间，由于孕激素的影响，胃肠道蠕动减少，胃排空时间及肠道运输时间均有延长，不少孕妇有饱胀感觉；肠蠕动减少，粪便在结肠停留时间延长，水分被吸收，孕妇常有便秘出现。同时又由于腹内压力的增加，增大的子宫对下腔静脉造成压迫，影响下腔静脉及盆腔静脉回流，造成静脉曲张、淤血，致使很多孕妇出现痔疮，或使原有的痔疮症状加重，严重地影响正常生活和行动，个别的甚至引起流产、早产或其他并发症。

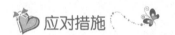 应对措施

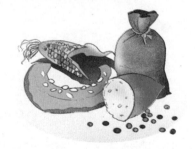

首先，要养成良好的饮食习惯。孕妇日常饮食中应多吃新鲜蔬菜水果，尤其应注意多吃些富含粗纤维的食物，也要多吃些粗粮，如玉米、地瓜、小米等。孕妇应该注意不吃或少吃辛辣刺激性的食物和调味品，同时还要养成多饮水的习惯，最好喝些淡盐水或蜂蜜水。

其次，要养成良好的排便习惯。孕妇要养成定时排便的好习惯。排便时间要相对固定，一般可定在某一次进餐后为好。排便习惯一旦形成后，不要轻易改变，到排便的时间，即使无便意也要坚持如厕。每次蹲厕所时间一般不要超过10分钟。如果一次排不出来，可起来休息一会儿再去。千万不要蹲在厕所里看书、看报，否则反而增加腹压和肛门周围血流的压力，导致痔疮或加重痔疮。此外，还要适当进行一些体力活动和肛门保健。孕妇应防止久坐不动，提倡适当的户外活动。适量的体力活动可增强体质，促进肠蠕动而增加食欲，防止便秘。每日早晚可做两次缩肛运动，每次30～40遍，这样有利于增强盆底肌肉的力量和肛门周围的血液循环，有利于排便和预防痔疮。

霉菌性阴道炎

外阴阴道真菌感染也称假丝酵母菌病，俗称霉菌性外阴阴道炎。此病是仅次于细菌性阴道病的常见外阴阴道感染性疾病。所有阴道炎患者，25%～30%为霉菌性外阴阴道炎，孕期发病则高达30%～50%。假丝酵母菌可为阴道正常菌群，只有当其数目增加、毒力增强、阴道内环境改变，如阴道内擅用消炎药或过度冲洗以及防御机制下降时才发生。

原因与症状

外阴阴道真菌感染的常见的症状有：白带增多，呈白色豆渣状或凝乳样，有时白带稀薄，会有白色片状物，外阴阴道瘙痒，严重者坐立不安，并伴有外阴阴道灼痛，排尿时尤为明显。

孕妇较正常人更易患此病的原因：妊娠期免疫功能降低。孕妇体内雌激素水平升高，阴道上皮内糖原升高，导致pH值下降，适于假丝酵母菌生长，这也是医生为什么有时让霉菌阳性患者用低浓度苏打水洗涤的原因，其目的是为提高阴道的pH值，抑制假丝酵母菌生长。由于孕期雌激素的增加，阴道上皮对假丝酵母菌的吸附亲和力使寄生菌变为致病菌。假丝酵母菌胞浆内其雌激素、孕激素受体，可直接刺激其生长。另外，孕妇易顾虑药物对胎儿的影响，治疗不彻底，易复发。

应对措施

孕期患上假丝酵母菌性阴道炎不用怕。大多孕妇女患上该病后，担心治疗用药会影响到腹中的胎儿，有的竟然忍受该病的折磨数天，实在熬不过去，才忐忑不安地到医院就诊。大可不必，妊娠期间局部应用抗真菌治疗是安全有效的，而且，局部用药全身吸收少，对肝、肾及全身影响较小，局部的浓度也比较高，作用更直接，对胎儿更安全。

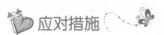

温馨嘱咐

孕期不适不要自行其事

孕妇不论在孕早、中、晚期患上假丝酵母菌性阴道炎，用药时，为了保证胎儿安全，防止流产或早产，治疗时应由医生亲自为患者作阴道擦拭，将阴道存留的分泌物清擦干净后，再放药物，才能发挥最好的药效。

第六章 实施胎教让宝宝更聪明

　　胎教是一种优生优育的方法之一，是为了使宝宝出生后有一个良好的基础。胎教在胎儿期内，利用一定的方法，通过母体给胎儿以各种良性刺激，促使胎儿生理和心理能健康成长，同时确保孕妇能够顺利地度过孕产期所采取的精神、饮食、环境等各方面的保健措施。

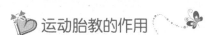

　　运动胎教，是指导孕妇进行适宜的体育锻炼，促进胎儿大脑及肌肉的健康发育，以利于母亲正常妊娠及顺利分娩。每种运动都各具特色，早晨散步是最适宜孕妇的运动。

♥ 运动胎教的作用

　　运动胎教是指孕妈妈适时、适当地进行体育锻炼和帮助胎儿活动，以促进胎儿大脑及肌肉的健康发育。运动胎教的具体作用可以归纳为以下几点：

　　首先，促进全身血液循环，增加胎盘血供，有利于胎儿健康发育。

　　其次，增强孕妇腹肌、腰背肌和盆底肌的张力和弹性，使其关节、韧带松弛柔软，以利于孕妇正常妊娠及顺利分娩。

　　再次，控制孕期体重的增加，促进产后体形恢复。

　　最后，解除孕妇的疲劳和不适，使其心情舒畅。

♥ 选择适宜的运动

　　适当的运动有益于孕妇和胎儿的健康，但并不是所有的运动都适合孕妈妈，孕妇在运动前一定要听取医生的意见。孕妇做何种运动、运动量的大小，也都要根据个人的身体状况而定，不能一概而论。

　　孕妈妈应避免参加那些会使你失去平衡的运动，如骑马、骑车、滑雪或打网球。

抚摸胎教

胎儿不仅需要父母亲的语言、优美的乐曲，而且还需要父母的肢体的接触。通过抚摸胎儿，把信息输入胎儿体内，引起大脑的刺激，刺激越频繁，越能使胎儿产生记忆，智力得到开发。

抚摸胎教的作用

抚摸胎教可以锻炼胎宝宝皮肤的触觉，并通过触觉神经感受体外的刺激，从而促进胎宝宝大脑细胞的发育，加快胎宝宝的智力发展。抚摸胎教还能激发起胎宝宝活动的积极性，促进运动神经的发育。经常受到抚摸的胎宝宝，对外界环境的反应也比较机敏，出生后翻身、抓握、爬行、坐立、行走等大运动发育都能明显提前。在进行抚摸胎教的过程中，不仅可让胎宝宝感受到父母的关爱，还能使准妈妈身心放松、精神愉快，也加深了一家人的感情。

抚摸胎教的方法

在进行抚摸胎教的时候，父母可以用手轻轻抚摸胎儿，通过孕妇腹壁传达给胎儿，形成触觉上的刺激，促进胎儿感觉神经和大脑的发育。抚摸胎教的方法有以下几种。

◆每天睡前听胎教音乐之前进行。孕妇仰卧放松，双手放在腹壁上捧住胎儿，从上至下，从左至右有顺序地抚摸胎儿，反复10次后，用食指或中指轻轻抚压胎儿，然后放松。

◆到妊娠6~7个月时，孕妇能摸清胎儿体形，可进行推晃锻炼，即轻轻推动胎儿，使他在腹中散步。

◆抚摸胎教要求定时进行，开始时每周3次，以后根据具体情况逐渐增多，每次时间5~10分钟。

◆如果抚摸胎教配以轻松愉快的音乐，效果更佳。在抚摸时应注意胎儿的反应，如胎儿用力踢腿，应停止抚摸，宫缩出现过早的孕妇不宜使用抚摸胎教法。

在孕期对胎儿进行良好的抚摸胎教，可以促使胎儿更好地成长。

音乐胎教

音乐胎教对胎儿智力开发有特殊的功能。音乐是孕妇与胎儿建立感情联系的纽带，温静、动听、悦耳的轻音乐，能使母亲得到美的享受，给胎儿以安宁感，可使胎儿心律平稳，对胎儿大脑发育是种良好的刺激。

音乐胎教的作用

音乐是一种有节奏的空气压力波，对人类的心理活动与生理活动有着极大的影响。音乐的物质运动过程与人体的物质运动过程比较一致。优美健康的音乐，能促进孕妇分泌酶和乙酰胆碱等物质，能调节孕妇血流量和兴奋神经细胞，从而改善胎盘供血状况，促进胎儿发育。音乐的节奏作用于孕妇，也能影响胎儿的生理节奏，使胎儿从音乐当中受到教育。

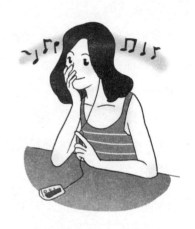

因人因时选乐曲

胎教音乐要注意的最大特点就是它的节奏性。正常胎儿的心跳频率大多是在120~160次/分钟，只有当音乐的节拍速度与胎儿心跳的节拍速度大致吻合的时候，胎儿在母体中的情绪才容易安定下来。所以，这与有的人认为要给胎儿听摇篮曲的想法实际上是大相径庭的。在利用音乐进行胎教时，最好不要只给听几首固定的曲子，应该多样化。但在选曲时应注意到胎动的类型，因为人的个体差异往往在胎儿期就有所显露，胎儿有的"淘气"，有的"调皮"，也有一些是老实、文静的。这些既和胎儿的内外环境有关，也和先天神经类型有关。一般来讲，给那些活泼好动的胎儿宜听一些节奏缓慢、旋律柔和的乐曲，如《摇篮曲》等；而给那些文静、不爱活动的胎儿可听一些轻松活泼、跳跃性强的儿童乐曲、歌曲，如《小天鹅舞曲》等，那将对胎儿的生长、发育起到更明显的效果。

语言胎教

孕妇或家人用文明、礼貌、富有感情的语言，有目的地对子宫中的胎儿讲话，给胎儿期的大脑新皮质输入最初的语言印记，可为后天的成长打下基础。胎儿不断接受语言波的信息，可使其在空白的大脑上增加"音符"。优美的语言像花朵一样美丽，它不但可以刺激胎儿的大脑和生长发育，而且可使孕妇自身调节，进入愉快和宁静的状态。

内容方法生动活泼

实行语言胎教的内容和方法要活泼生动、简明易感，适合胎儿用感觉器官来感知一切的特点，即能刺激胎儿情感、能引起胎儿兴奋。孕妇进行语言胎教还应该采用一种能与胎儿互动的形式，即孕妇说话时必须自己是兴致勃勃的，选的文学阅读材料也应是鲜活的、能引起自己兴趣的。如果孕妇自己都觉得枯燥，就一定不是理想的胎儿教育法。

简化并重复短句

最好能将有些针对日常生活内容和表达感情的话语简化，如"宝宝，我们吃饭了。""饭好香。""宝宝，我们很爱你！"等，然后经常性地重复对胎儿讲，以加深胎儿对有些话的印象，促进他的记忆力和理解力。给胎儿起个小名经常呼唤他，也是一个加强记忆的好方法。到孕中期时，孕妇便可开始系统的、规律性的语言胎教，即每天睡前在固定时间内对胎儿说话，时间长短也要相对不变，一般每次10分钟，以养成胎儿聆听的习惯；内容要在一段时间内重复，以加深胎儿对有些简单句子的理解和领悟。

常读文学作品

语言胎教还有一项内容是给胎儿读文学作品，尤其是优美的散文和诗歌。孕妇在阅读时最好自己先沉浸到文学作品所描绘的意境中去，然后以温和的语调来朗读，声音不用太高，轻轻的就可以。有些朗朗上口的儿歌也是进行语言胎教的好材料，它们有节奏感，有韵律，又浅显易把握。孕妇怀孕5个月后，如能每天坚持对胎儿朗读诗歌、散文、儿歌，胎儿日后的语言把握能力便会有明显提高。

第七章　健康运动助 "好孕"

运动为准妈妈大脑提供充足的氧气和营养，促使大脑释放脑啡肽等有益物质，通过胎盘进入胎儿体内，可加快新陈代谢，从而促进生长发育，也十分利于胎儿的大脑发育。

孕期运动要点

怀孕的时候保持运动的习惯，孕妇不但体力较好，而且会发现自己的肌肉也更有弹性。因此，孕期进行运动应该从怀孕的第一个月就开始了。

动静结合

为了宝宝的安全，最好不要做太激烈的运动，简单的伸展操或是散步，就很适合。孕妇应注意劳逸结合，不宜从事重体力劳动和劳动量过大的工作；也不宜做下蹲或长时间弯腰的工作，因为这种姿势会增加腹部压力，影响血液循环，压迫胎儿，不利其生长发育。也不可静坐不动。

适时调整

准妈妈们应利用心跳率来决定运动强度，一般而言每分钟以不超过140次为原则；每一次运动的时间不应超过15分钟；在运动前、运动中和运动后的三个阶段要尽量补充水分，以免导致体温过高的现象；要避免跳跃和震荡性的运动，以及避免含有改变方向的运动；避免在炎热和闷热的天气状况下做运动；怀孕四个月后，禁止做背部仰卧运动。一个健康的孕妇是可以维持正常运动的，只要把握好运动的原则，注意孕期运动规律，就能让妈妈和宝宝受益无穷。一旦身体有任何不适，就要尽量休息。

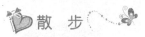

运动方式多样

孕期运动对孕妇和宝宝都是有益的，可以适当进行运动，但要注意方式方法，遵循一些运动禁忌。

散 步

散步是孕妇最适宜的运动，它不受条件限制，可以自由进行。散步时，边呼吸新鲜空气，边欣赏大自然美景，可以提高心肺和神经系统的功能，促进新陈代谢，使腿肌、腹壁肌、心肌都得到一定的锻炼。运动时，血管的容量扩大，肝和脾所储存的血液便进入血管。动脉血的大量增加和血液循环的加快，对身体细胞的营养，特别是对心肌的营养有良好的作用，是增强孕妇和胎儿健康的有效方法。散步过后，会产生轻微适度的疲倦，能稳定情绪，有助于增进食欲和睡眠。

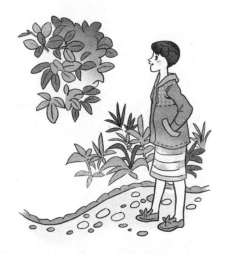

妊娠体操

妊娠体操是专门为准妈妈设计的有氧运动，有利于准妈妈分娩和产后的恢复。别看健身体操容易简单，它能防止由于体重增加和重心变化引起的腰腿疼痛；松弛腰部和骨盆的肌肉，为分娩时胎儿顺利通过产道做好准备；可以增强自信心，在分娩时能够镇定自若地应对分娩阵痛。妊娠体操最好坚持每天做，动作要轻柔；每次做操不要太累，不要勉强。

运动量以不感到疲劳为宜，微微出汗时就可停止；在孕早期的3个月，不要做跳跃运动，每节操可少做几个节拍，以免运动量太大，造成流产；怀孕4个月之后，可做全套操，弯腰和跳跃动作最好不做；到孕晚期，不仅要减少弯腰和跳跃运动，运动的节拍也需适当控制，可以增加一些轻柔的活动，如活动脚腕、手腕、脖子等。

❤️ 孕妇瑜伽

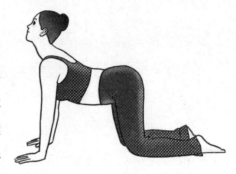

所有正处在孕期的准妈妈都有相似的烦恼，通常她们的身体都会发生以下变化，比如胸部变得非常丰满，脂肪开始在腰线、臀部和大腿处囤积，时常感觉腰部以及腿部酸困，但是又不得不为了补充营养而继续放纵胃口。准妈妈们身材大变，可是对待胎儿又异常小心，不敢"轻举妄动"。其实，在怀孕期间大可不必中断或减少正常的锻炼，科学地安排一些运动对母体和胎儿双方都有好处。动作舒缓的瑜伽是不错的选择，在运动中与胎宝宝对话也算是最早的母子瑜伽形式了。

瑜伽结合一些像散步等有利于心血管的运动，对于准妈妈来说，是一项很理想的保持身材的方法。当你做伸展运动或瑜伽的时候，不但增强了肌肉弹性，使身体更加柔软，而且对关节没有什么冲击。学习如何进行喉呼吸，可以帮你为分娩做准备，因为它训练你在最需要的时候保持冷静。当你感到害怕的时候，身体会产生肾上腺素，而停止产生一种脑下垂体后叶素。瑜伽训练可以帮助你在感觉疼痛的时候对抗紧张感，并且告诉你如何正确呼吸。和其他运动一样，在孕期练习瑜伽，你也需要遵循一些常规注意事项。不要做需要平躺的动作，这个动作会降低流向子宫的血流速度。还要避免过分拉伸腹部肌肉的动作，因为孕期松弛激素可以使子宫扩张，并作用于身体的其他关节组织，所以更容易造成肌肉撕裂和损伤。如果你感觉后背、臀部或者骨盆疼痛，要及时调整你的姿势。

♂♀ 温馨嘱咐

注意运动地点和时间

孕期运动应注意选择好运动的地点和时间。如条件许可，尽可能到花草茂盛、绿树成荫的地方，这些地方空气清新、氧气浓度高，尘土和噪声都较少，对母体和胎儿的身心健康大有益处。城市下午4~7点空气污染相对严重，孕妇要注意避开这段时间锻炼和外出。

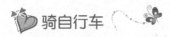

骑自行车

骑自行车是不少人的出行方式。对于孕妇这个特殊的群体，孕期只要避免剧烈运动和过度疲劳，不仅不会有危险，还有助于增强心肺和肌肉功能，对孕妇有益。因此，在不存在高危流产因素的情况下，妊娠初、中期适当骑自行车出行、锻炼是没有问题的。不过，在骑车过程中也要注意适当调节车座的坡度，使车座后边略高一些，坐垫也要柔软一点，最好在车座上套一个海绵座，以缓冲车座对会阴部的压力；要骑女式车，因为骑男式车遇到紧张情况时，容易造成骑跨伤。骑车速度不要太快，防止因下肢劳累、盆腔过度充血而引起不良后果。孕妇因体态的关系，上下车子不太方便，所以车后座不要驮带重物；一般孕妇不适于骑车长途行驶，骑车遇到上下陡坡或道路不太平坦时，不要勉强骑过，因为剧烈震动和过度用力易引起会阴损伤，影响胎儿；怀孕晚期的孕妇肢体不灵活，应付紧急情况的能力差，骑车危险性比较大，一旦发生撞伤很可能引起软组织损伤、羊水早破甚至早产，特别危险的是，外伤有可能引起胎盘早剥、阴道大出血，引起胎儿生命危险，所以孕晚期不宜骑车。

游 泳

游泳是一项很不错的锻炼方式，特别适合原来就喜欢游泳的女性。在国外，游泳是孕妇普遍参加的一项运动，可持续到孕晚期。孕期游泳能增强心肺功能，而且水里浮力大，可以减轻关节的负荷，消除浮肿、缓解静脉曲张，不易扭伤肌肉和关节。游泳可以很好地锻炼、协调全身大部分肌肉，增强耐力。

游泳要选择卫生条件好、人少的地方。下水前先做一下热身，下水时戴上泳镜，还要防止别人踢到腹中的宝宝。最佳的游泳时间是在怀孕5~7个月。孕晚期，为避免羊水早破和感染，应停止游泳运动。值得注意的是，胎膜破裂后应停止此项运动。游泳最好在温水中进行，水太冷容易使肌肉发生痉挛。游泳以无劳累感为佳。

第八章 做好保健和护理

在妊娠早期孕妇还不能了解胚胎发育情况，应定期到指定医院进行保健，及时了解胎儿在体内生长情况，学会自我监测胎动、胎心和乳房护理等知识，克服紧张心理，为生一个可爱健康的小宝宝做好全面的准备。

应对孕期抑郁症

对大多数女人来说，怀孕期间是一生中最感觉幸福的时期之一，然而事实上也有将近10％的女性，在孕期会感觉到程度不同的抑郁。孕期抑郁症也具有相当的危险性，它会使孕妇照料自己和胎儿的能力受到影响，并给妇婴带来不良后果。

症状及原因

孕期抑郁症的症状：不能集中注意力、焦虑、极端易怒、睡眠不好、非常容易疲劳，或有持续的疲劳感，不停地想吃东西，或毫无食欲、对什么都不感兴趣，总是提不起精神，持续的情绪低落，想哭、情绪起伏很大，喜怒无常等。

导致孕期抑郁症的原因，主要来自怀孕期间体内激素水平的显著变化，它可以影响大脑中调节情绪的神经传递素的变化，激素的变化将使你比以往更容易感觉焦虑。

应对方案

放弃那种想要在婴儿出生以前把一切打点周全的想法，在列出一大堆该做的事情前面应该郑重地加上一点，那就是善待自己。一旦孩子出生，就将再也没有那么多时间来照顾你自己了。所以怀孕的时候，应该试着看看小说，在床上吃可口的早餐，去树林里散散步，尽量多做一些感觉愉快的事情。照顾好自己，是孕育一个健康可爱宝宝的前提。

控制体重

女性怀孕后，由于生理上的需要，可适当地增加营养，但也不能吃得太多。孕妇能吃，未必是福。有事实证明，体重过重的孕妇，当妈妈要比一般产妇付出更大的代价。

原因及不良影响

"一人吃，两人补"，是准妈妈最常陷入的迷思。深怕腹中宝宝营养不足、发育不良，因此拼命吃，往往造成孕期体重增加过多，使得孕妇体态严重变形走样。其实增加适当的营养是有必要的，但也不能使体重无限制地增加。

因为孕妇体重过重会增加许多危险的并发症，剖宫产的比率也会相对增高，而手术及麻醉的困难度、麻醉后的并发症及手术后的伤口复原都是问题。现代人营养的摄取较以前改善许多，也较注重产前的照顾，相对的，体重增加会比较多。再加上许多准妈妈为保持好身材常会节食，怀孕后如同解了禁，尽情满足口腹之欲的结果，体重增加20千克以上是非常普遍的现象。而有的准妈妈则担心产后的身材恢复问题，因此在孕期间斤斤计较，甚至还节食。不论过胖或过瘦的孕妇，对于宝宝与自己都会造成不少危险。

应对方案

在家里准备一个体重测量计，定期在相同条件下测定自己的体重，随时掌握体重变化情况；一日三餐一定要有规律；吃饭的时候要细嚼慢咽，切忌狼吞虎咽，吃得过快、食物嚼得不精细，不但给胃增加了负担而且不利于消化。尽量少吃零食和夜宵，吃零食是导致肥胖的重要因素之一，夜宵也是保持体重的大敌，特别是就寝前两个小时左右吃夜宵，缺乏消耗，脂肪很容易在体内囤积。

多吃一些绿色蔬菜，蔬菜本身不但含有丰富的维生素，而且还有助于体内钙、铁、纤维素的吸收，以防止便秘。少吃油腻食物，多吃富含蛋白、维生素的食物。避免吃砂糖、甜食及饮用富含糖类的饮料等。适当的工作、活动和运动也有利于控制体重，不要因怀孕而中断所从事的工作和正常活动，只要不是不利于胎儿和孕妇健康的都可以照常。运动尤其是有氧运动，既可预防肥胖又有利于母子健康。

营造健康的生活环境

为了准妈妈和胎儿的健康，准妈妈除了要注意饮食营养、运动、保健、医检外，创造一个良好的生活环境，也是很重要的。有一个好的环境，对于准妈妈来说是很有益处的，它不仅是为了孕妇自身的健康，更重要的是，它还会影响胎儿的生长和智力发育。

不利的生活环境

如果准妈妈要面对大量超负荷工作，必然对准妈妈和胎儿非常不利，严重时可能会增大流产的概率。怀孕期间必须远离化学药剂，更要避免在新装修的家居、环境、工作场所等长时间呆着，因为涂料和油漆中的化学成分容易造成胎儿发育畸形及引发流产。有些环境问题造成的危害可能是长期的，反应直接的会致使胎儿在孕育期间流产，而有些疾病有一定的潜伏期。所以居住环境、饮水环境对准妈妈的影响至关重要。防辐射是女性从备孕开始就应特别关心的问题，但是生活中各种各样的辐射有点让人防不胜防，对于准妈妈来说电脑辐射量过大的结果可能会对胎宝宝产生一定的不良影响。

适宜的生活环境

居室中应该安静舒适，不拥挤，不黑暗，通风通气。居室中最好保持20～22℃的温度。温度太高，使人头昏脑涨，精神不振，昏昏欲睡，或烦躁不安；温度太低，使人身体发冷，容易感冒。居室中最好保持一定的湿度，即50%的空气湿度。湿度太低，使人口干舌燥，鼻干流血；湿度太高，使被褥发潮，人体关节酸痛。

孕妇的日常用品、衣服、书籍应放在孕妇随手可得之处，不需孕妇爬高爬低。消除一切易发生危险的因素，家中各样物品的摆放要整齐稳当，以免孕妇碰着磕着。光滑地面要有防滑设备，可以铺上垫子，以免孕妇摔跤。居室中要有良好的声音刺激。噪声不利于孕妇的健康和胎儿的发育，但是，无声也不利优生。过于寂静会使孕妇感到孤独、寂寞，使胎儿失去听觉刺激，父母经常对胎儿说话也可促进胎儿发育。

注意乳房护理

为了产后正常哺乳和保持乳房美好的形态和颜色，以及乳房皮肤的嫩滑，孕妈妈们在怀孕期间就必须注意乳房的护理。

乳罩松紧适宜

怀孕会使乳房逐渐膨胀，这时有的孕妇就戴上很紧的乳罩，想限制乳房的膨胀，防止乳房的形态变化。这种做法不但不能使乳房正常发育，也会给孕妇的健康带来麻烦；如果完全不戴乳罩，乳房又会下垂，也会使形态不美。因此，应戴那种松紧适宜的乳罩，既不束缚乳房的正常发育，有利分娩后哺乳，又能使乳房不过于下垂，保持乳房的形象美。

按摩乳头

将按摩油或膏涂在乳头和乳房上，轻轻地按摩，使乳头表皮增厚并富有弹性，使乳房皮肤光滑，帮助促进乳腺导管发育成熟。按摩之后，把按摩膏和油洗去，再涂上润肤霜于乳头和乳房皮肤上。

预防乳房大小不均

在怀孕期间，由于雌激素增多，从而使乳腺的导管增生，血量供应增加，脂肪沉积，乳房此时的体积和重量都增大。此时，睡觉时尽可能不要经常性地侧向固定的一边，要均匀地两边侧睡，以免产后乳房变成一边大一边小。也可适当多按摩小侧的乳房。

清洁护理小窍门

孕妇的皮脂腺分泌旺盛，乳头上常有孕积垢和痂皮，强行清除可伤及表皮，应先用植物油涂敷，使之变软再清除；妊娠4~5个月后，每日应用毛巾蘸肥皂水擦洗奶头数次，以增加其弹力，并可使表皮增厚，从而耐受婴儿吸吮，减少产后乳头皲裂的发生；内陷的乳头于擦洗干净后，用双手手指置于乳头根部上下或两侧，同时下压，可使乳头突出。乳头短小或扁平者则可用拇指与食指压紧乳晕两侧，另一手自乳头根部轻轻外牵，这些都是简便易行的纠正方法，每日可进行10~20次，甚至更多，数月后，就可见到成效。

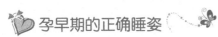

睡眠姿势要正确

妊娠后随着母体的各种生理和心理的变化，对孕妇的衣、食、住、行都应有合理适当的调整，才能使胎儿在母体内健康生长、发育。妊娠期的睡姿是一项不容忽视的内容，因为不好的睡姿不仅可以影响母亲的健康，而且会不利于胎儿的生长和发育。

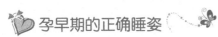

孕早期的正确睡姿

在早孕期间，子宫增大的并不是很明显，因此体位对胎儿和母体影响比较小，孕妇可以采取自己喜欢的姿势睡觉，孕妇的睡眠姿势可随意。

不必过分强调，但应改变以往的不良睡姿，如趴着睡觉，或搂抱一些东西睡觉等。早期妊娠主要是采取舒适的体位，如仰卧位、侧卧位均可。此期胎儿在子宫内发育仍居母体盆腔内，外力直接压迫或自身压迫都不会很重，因此睡眠姿势不特意强调。

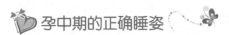

孕中期的正确睡姿

此期要注意保护腹部，避免外力的直接作用。如果孕妇羊水过多或双胎妊娠，就要采取侧卧位，此种卧位舒服些，否则会产生压迫症状。如果孕妇感觉下肢沉重，可采取仰卧位，下肢用松软的枕头稍抬高。如无不适，卧姿可随意。

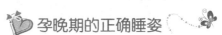

孕晚期的正确睡姿

此期的卧位尤为重要。孕妇的卧位与自身的健康和胎儿的安危都有重要关系。宜采取左侧卧位，此种卧位可纠正增大子宫的右旋，能减轻子宫对腹主动脉和髂动脉的压迫，改善血液循环，增加对胎儿的供血量，有利于胎儿的生长发育。此期不宜采取仰卧位，因为仰卧位时，巨大的子宫压迫下腔静脉，使回心血量及心输出量减少，出现低血压，孕妇会感觉头晕、心慌、恶心、憋气，且面色苍白、四肢无力、出冷汗等。如果出现上述症状，应马上采取左侧卧位，血压可逐渐恢复正常，症状也随之消失。

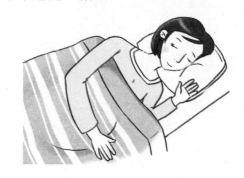

消除失眠困扰

肚子里孕育着生命的准妈妈们，负担重、消耗大、易疲劳，更需充分睡眠以恢复体力，保持健康，保证胎儿的正常发育。以下的睡眠法则，让睡眠的困扰从此销声匿迹。

睡前搓搓脚心

孕妇平时活动量较少，且晚上常常睡眠不好。在睡觉之前搓一搓脚心，不但可补充运动量少的缺憾起到刺激脚心神经的作用，还能滋阴补肾、颐养五脏六腑，提高睡眠质量。

具体的做法是：先用温水洗脚，擦干脚后将一条腿盘在另外一条腿上，脚心朝向对侧，搓右脚心时用左手，搓左脚心时用右手，最后转圈搓至发热。搓完以后，用拇指和食指逐个按摩脚趾，用力不要过大，然后温水洗手就可以了。经常搓搓脚心，可以促进血液的循环，也利于胎儿的成长发育。值得注意的是，在揉搓按摩的时候不要轻易使用按摩精油，一些含有化学物质的按摩精油可能会渗透皮肤带来不良的影响。

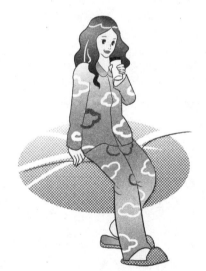

睡前心情要平静

孕妈妈不应该在睡前做剧烈活动或者令你感到兴奋和疲劳的事情，可以简单地冲个热水澡或用热水洗腿、脚，喝杯热热的牛奶来舒缓绷紧的神经。

使用侧卧垫

可调节的魔术贴，使身体与垫子科学地贴合，保护腹中的宝贝，有效支撑孕妈妈的背部，让孕妈妈保持舒适睡姿，提高睡眠质量。怀孕后期，双腿肿胀的现象普遍存在，用它垫高双脚，可促进血液回流心脏，缓解肿胀现象。高质量的睡眠非常重要，它不但能给你好气色，更能让准妈妈在新的一天精力充沛，心情愉悦。

安全快乐旅行

旅行的目的是为了解除孕妇的压力，并培养胎儿的情操。筹备一次旅行并不是件容易的事情，稍有疏漏就会导致整个旅行计划在出发前一刻彻底泡汤，对此一定要多加注意。

制订合理计划

不要过度疲劳，要让身体有充分的休息。所以，行程紧凑的旅行团不适合准妈妈参加；定点旅行、半自助式的旅行方式则比较适合准妈妈。此外，在出发前必须查明旅游地区的天气、交通、医疗与社会安全等状况。

留心身体状况

旅游途中，若感觉疲劳则应适当休息；若身体有任何不适，如下体出血、腹痛、腹胀、破水等状况发生，应停止旅游，立即就医。此外，如果准妈妈有感冒发烧等症状，也应该尽早去看医生。总之，不要轻忽任何身体上的变化而继续旅行，以避免造成不可挽回的悲剧。

注意衣食住行

避免吃生冷、不干净或吃不惯的食物，以免造成消化不良、腹泻等身体不适。奶类、海鲜等食物因易腐坏，若不能确定是否新鲜，应不食为宜。多喝开水，多吃水果，可防脱水与便秘。衣着以穿脱方便的保暖衣物为主，如帽子、外套、围巾等，以预防感冒；若旅游地区天气炎热，帽子、防晒油、润肤乳液则不可少。穿平底鞋比较好，必要时托腹带与弹性袜可减轻不适，多带一些纸内裤以备不时之需。

坐车、搭飞机一定要系好安全带，尤其须先了解一下离你最近的洗手间在哪里，因为孕妇容易尿频，最好能每小时起身活动十分钟。

亲人全程陪同

孕妇不宜一人独自出游，与一群陌生人出游也不恰当；最好是丈夫、家人或好友等关心、爱护你的人在身边陪伴，不但会使旅程较为愉快，当你觉得累或不舒服的时候，也有人可以照顾，如此才能保证旅行的安全快乐。

适宜的家务劳动

孕妇在妊娠期间坚持适宜的家务劳动，对母子健康都有益。适度的家务劳动能增强孕妇体质，提高免疫功能，有效地防止多种疾病的发生，这不仅有利于孕妇的健康，对体内胎儿的顺利发育也是非常必要的。

如何做饭

尽量不用手直接浸入冷水中，尤其是在冬春季等应注意，因着凉受寒有诱发流产的危险。厨房最好安装油烟机，因油烟对孕妇尤为不利，可危害腹中胎儿。炒菜、炸食物时，油温不要过高。早孕反应较重时，不要到厨房里去，因油烟和其他气味可加重恶心、呕吐。

如何打扫卫生

可以从事一般的擦、抹家具和扫地、拖地等劳作，不可登高，不可上窗台擦玻璃，不要搬抬笨重家具，更不可以让家具压迫着肚子。擦抹家具时，应尽量不弯腰，妊娠晚期更不可弯腰干活儿，拖地板不可用力过猛。打扫卫生时，也应避免直接接触冷水。

如何洗衣

孕妇除了妊娠晚期之外，可以洗衣服，应注意不可用搓板顶着腹部，以免胎儿受压。不宜用洗衣粉，最好使用性质温和的洗衣液。不用冷水而用温水。晾晒衣服时不要向上伸腰，晾衣绳要置低些。

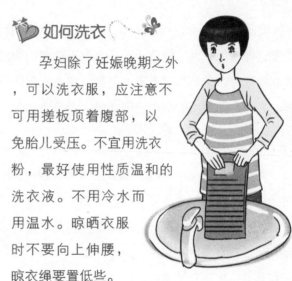

如何购物

购物会使孕妇心胸开阔，感到轻松。同时走路等于散步，也是一种很好的锻炼。应注意不宜行走过多，行走速度不宜快，更不要穿高跟鞋。一次购物不宜多，不超过5千克。不要在城市人流高峰时间去挤公共汽车，不宜到人群过于拥挤的市场去，在气候恶劣时，如寒潮、大风时不要上街，特别是在流感和其他传染病流行时，不要到人群密集的地方去。

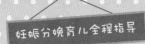

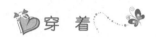
怎样安全度夏

怀孕后孕妇身体的新陈代谢加快,汗腺分泌增多,很易出汗。特别是在夏天,孕妇很怕热,易出痱子。因此,孕妇在夏季应注意清洁卫生和防暑。

♥ 穿着

夏天是年轻女性喜爱的季节,因为可以穿着各种衣裙秀出自己的美丽身材。但是孕妇要选择较为宽大、舒适、吸汗且易于穿着的衣服鞋子也要松软舒适,不宜穿高跟鞋因为穿高跟鞋时,孕妇的腰椎更为前突,容易出现腰部酸痛、疲乏,所以孕妇尽量不要穿高跟鞋。另外,孕妇的乳房由于腺体增生而较为丰满,最好用乳罩,注意不要束缚过紧。

♥ 饮食

夏季天气炎热,细菌感染的机会比较多,是肠胃疾病高发的季节,这与饮食卫生密切相关,所以孕妇尤其要注意饮食的卫生,不能吃生、冷、隔夜的食物。注意不要过多食冷饮,吃水果也要适度,以免伤脾胃。夏季出汗多时应补充足量的水分和盐分。在营养方面,孕妇饮食应以高蛋白、高维生素、丰富矿物质为主,并要注意膳食平衡,合理营养,不宜盲目追求高营养进补,以免事与愿违。

♥ 居住环境

孕妇为了满足胎儿的需要,摄入食物及排泄废物的量均显著增加,甲状腺功能增强,比常人的代谢快,所以常常会大汗淋漓,很多孕妇都喜欢用空调来驱汗降温。孕妇要注意空调的使用。许多人为了保持室内的温度,紧闭门窗,这样就造成了室内外温差比较大,极易感冒,所以开空调的房间一定要注意开窗通风,空调的温度不宜太低,25～26℃比较合适。同时,睡觉时注意盖好腹部,以防受凉,纳凉的时候最好不要坐在风口。

♥ 出行

夏季孕妇尽量不要在烈日下出行,避免中暑。远行时以车代步,平时尽量步行,但要适度,不能走得太远、太累。散步是孕妇最佳的活动方式。

如何平安过冬

当寒冷的冬季到来的时候，气温低，温差大，为了平安过冬，孕妇更加要注意自身的安全及保健，以保证胎儿的顺利成长发育。

 ### 严防病毒感染

冬季气温低，室内室外温差变化大，人体抵抗力降低，容易感染流感、风疹病毒，这会给胎儿，尤其是孕早期胎儿带来不同程度的伤害。因此，孕妇要注意衣着和起居，及时添加衣服，防止受凉感冒。尽量减少外出，特别是不要去公共场所，以免感染疾病。

 ### 确保营养充足

冬季绿叶蔬菜比较少，孕妇容易缺乏维生素C，应因地制宜，有计划地多吃些水果和蔬菜。由于冬季人体散热较多，孕妇应多吃些鱼、瘦肉、家禽、蛋类、乳类及豆制品等营养丰富、热量高的食品，还可以吃一些红枣、板栗、核桃等干果，以满足母子的营养需要。

 ### 保持室内空气流通

冬季门窗紧闭，空气不流通，而且取暖及生活用燃料产生的废气更会加重室内空气的污染，因此应每天定时打开窗户或安装排气扇，使空气得以流通，从而使孕妇和胎儿免受空气污染。

 ### 经常晒太阳

太阳光里的红外线能给人以热量，使人体血管扩张，新陈代谢加速，抵抗力增强；阳光中的紫外线能帮助人体内钙质的吸收，孕妇担负孕育胎儿的重任，比一般人需要更多的钙质，以保障胎儿的骨骼发育。冬季天气寒冷，紫外线强度相对减少，加之热门室外活动少，容易缺钙。因此，孕妇在冬季天气好的时候应多晒晒太阳，被褥等用品要常晒，以利于母子健康。

 ### 注意安全

数九寒天，地冻路滑，加之孕妇身体笨重，重心不稳，容易摔跌，所以孕妇应穿平底、大跟、防滑的棉鞋，走路要慢，迈步要小。尤其是下雪天外出，更应格外当心。上下班乘公共汽车时要握紧把手，并与周围保持一定距离，以防刹车时身体前扑殃及胎儿。

洗澡注意事项

炎炎夏日，到哪都是一身的汗，大腹便便的准妈妈们，更是汗如雨下，因此洗澡成了每天的必修课。冲个凉是很舒服，能及时缓解燥热带来的烦闷感，但别忘了，沐浴时不注意方法，有可能对母体和胎儿的健康造成影响。

控制时间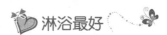

孕妇每次的洗澡时间应控制在15～20分钟以内为佳，因为准妈妈本身血容量增加，如果洗澡时间过长，温度过高，浴室里的空气流通减少，容易造成缺氧而发生晕厥。热环境还容易引起子宫收缩，造成流产。对孕妇来说，发生晕厥和流产的概率还是比较小的，长时间洗热水澡对胎儿的影响就比较大了。

水温适宜

过高的温度会损害胎儿的中枢神经系统。所以，孕妇洗澡时室温不宜过高，温度以皮肤不感到凉为宜，一般来说水温应在38℃以下。

如果水温或室温过高，很可能因为缺氧导致胎儿发育不良。夏天气温高，孕妇不能求凉快而洗冷水澡，因为过冷会影响孕妇的血液循环，容易引起感冒或子宫收缩，不利于母体健康及胎儿发育。另外，洗完澡后，要立即擦干头发及身体，将衣服穿好后再走出浴室，以免浴室内外温差太大而着凉。

淋浴最好

现在人们洗澡通常采用淋浴的比较多，对孕妇来说，更需如此。一般怀孕以后不主张坐浴，如果坐浴，浴后的脏水有可能进入阴道，而阴道的防病力减弱，就容易引起宫颈炎、阴道炎、输卵管炎等，或引起尿路感染，使孕妇出现畏寒、高热、腹痛等症状，甚至发生宫内或外阴感染而引起早产。另外，这样势必增加孕期用药的机会，也给畸胎、早产创造了条件。因此，孕妇不要坐浴，更不要到公共浴池去洗澡。

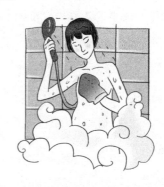

注意牙齿保健

怀孕后，由于内分泌发生变化，可能会导致牙龈血管扩张，抵抗力减弱，牙槽骨也会因此骨质疏松。孕妇如果不能很好地保持口腔卫生，牙齿就会面临各种不适。要想牙齿好，一定要全面保健。

营养充足

孕妇容易挑食，加之家人一味纵容，导致偏食后营养摄入不平衡，某些机体需要的养分不能保证，从而抵抗力下降。正常情况下，人体口腔内都存有细菌，当机体抵抗力下降时，这些细菌就会泛滥。比如，正常情况下，口腔中有一种变形链球菌，这是一种专门引起蛀牙的细菌。当机体抵抗力下降时，唾液中的酶类、微量元素等物质抗击这种细菌的能力就下降了，容易引起蛀牙。

所以要想牙齿好，饮食平衡，营养充足是很关键的一环。

口腔卫生

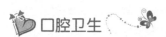

怀孕期间、月子期间的口腔卫生应该做得比平时更好。因为一天中很可能会吃很多东西，如果不及时把食物残渣清理掉，蛀牙的机会就会大大增加。所以除了正常的一天三次刷牙外，还要保证每次吃东西后，都用医生专门指定的漱口水漱口。

补充钙和氟

孕期容易缺钙，不仅自己的牙齿会受到伤害，也会殃及胎儿的牙齿。孕妇在补钙的同时，不妨多到户外散散步，既锻炼身体，又可以从阳光中获得维生素D，参与体内钙的合成。为了牙齿的健康，除了每天使用含氟牙膏外，还可以在医生指导下口服氟片，吃些含氟食物，如海鱼和茶水含氟量很高。

治疗得当

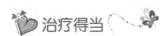

正常人每半年检查一次牙齿。孕妇最好每3个月做一次口腔检查。因为孕初胎儿器官分化，容易受到消炎药、麻醉药的影响；孕末子宫较为敏感，易受到外界刺激而收缩，导致早产。所以，有口腔疾病者要在胎儿3～6个月期间进行治疗。

缓解腰背酸痛的方法

孕妇在怀孕的中、晚期发生腰痛的主要原因是腹部逐渐向前突出，于是身体的重心向前移。为了保持平衡，上身不自觉地后仰，脊柱过度前凸，结果背部肌肉持续紧张疲劳的状态，造成腰背酸痛。

学会行走和站立

走路时应双眼平视前方，把脊柱挺直，并且身体重心要放在脚跟上，让脚跟至脚尖逐步落地。上楼梯时，为保持脊柱依然挺直，上半身应向前倾斜一些，眼睛看上面的第3～4级台阶。每走一步重心放在脚后跟，脚跟都最先着地，保持脚趾稍稍离开地面，如此前行，一定要走得慢一点，小心摔倒。练习背挺直：可以通过背靠一面墙壁站立，找到背挺直的感觉，抬头挺胸，收腹收下巴，脚跟不要离开地面，按此姿势站立15秒。休息片刻再重复进行。

调整坐姿和睡姿

躺着或坐着休息片刻能缓解腰痛。如果采用的坐姿或睡姿不恰当，不仅无法迅速缓解疼痛，反而将加重疼痛的程度。坐着时，整个臀部放在座位的中心，不要只把一半的臀部放在座位边上。坐下后，轻轻扭动腰部，将身体的重心从脊柱调整到臀部。躺下时，若体位为侧卧，需要把双腿一前一后弯曲起来。若体位为平躺，在躺下时，可以先把双腿弯曲，支撑起骨盆，然后轻轻扭动骨盆，直到调整腰部舒适地紧贴床面为止。

弯腰做事有讲究

如果你要洗碗，而水池过低，你可以用盆接水，放在桌上，然后自己坐在椅子上洗；如果你要扫地，那就把可伸缩的扫帚柄拉到最长。像使用吸尘器打扫这样的事，还是交给准爸爸或其他人去做吧。拾东西时，不要直接弯下腰来拾东西。正确的拾物姿势是双腿弯曲，脚跟抬离地面蹲下，同时背部挺直，微微吸气收腹。站起时，要用腿部的力量，而不是用腰部的力量。

孕晚期的行动要领

孕妇在怀孕的中、晚期发生腰痛的主要原因是腹部逐渐向前突出，于是身体的重心向前移。为了保持平衡，上身不自觉地后仰，脊柱过度前凸，结果背部肌肉持续紧张疲劳的状态，造成腰背酸痛。

行动必须缓慢

大腹便便时突然的动作既不容易做，又容易使身体失去平衡。避免快走急转，时间要尽量充裕。由于此时对物体与腹部之间的距离感觉与以前有所不同，因此，注意不要碰到腹部。平时做来坦然自若的动作，此时再做可能就会吃力、腰痛加重。牢记基本动作和要领，对于孕妇安全舒适地度过妊娠期是非常重要的。基本原理则是"动作缓慢"和"心态平和"。

其他活动的注意事项

边做家务边休息，也可适当进行运动。变大的腹部会给生活带来许多意想不到的不便。分娩在即，要下定决心与大肚子融洽相处。这段时期要轻轻松松地度过，家务事可以放手不管或请丈夫帮助做。

这段时期容易感觉疲倦，充分休息是非常重要的。即使在做家务时，也要干一会儿就坐下或躺下来休息。如果睡觉时采取仰卧的姿势，腹部的重量会压迫腹部的大动脉，身体会感觉不舒服。也有人因胎动强烈而睡不好觉。翻身的时候必须注意，不要给腹部增加负担。上下楼时要收下颌，背部伸直，一边先落脚后跟一边慢走。上下台阶时，要提起长款孕妇服的下摆，身体不要前倾。

这一时期，看不着脚尖，大肚子使得穿袜子很不方便。穿袜子时，坐在床上或椅子上比较舒服，边曲膝边慢慢坐下。盘腿坐可松弛腰部关节，有利于分娩。大肚子使得剪脚趾甲不太方便时，采取盘腿的姿势当然就容易多了。起床时要先侧过身来，然后用手撑在床上慢慢挪动，直起上半身。下床时，先屈膝再下来。外出时原则上不要持重，更不要用一只手提行李，必要时尽量用双手提，保持身体的平衡。外出购物时尽量用手推车。

第九章 宝宝的子宫生活

胎儿在妈妈的肚子里面要生活10个月，到底胎儿在妈妈的肚子里面怎样生长的呀？真的只是整天地睡觉那么简单吗？科学家们研究发现，胎宝贝也是个有血、有肉、有情感的小家伙儿。

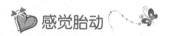

在运动中生长发育

胎动不仅是胎儿在动而已，也是能显示宝宝生命活力的重要指针，更是你们亲子间特殊的沟通方式。

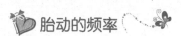

感觉胎动

在胎儿形成之初，胎动就已经存在了，不过，因为胎儿还太小，再加上有羊水的阻隔，妈妈通常感觉不到；直到怀孕16～20周，孕妇才可以第一次感觉到胎动。胎动在刚开始时并不明显，但之后却会愈来愈明显且频繁。

胎动的频率

胎动是宝宝健康的指针，平均一天的正常胎动次数，由怀孕24周的200次，增加到32周的575次，是最高峰，直到足月时，会减少至282次，不过一般孕妇是不会感觉到那么多的胎动。

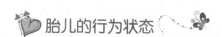

胎儿的行为状态

胎动可分为睡眠和清醒两个时期。睡眠时又可分为安静睡眠期和活动睡眠期。安静睡眠期，利用超声波即可观察得到，胎儿处于完全睡眠的状态，对于外界的刺激或声音，都没有明显的反应，因为不容易被吵醒，此时几乎没有胎动产生。活动睡眠期，有各种不自主的运动，如手脚运动、翻滚等，胎儿的心跳也会有加速的现象，容易感受到外来的刺激。清醒时，胎儿有全身性的运动，如肢体运动、脊椎屈伸运动、翻滚运动、呼吸运动、快速眼睑运动等。

监测胎动

准妈妈都想能生下一个既健康又活泼的小宝宝，为此，做好胎儿监护显得极其重要。孕妇自我监测胎动是最经济和简便的评价胎儿宫内情况的方法。胎动好常意味着胎儿宫内情况良好。

怎样数胎动

孕妇妊娠满28周后应每天定时数胎动。一般来说，在正餐后卧床或坐着计数，每日3次，每次1小时。每天将早、中、晚各1小时的胎动次数相加乘以4，就得出12小时的胎动次数。如果12小时胎动数大于30次，说明胎儿状况良好；如果为20~30次，应注意次日计数；如下降至20次要告诉医生，作进一步检查。当妊娠满32周后，每次应将胎动数作记录。当胎儿已接近成熟，记数胎动尤为重要。

如果1小时胎动次数为4次或超过4次，表示胎儿安适；如果1小时胎动次数少于3次，应再数1小时，如仍少于3次，则应立即去产科看急诊以了解胎儿情况，而绝不要再等了。

警惕胎动异常

胎动减少：胎动突然减少，可能是由于孕妇有发烧的情况，造成身体周边血流量增加，使胎盘、子宫血流量减少，造成宝宝轻微缺氧。急促胎动后突然停止：胎儿翻身打滚时被脐带缠住，血液无法流通，因缺氧而窒息，可能会出现这样的胎动反应。胎动出现晚相对较弱：这可能是胎盘功能不佳引起的，各种原因所导致的胎盘功能不佳可造成胎盘供给胎儿的氧气不足，胎儿因为长期的缺氧使胎动减缓。胎动突然加剧随后慢慢减少：这可能是胎儿缺氧，或受到外界刺激引起的，有时还会伴有剧烈的腹痛和大量阴道出血。出现上述胎动异常，及时到医院就医。

分辨胎动类型

健康的胎儿，虽然还没有问世，但他已活跃在腹中，别看他孕育在娘胎里，可从来也不是一个消极者，而时刻都在显示他新生命的活力。

翻身运动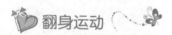

胎儿躯干的左右转动，平均持续3～30秒，动作强。孕妇可有翻滚、牵拉的感觉。

简单运动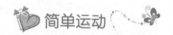

单一的胎儿四肢运动，如拳打、脚踢，其动作强，时间短，为1～15秒。孕妇可有踢、猛动、跳动的感觉。

短促高频运动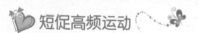

单纯肢体或胸壁的活动，其力量弱、时间短，大多不超过1秒钟。孕妇可感到胎儿颤动、弱的蠕动或打嗝。打嗝是一种胸壁运动，每日1～4次，每次持续1～13秒。孕妇运动时胎动可暂时减少。强声、强光、触摸腹部、服用葡萄糖可增加胎动。妊娠晚期常用胎动计数作为家庭自我监护的一项内容。

视觉发育

胎儿4～5个月时已有了视觉反应能力以及相应的生理基础，这时用强光照射孕妇的腹部时，会发现胎儿出现闭眼，并且胎动明显增强。

4个多月能看了

胎儿的视觉发育较晚，这主要与胎儿在子宫内缺少光线的刺激有关，子宫内虽不能说是漆黑一处，却也不适合用眼睛看东西。胎儿的眼睛并非看不见东西，母亲进行日光浴时，胎儿就能通过光线强弱变化感觉出外界光线的变化。

当心病毒感染

如果孕妇在头三个月内感染过风疹病毒、巨细胞病毒、单疱病毒等，就很容易引起胎儿先天性白内障、小角膜、视神经萎缩、青光眼等，导致新生儿先天性失明，或有的视力低下。因此，孕妈妈做好孕期检查很是重要，以便发现问题及时诊治。

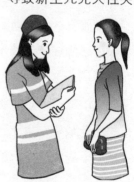

听觉发育

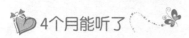

胎儿在母腹中具有听的能力，他凭借听觉器官与外界环境保持着密切的联系。

4个月能听了

4个月的胎儿就有了听觉。6个月时胎儿的听力几乎和成人相等。8个月的胎儿能够区别声音的种类，能分辨出是爸爸还是妈妈的声音。这些声音信息不断刺激胎儿的听觉器官，并促进其发育。

听觉器官发育过程

胎儿的听觉器官从发育到成熟，要经过4个时期：在怀孕第2个月末，外耳、中耳及内耳已具雏形，有基本的形态结构，但尚无听觉功能；到4个月时，对外界的声音有所感觉；从6个月起，胎儿就能听到声音，并产生生理性反应；第7个月起，听觉器官通过神经与脑建立联系，把听到的信息传导到大脑。

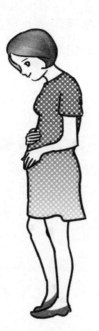

认识胎盘

胎盘是胎儿向妈妈索取生长发育所需营养物质的重要器官。胎盘的好坏，直接决定着宝宝能否吸收到足够的营养。

胎盘的发育

胎盘确保了胎儿在妈妈子宫里的生长发育，它真正的发育阶段一般在怀孕4～5个月就基本结束了，渐渐进入它的生命后期。随着预产期的临近，老化现象日趋严重。当分娩结束以后，胎盘的作用也跟着结束了。

胎盘的作用

胎儿在妈妈子宫成长发育中所需的吃、喝、拉、撒都是通过胎盘来传进传出的。胎儿的生长发育所需的基本物质如蛋白质、脂肪、氨基酸、水、矿物质等，是以很小的形式存储在妈妈的血液中。当妈妈的血液流经胎盘时，这些物质就通过胎盘供给胎儿了。而胎儿在得到这些物质时，也将自己产生的代谢废物通过胎盘传递给妈妈，再由妈妈通过自己的泌尿系统将废物排出。

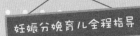

第十章 警惕异常妊娠

如何了解及掌握自己的怀孕状况，以及如何认识可能发生的异常妊娠现象，是每位准妈妈必须学习的课题。

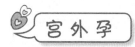
宫外孕

正常情况下，妇女怀孕后胚胎种植在子宫腔内称为宫内孕，若胚胎种植在子宫腔外某处则称宫外孕，医学上又称为异位妊娠。

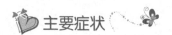
主要症状

生育年龄的妇女有时伴有厌食、恶心等早孕反应，提示已怀孕但突然出现下腹痛，持续或反复发作，可伴有恶心、呕吐、肛门下坠等不适，严重时患者面色苍白，出冷汗，四肢发冷，甚至晕厥、休克。部分患者有不规则阴道出血，一般少于月经量。

因此，宫外孕典型症状可归纳为三大症状，即停经、腹痛、阴道出血。

应对措施

对于宫外孕一般在确诊后即应进行手术。手术方式一般采用全输卵管切除术，有绝育要求者，可同时结扎对侧输卵管。对有生育要求的年轻妇女，如对侧输卵管已切除或有明显病变，可行保守性手术，以保留输卵管及其功能。输卵管间质部妊娠的处理，可根据病变情况行患侧子宫角切除或全子宫切除术。

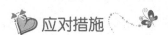
预防方法

首先，应选择双方心情和身体状况俱佳的时机怀孕。如暂不考虑做母亲，就要做好避孕。其次，应及时治疗生殖系统疾病。

流　产

妊娠于28周前终止，胎儿体重小于1000克，身长短于35厘米者，称为流产。发生于孕12周前者，称早期流产，发生于12~28周者称为晚期流产。

主要症状

流产为妇产科常见疾病，其主要症状为出血与腹痛。如处理不当或处理不及时，可能遗留生殖器官炎症，或因大出血而危害孕妇健康，甚至威胁生命。流产主要是因为子宫收缩而引起，如果孕妇发现自己阴道有少量流血，下腹有轻微疼痛或者感觉腰酸下坠，这可能就是流产的前兆，也是宝宝给你传递的"危险信号"。

应对措施

一旦确诊先兆流产，宜保胎治疗，方法是：绝对卧床休息；应用镇静剂；内分泌治疗用黄体酮；维生素E治疗，严密观察，约60％病人经适当治疗均有效。阴道大量出血，阵缩变剧，腹部剧痛有块物排出，出血不停，可能为不完全流产，有条件可先应用宫缩剂，保留块物即刻转院处理，以防大出血引起休克，危及生命。

预防方法

◆如有症状，要及时去医院就诊。

◆孕妇在孕早期和孕晚期一定要尽量避免性生活。

◆孕妇要尽量少去公共场所和人群聚集的地方，避免被细菌感染。

◆整个孕期，孕妇要适当休息，避免强烈运动，不要登高，不要长时间站立、用力或劳累，同时也不要长期蹲着，也不要经常做举高、伸腰的动作。

◆调整好自己的情绪，保持良好的心情和精神状态。准爸爸和家人要多体谅准妈妈，多一份关怀和呵护。

◆孕妇饮食要清淡，注意营养均衡，保持大便通畅，尽量少食多餐，不吃辛辣的食品，避免肠胃不适。要远离烟酒，加强孕期检查。

胎盘早期剥离

妊娠20周后，正常位置的胎盘在胎儿娩出前部分或全部从子宫壁剥离，称为胎盘早剥。胎盘早剥往往发病急、进展快，对母儿有生命威胁，是妊娠晚期的一种严重并发症。

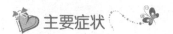 ## 主要症状

腹痛和阴道流血是胎盘早剥的主要症状，可因胎盘剥离面积大小、出血量多少及孕妇自身情况而有轻重差异。

轻型：以外出血为主，一般胎盘剥离面不超过1/3，常发生于分娩期。表现为阴道流血，量多，色暗红，伴有轻度腹痛或不明显，产妇贫血程度与阴道外出血量成正比。

重型：以隐性出血为主，胎盘剥离面超过1/3，多见于重度妊娠高血压综合征患者。表现为突发性持续性腹痛或腰酸腰痛，严重时伴恶心、呕吐、出冷汗、面色苍白、血压下降等休克状态。也可表现为仅少量阴道流血或无阴道流血，贫血程度与阴道外流血量不相符。

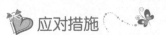 ## 应对措施

纠正休克：病情危急，处于休克状态者，需补充血容量，积极纠正休克。

终止妊娠：胎盘早剥一经确诊，应立即终止妊娠，以减少围生死亡率。终止妊娠的方式，根据胎产次、早剥的程度、胎儿及宫口扩张情况确定。

预防产后出血：胎盘早剥患者容易发生产后出血，所以分娩后应按摩子宫、及时给予子宫收缩剂。考虑凝血功能障碍时，配合内科处理及护理。

防治并发症：在诊治及分娩全过程，详细记录尿量。术后及产后需继续观察、记录产妇的生命体征、阴道流血、出入量等。

预防方法

胎盘早期剥离的预防措施有：加强产前检查，为孕妇提供咨询及指导机会；积极防治妊娠高血压综合征、慢性高血压、慢性肾炎等；进行外倒转术纠正胎位时，操作需轻柔；处理羊水过多或双胎分娩时避免宫腔压力骤然降低；提高识别诱发胎盘早剥的因素；增强孕妇自我保健意识，如孕期避免外伤等。

胎位不正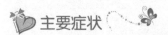

一般指胎儿在子宫体内的位置不正，将给分娩带来程度不同的困难和危险。

主要症状

胎位不正最常见的就是所谓的臀位，即胎儿屁股朝向子宫颈口及产道的方向。其他如斜位或横位者较少，但其危险性并不小。事实上分娩时，唯有后脑勺先娩者是最容易生产的方式，其他方式都容易造成生产过程中或多或少的危险性或产程的延长。

应对措施

通常在孕7个月前发现的胎位不正，只要加强观察即可，因为在妊娠30周前，胎儿相对子宫来说还小，而且母亲宫内羊水较多，胎儿有活动的余地，会自行纠正胎位，在孕30周后大多能自然转为头位。一般而言，若在妊娠30～34周还是胎位不正时，胎儿仍未转向，医生就要考虑为孕妇实行外转胎位术，让胎儿翻转，使孕妇能顺利分娩。也可在专业医生操作下，用针刺至阴穴治疗胎位不正。

早期破水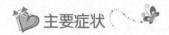

早期破水是妊娠晚期较为常见的异常现象，对孕妇和胎儿危害较大。早期破水是指临产前12小时就破水。

主要症状

早期破水发生的概率为2%～19%不等。破水时，胎儿还没有生出来，胎儿的脐带会顺着羊水外流。脐带脱垂后，脐带受压，从母体来的血液和氧气不能顺利进入胎儿体内，或进入很少，使胎儿因缺氧而发生宫内窒息，有时脐带血流被完全阻断，使胎儿迅速死亡。

应对措施

无论什么时候感觉破水，都要赶快到医院做检查，确定是不是破水。在发现有破水迹象之后，务必要躺下休息，不能再起来活动；为了避免羊水流出过多和脐带脱垂，应该用垫子将后臀部垫高一些；不要洗澡，不要在阴道里放置任何东西；不要性交，保持清洁，多喝水，每天定时测两次体温。

前置胎盘

如果胎盘附着于子宫下段或覆盖在子宫颈内口处，位置低于胎儿的先露部，称为前置胎盘。前置胎盘是妊娠晚期出血的主要原因之一，多见于经产妇，尤其是多产妇。

主要症状

无痛性阴道流血，常常反复发作。出血前没有预兆，常可以发生于半夜睡梦中，病人因阴道流血多而醒来发觉。一般第一次出血发生的时间越早，则反复出血次数越频，出血量也较大，有时一次大出血即可使病人陷入休克状态。

应对措施

孕妇应减少活动，卧床休息以左侧卧位为宜，如有腹痛、出血等不适症状，应立即就医。避免进行增加腹压的活动，如用力排便、频繁咳嗽、下蹲等，避免用手刺激腹部，变换体位时动作要轻缓。保持外阴清洁，预防感染。饮食应营养丰富、全面，多食含铁较高食物。长期卧床者宜防便秘。同时，每日应进行深呼吸练习，锻炼肺部功能，以预防肺炎的发生。

早产

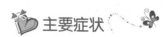

在怀孕29～37周之间发生的分娩为早产。

主要症状

专家指出，子宫收缩是早产的最明显迹象。怀孕中期，一天当中子宫可能会有3～5次的收缩，此时孕妇会感觉肚子硬硬的；但如果收缩的次数过于频繁，甚至可能到达每小时3次以上，就要十分注意。此外，如果有下腹、下背酸痛，明显的下坠感，外阴部压迫或出血，破水等，就要立即就医。

应对措施

一旦发现产兆，应先放松心情，深呼吸、听音乐，最好左侧卧观察与休息，补充水分或打电话到医院询问。若使用以上方法经过半小时都无法改善的话，应立刻到附近的医院就诊，以便及早提供最完善的检查、确定治疗方向及必要的处理，以缓解早产的危机。

第十一章 孕期"亲密"须知

有些女性在妊娠期由于不懂得性生活、性心理的变化特点，往往因性生活不当而造成胎儿流产、早产。因此，孕期性生活需要夫妻双方的正确认识和对待。

"性"事宜与忌

孕期贪图房事，是导致流产、早产、早期破水和产褥感染的重要原因之一。因此，为了保证母、胎的健康和安全，孕期内应严格控制房事频度和强度。

长时间宫缩不利胎儿

长时间的子宫收缩对胎儿的健康不利，性行为后有剧烈子宫收缩者，应视不同情况区别对待：若无腹部不适，则父母的性行为可视为对胎儿的一种锻炼；如果性行为后觉得不太对劲，应该立即去医院做超声波检查，看是否存在胎儿窘迫。

最好带避孕套

男性有性病时特别容易传染给胎儿，其感染率是母亲传染给胎儿的两倍，所以，男性生殖器官异常时不可有性行为。带避孕套是个不错的方法，因为精液中含有前列腺素，由阴道吸收后可能引起子宫收缩，造成早产。另一方面，避孕套也可防止男性将可能的病菌传染给孕妇。建议有疾病先治疗，性行为后出现异常症状要去医院检查。

阴部感染别做爱

如果有会阴部及阴道的感染，应等治疗好以后再恢复性行为，因为阴茎的抽送动作及阴道的收缩，可能会将病菌带入子宫，造成胎儿的感染。精子、精液也可能带着阴道细菌进入子宫内膜，造成发炎、早产。

孕早期节制性生活

妊娠早期是指妊娠最初3个月，此时胎盘尚未发育完善，胚胎附着于子宫尚不十分牢固，是流产的多发期。此时性高潮时的强烈子宫收缩，有使妊娠中断的危险。

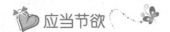

应当节欲

在妊娠早期，胎盘还没有完全形成，胚胎在母亲子宫内附着还不够牢靠，性生活使子宫颈和阴道受到机械刺激，腹部受到挤压，这些机械性力量会诱发子宫强烈收缩。另外，男子的精液含有前列腺素等物质，能引起子宫肌肉大幅度的收缩或松弛，容易导致流产。

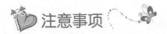

注意事项

妊娠早期性交孕妇可采取平卧双腿屈曲的正常体位，但要注意不可插入过深，不要使孕妇达到剧烈的性高潮；也可采取安全的背后位、侧卧位。还应注意"次数少"，以前有过流产史、生殖道畸形、本次妊娠有先兆流产症状的，最好不要进行性生活。

孕中期适度性生活

怀孕是女性的一个特殊的时间，由于怀孕中期妊娠较为稳定，早孕反应也消失，孕妇心情舒畅，加上由于激素变化造成的阴道分泌物增多，怀孕中期可以有适度的性生活。

每周1～2次为宜

以每周1～2次为宜，这也有益于夫妻恩爱和胎儿的健康发育。此外，丈夫的精液中含有一种精液胞浆素，它具有与青霉素相媲美的抗菌功能，能够杀灭葡萄球菌等致病菌，可以清洁及保护孕妻的阴道。

选择体位

此阶段，性生活时孕妇双腿并拢的正常体位和孕妇腿部伸直的侧卧位最好。如果准爸爸较胖或腹部较大时，应采取半坐位或准爸爸躺在背后的背后侧卧位。如果担心诱发子宫收缩，也可以互相抚摸为主，通过彼此的全身触摸，达到做爱目的。

孕后期不宜性生活

8~10个月属于怀孕后期，胎儿生长迅速，子宫增大很明显，对任何外来刺激都非常敏感。对孕晚期的夫妻，提倡尽可能停止性生活，以免发生意外。

临产前避免性刺激

妊娠后期应禁止性生活，特别是临产前的一个月。此时子宫较为敏感，受到外界的直接刺激，极易突然加强收缩而导致胎膜早破和早产。

早产儿抵抗力低，容易感染疾病，难以喂养，死亡率高。而且因临近分娩期，孕妇的子宫下降，阴道缩短，子宫口逐渐张开，若这时同房，羊水感染的可能性较大。在产褥期发生感染的妇女，有50%的人是在妊娠的最后一个月内因同房做爱而引起的；如果在分娩前3天性交，20%的妇女可能发生严重感染；而妇女在产褥期发生严重感染，则会带来生命危险。如果孕妇合并一些妊娠的异常情况，如前置胎盘、胎盘早剥等，性交时容易引起孕妇大出血。因此，妊娠晚期同房做爱也直接威胁着母、胎安全，应严格禁止有过性交行为。

丈夫应耐心、克制

此阶段，夫妻对性的需求应该采取忍耐、克制的态度与方式，只限于温柔地拥抱和亲吻。为了避免对孕妇和胎儿造成伤害，夫妻最好分睡，以杜绝有损孕妇与胎儿健康的事情发生。有自然流产和习惯性流产的孕妇，应在整个妊娠期间都避免性交，千万不要为一时的冲动造成永久的悔恨。

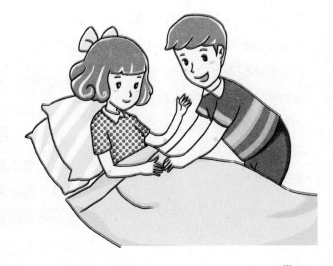

第十二章 高度重视孕期体检

生一个健康、聪明的宝宝是每一个家庭的共同愿望。通过孕期检查，可了解孕期母婴健康状况，及时发现和消除影响胎儿发育的有害因素，为生育聪明、健康的宝宝提供保证。

确定一家医院

准妈妈应选择去专业妇幼保健院就诊，因为无论是从硬件还是医生专业技术水平上，妇幼保健院都可能比一般综合性医院更为专业。

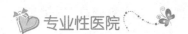 专业性医院

专业妇幼保健院的医师面对就诊群体大多数是孕产妇，因此，一些中型妇幼保健院所配置产科医疗器械比一般大型综合医院会更齐全。由于就诊群体相对比较单一，技术实力相对较高，医护人员的操作更为熟练。此外，妇幼保健院的产科病房通常比综合性医院的产科病房多，产妇们所得到的饮食及护理照料往往会更适宜。

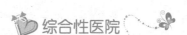 综合性医院

大型综合性医院科室齐全各科专业人员全、技术水平高是综合性医院最大的优势。对于那些容易出现异常并发症的准妈妈来说，一旦孕期出现并发症，可及时在综合性医院各门诊科室得到会诊和处理。

适合自己的医院

准妈妈们在选择医院时，应根据自身怀孕情况选择医院。如果怀孕时伴有异常或出现严重合并症的准妈妈，最好能选择综合性医院的产科做检查或分娩。选择医院时还需考虑居住位置。准妈妈每月甚至每周都要做产前检查，如果路途遥远，对准妈妈来说是一个很大负担。

体检项目简介

准妈妈从怀孕到生产，会经历各种孕期检查项目。怀孕的准妈妈之所以会如此辛苦，就是希望能生下一个健康又强壮的宝宝。为此，准妈妈们应按时进行各项检查，以确保母体和胎儿的健康。必做检查对于每个准妈妈来说，是一个都不能少的。

尿常规

检查项目：尿液中蛋白、糖及酮体，镜检红细胞和白细胞等。正常情况下，上述指标均为阴性。如果蛋白阳性，提示有妊娠高血压、肾脏疾病的可能。如果糖或酮体阳性，说明有糖尿病的可能，需进一步检查。如果发现有红细胞和白细胞，则提示有尿路感染的可能，需引起重视，如伴有尿频、尿急等症状，需及时治疗。

血常规

检查项目：血红蛋白、血小板、白细胞等。主要是判断准妈妈是否贫血，正常值是100～160克/升。轻度贫血对孕妇及分娩的影响不大，重度贫血可引起早产、低体重儿等不良后果。

血　型

检查项目：ABO血型、Rh血型。检查血型，以备生产时输血，孕妇了解自己的血型很重要。如果丈夫为A型、B型或AB型血，孕妇为O型血，生出的小宝宝有ABO溶血的可能。在亚洲人中Rh血型阴性的较少，大多数为Rh血型阳性。

如果男女Rh血型不合，也有可能发生小宝宝溶血。如果孕妇为Rh阴性，在生产前医院还要预先备好Rh阴性的血液，一旦分娩时发生意外，就能够及时输血。

肝、肾功能

检查项目：谷丙转氨酶、谷草转氨酶、尿素氮、肌酐等。这些主要是为了检查准妈妈有无肝炎、肾炎等疾病。怀孕时肝脏、肾脏的负担加重，如果上述指标超过正常范围，提示肝、肾功能不正常，怀孕会使原来的疾病"雪上加霜"。

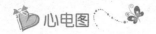
心电图

检查心电图是为了排除心脏疾病，以确认孕妇是否能承受分娩。

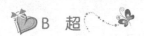
B 超

正常情况下，B超检查可以在18～20周时做第一次，它可以看到胎儿的头部、胎心跳动、胎盘、羊水和脐带等。可检测胎儿是否存活，是否为多胎，甚至还能鉴定胎儿是否畸形，如无脑儿、脑积水、肾积水、多囊肾、短肢畸形、连体畸形、先天性心脏病等。

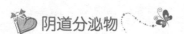
阴道分泌物

阴道分泌物检查，即检查白带清洁度、念珠菌和滴虫、线索细胞。正常情况下清洁度为Ⅰ～Ⅱ度，Ⅲ度为异常白带，表示有阴道炎症。念珠菌或滴虫阳性，说明有感染，需进行相应的治疗。线索细胞是细菌性阴道病最敏感的，最具特异性，在阴道分泌物中找有线索细胞即可作出细菌性阴道病的诊断，如为阴性说明正常。

梅 毒

检查项目：螺旋体抗体血凝试验、快速血浆反应素试验。梅毒是由梅毒螺旋体引起的一种性传播疾病。如果孕妇患梅毒，可通过胎盘直接传给胎儿，有导致新生儿先天梅毒的可能。正常孕妇，这两项试验结果均为阴性反应。

艾滋病

艾滋病是获得性免疫缺陷综合征的直译名称，是一种严重的免疫缺陷疾患，其病原体是HIV病毒。正常孕妇HIV抗体为阴性。如果感染了HIV病毒，则结果为阳性。HIV病毒会通过胎盘传播给胎儿，会造成新生儿HIV病毒感染。

淋 病

淋病是由淋病双球菌引起的性传播疾病，通过不洁性交直接传播，也可通过被淋病污染的衣物、便盆、器械等传播，还可通过患母的产道传染给新生儿。

一般是取孕妇的宫颈管分泌物做淋菌培养，正常孕妇培养结果为阴性。如果为阳性，说明有淋球菌的感染，需及时治疗。

乙肝病毒

在病毒性肝炎中，以乙型肝炎发病率最高，在妊娠早期可使早孕反应加重，且易发展为急性重症肝炎，危及生命。乙肝病毒可通过胎盘感染胎儿，母婴传播的概率达到90％以上。正常孕妇各项指标均为阴性。

"唐"筛查

唐氏综合征产前筛查是一种比较经济、简便，对胎儿无损伤性的检测方法，可在孕妇中查找出怀有先天愚型胎儿的高危个体。

新生儿先天愚型的发病率为1/1000，是严重先天智力障碍的主要原因之一，正常夫妇都有生育先天愚型患儿的可能，并且随着母亲年龄的增高其发病率会增高。孕妇在孕中期14～20周之间进行检查，阴性报告只表明胎儿发生该种先天异常的机会很低，并不能完全排除这种异常。产前筛查结果以风险率表示，大于1/270为筛查阳性，则需进一步做羊水检查。

丙型肝炎病毒

丙型肝炎病毒是丙肝的病原体，75％患者并无症状，仅25％患者有发热、呕吐、腹泻等。丙型肝炎病毒也可通过胎盘传给胎儿。正常孕妇检查结果为阴性，如果为阳性，说明有丙型肝炎病毒感染，需引起医生和孕妇的重视。

TORCH筛查

TORCH综合征产前筛查，即是检查风疹病毒、弓形虫、巨细胞病毒、单纯疱疹病毒抗体。孕妇尤其在妊娠4个月以前，如果感染了以上这些病毒，都可能使胎儿发生严重的先天性畸形，甚至流产。最好是在准备怀孕前进行此项检查，正常为IgM阴性，如果检查呈阳性，应经治疗后再怀孕。对于家中养宠物的准妈妈更要进行检查。

妊娠糖尿病

检查项目：50克葡萄糖负荷试验。这是一种妊娠糖尿病筛查试验，在妊娠24～28周进行，口服含50克葡萄糖的水，一小时后抽血检测血浆血糖值。如果大于等于7.8毫摩尔/升，则说明筛查阳性，需进一步进行75克或100克葡萄糖耐量试验，以明确有无妊娠糖尿病。

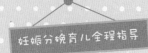

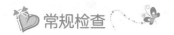
孕早期体检项目

确定自己已跨入准妈妈的行列，在欣喜和慌乱过后，你应该尽快静下心来了解并积极配合医生做的有关检查，这可是保证宝宝健康的第一步。

常规检查

测量血压和体重是每次产前检查的保留项目，而首次检查这两项的结果，有助于医生掌握准妈妈的健康状况。如果以后某次检查孕妇的血压或体重上升得比较快，医生就会有所警觉，并采取相应的方法解决。

第一次到医院检查，一定要空腹，医生会从你的静脉采一小管血液，目的是查血型、血色素、RH因子、肝功能、乙肝表面抗原、梅毒血清，看看有无风疹病毒、血清巨细胞病毒等。在胎儿3个月左右，医生会借助妇科窥器检查一下你的阴道、宫颈，看看生殖器官发育是否正常；观察阴道黏膜有没有充血，阴道分泌物的颜色、量是否正常，是否有异味。如果早孕期间有出血现象，千万别对医生保密，这时你需要仔细检查出血的原因，是与阴道、宫颈溃烂有关还是先兆流产，为治疗提供依据。另外，白带检查有助于了解阴道内是否有滴虫、霉菌存在，必要时还要进行衣原体、支原体、淋球菌检查，以防这些感染影响胚胎发育，诱发流产。

在怀孕12周左右，你可以借助仪器听到宝宝有力的心跳，这就是查胎心，每个准妈妈都要做。

弓形虫的化验

如果你是宠物爱好者，在怀孕3个月左右，一定得做一项弓形虫的化验。很多哺乳动物都可能传染弓形虫，猫、狗是弓形虫最危险的传染源，即便你不饲养小狗小猫，为了保险最好也做这项化验。因为，弓形虫对胎儿有巨大的杀伤力，能引发流产、死胎、新生儿畸形，或出生后有眼、脑、肝脏的病变，假如不幸被感染，需做进一步的检查，需要时应中止妊娠。

母血筛查

怀孕8～9周，在反应不太大的时候，做一次母血筛查，这是早期发现先天愚型儿的首选办法。其检查安全、无创、筛查率高，一旦发现可疑点，在怀孕4个月左右做进一步的羊水诊断便能确诊，这时你就可以参照医生的建议，决定是否立即中止妊娠。

妇科窥器检查

了解阴道、宫颈情况，排除孕妇的生殖器官发育异常，为宝宝顺利出生提供通道；观察阴道黏膜是否充血，阴道分泌物的颜色、量是否正常，是否有异味；看看宫颈是否糜烂，有没有宫颈息肉存在；特别是早孕期间出血时，观察出血的原因是否与阴道、宫颈有关，为治疗提供依据。

宫颈刮片检查

由于孕期血容量增加，血供丰富，如果宫颈发生肿瘤，及时治疗可以提高生存率。所以此项检查主要是了解宫颈表皮细胞的形态，排除宫颈肿瘤的发生。当然，宫颈刮片检查是较初级的检查方法，产生疑点时可以进一步做阴道镜检查或宫颈活检病理切片明确诊断。

妇科三合诊

妇科三合诊主要了解子宫大小是否与停经月份相符合，胚胎是否正常发育。当出现子宫大小与停经月份不相吻合时，需要做B超检查，以排除子宫肌瘤、子宫发育异常和胚胎发育异常等情况。

特殊检查

如果孕妇在早期出现令人揪心的状况，如阴道流血、突然腹痛，借助B超可确定胚胎是否存活，能否继续妊娠，有无异常妊娠，像宫外孕或葡萄胎，则是最直接和可靠的手段，积极配合医生的检查是明智的做法。

恶心、呕吐是孕早期的正常表现，如果孕吐剧烈，也需要做进一步的检查，以确定是不是葡萄胎、双胞胎和多胞胎。如果子宫大小与停经月份不符，第一次做B超的时间也得相应提前，目的是核实孕周，同时确定有关子宫肿瘤、子宫发育异常和胚胎发育异常。

孕中期体检项目

对多数孕妇来说，孕中期是最舒服的阶段。身体上的反应基本上消退，食欲逐渐好起来，身上恢复了原有的力气，也不用担心遭遇流产了。不过，这个时候千万不要以为身体检查可有可无，而随意拉长两次检查的间隔，或者干脆两次并作一次。

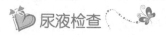 尿液检查

在怀孕中期，孕妇对尿液的检查应持之以恒，一个月至少一次。随着子宫的一天天增大，膀胱、输尿管受到压迫，尿液排出不畅，发生潴留，很容易有细菌生长、繁殖。这时的泌尿系统特别的脆弱，容易发生感染。经常检查尿液，能依据尿液中出现的蛋白、红细胞、白细胞等，诊断体内有哪些不正常。

如果有发热、腰痛、尿痛、排尿次数多的症状，很可能是尿路感染。另外，要是有不适的感觉或尿液指标异常，对肾脏的检查都不能疏忽，妊娠期间血压疾病对肾脏的损害在年轻初产妇和高龄产妇中发病都比较普通，这是对孕妇危害很严重的一种疾病应及时发现，及早治疗。

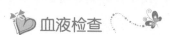 血液检查

如果孕妇的血型为RH阴性，准爸爸的血型为RH阳性，有可能导致母婴RH血型不合，严重的会出现胎儿宫内死亡，新生儿核黄疸或新生儿溶血症。所以夫妻双方血液上"冲突"，孕妇要做进一步的血液抗体检查，采取相应的解决方案。另外，孕妇应再查血色素，如果有贫血现象，及时治疗。

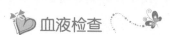 第一次B超检查

胎龄越大，超声波对胎儿的影响越小。因此，正常情况下，准妈妈在20周时应该做第一次B超，它能准确地诊断胎儿是否畸形，观察胎儿的活动状态。对那些被高度怀疑的胎儿，像无脑儿、脑积水、脑脊膜膨出、脐带异常、消化道异常、连体畸形、小头畸形等，能很快给出"答案"。

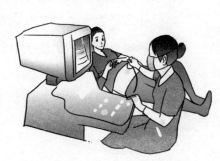

测量骨盆

骨盆的大小是孕妇能否自然分娩的关键，在怀孕6个月左右，医生会用骨盆仪测量骨盆的入口、出口的尺寸，获得有关产道的信息。这项测量对初产妇尤其重要。不过，骨盆狭小并不等于一定要剖宫产，这要看婴儿的大小，尤其是头部的大小。

羊水诊断

羊水样本包含了胎儿皮肤以及其他器官的细胞，在接受检测之前会被置于实验室进行培养。两周之后结果就出来了。在大多数情况下，只是检测胎儿染色体的状况。尽管羊水诊断在检测染色体方面准确率几乎达到100%，但是它无法检测出类似畸形足或心脏病等的结构性疾病。

18三体综合征筛查

18三体综合征是仅次于唐氏综合征的第二大常见染色体疾病，其发病率与母亲生育年龄大小有关。怀孕期间容易出现胎儿宫内生长迟缓、胎动少、羊水过多等产科异常。如果侥幸存活到宝宝出生，宝宝的体重也会很轻，发育如早产儿，头面部和手足畸形，耳朵就像小动物的耳朵，全身骨骼、肌肉发育异常；手呈特殊握拳状，并有摇椅状足；男性隐睾；智力通常有明显缺陷。由于孩子往往畸形严重，大多出生后不久便死亡。

特殊检查

如果孕妇的腹部在一段时间内增大的幅度超出了正常的增长速度，最好借助B超或其他手段弄明白是羊水过多，多胎妊娠，还是胎儿畸形。

一些孕妇在胎儿6个月左右，腿、脚有明显的水肿现象，这是一个不太好的信号，尿检必不可少。如果尿中出现蛋白，血压开始升高，则表明孕妇患有妊娠期高血压疾病，必须卧床休息，严密监测水肿、蛋白尿发展情况以及肾功能，适当限制饮水量和食盐。

如果孕妇头疼、头晕从怀孕初期延续到5个月以后，同时伴有眼花、耳鸣、心悸等症状，应时常测量血压，警惕子痫前期的发展，同时要有效控制血压，避免并发症。

怀孕中期，孕妇对腹痛一定要特别警觉，如果腹痛逐渐加重，伴有头晕、心慌、恶心、呕吐，四肢冰凉等现象，应警惕是否发生胎盘早剥。

孕晚期体检项目

越是临产，检查越频繁，大约一周一次，这时准妈妈的心要格外细致，密切观察，随时注意自己的身体有什么"风吹草动"。

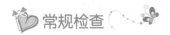

常规检查

妊娠33～36周为妊娠后期，在35周前要每2周做一次产前检查，36周后每1周做1次产前检查。具体检查内容如下。

一般检查：了解病史；测血压，数脉搏，听心肺等；观察面容有无贫血；检查下肢有无水肿。

阴道检查：了解产道有无异常。

腹部检查：测量腹围、宫高，检查胎位、胎心、胎头是否入骨盆，估计胎儿大小。

骨盆测量：了解骨盆的大小，以准确估计能否自然分娩，是否需要剖宫产，以便医生及孕妇都能心中有数。

肛门检查：了解骨盆有无异常。

实验室检查：做血、尿、便常规，肝、肾功能、心电图等检查检查，以了解孕妇的各项功能。

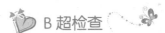

B超检查

这个阶段，孕妇一般要做两次B超，分别被安排在怀孕第34周和第37～38周，目的是检测羊水量、胎盘位置、胎盘成熟度及胎儿有无畸形，了解胎儿发育与孕周是否相符，最后一次B超检查将为准确生产方式提供可靠的依据。

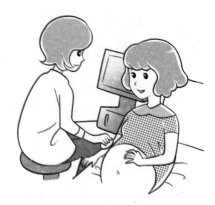

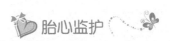

胎心监护

从怀孕第37周开始，孕妇每周要做一次胎心监护，借助仪器记录卜瞬间的胎儿心率的变化。这是了解胎动、宫缩时胎心反应的依据，同时可以推测出宫内胎儿有无缺氧。如果孕妇有合并症或并发症，最好从怀孕第28～30周开始做胎心监护。

耳血检测

在提供了静脉血、指血之后，再提供一点耳血，以检测其体内激素水平是否在正常范围内，从中可以间接地了解胎盘功能是否正常。

羊膜穿刺

主要用于检查唐氏综合征，即一种先天性智力低下的疾病，以及有某些先天性疾病家庭史的孕妇。以上是较常使用的检查方法，医生还可根据孕妇的具体情况，选择其他的产前检查和化验的方法。

胎动异常

孕妇对胎动异常要特别警觉。一般从怀孕第28周开始数胎动，直至分娩。正常状态下，12小时胎动应在20次以上。假如少于这个数目或晚上1小时的胎动数少于3次，表明胎儿可能会有"情况"；12小时胎动数少于10次或晚上1小时内无胎动，表明胎儿在子宫内有可能缺氧。在最初感觉缺氧时，胎儿会在妈妈子宫里拼命挣扎，胎动数剧烈上升，随着缺氧的继续，胎儿活动强度明显变得越来越弱。这些都是危险的信号，都应立即去医院检查。

特殊检查

在38周以前，阴道如果有流水现象，哪怕是一点点水也不正常，这说明羊膜破裂羊水流出，就是俗称的"早破水"。

通常，发生"早破水"后，胎儿在12~24小时就会出生，如果阴道断断续续地有少量的水流出，持续几天或更长时间，胎儿在失去了完整的羊膜保护的状态下，受感染机会就会增加，脐带也容易脱垂，死亡率较高。所以，一旦出现这种情况，要平躺，并立即上医院。

第十三章 高龄女性怀孕方案

35岁以上的女性首次分娩，称为"高龄初产"。30岁以上的有宝宝的人呈现越来越多的趋势，而其中35岁以上高龄有宝宝的人也有大幅度的增加，这样的趋势让她们大为担忧。那么高龄怀宝宝的人应注意什么？

孕前身体健康准备

与适龄妊娠的女性相比，高龄妊娠发生各种疾病的比率增加了2~4倍，早产、流产及畸形的概率较大。从女性的生理规律来说，生育能力最强是在25岁，过了30岁以后就开始缓慢下降，35岁以后迅速下降，44岁以后有87%的女性已经失去了受孕能力。

检查身体

高龄妊娠的女性，身体发生异常的概率比年轻女性要大。因此，在准备怀孕时应先去医院做一下全面的健康体检，包括丈夫在内。如果存在异常应先积极治疗，把身体调整到健康状态。

治疗疾病

35岁以后怀孕，患高血压或糖尿病的比例较大，不仅会影响受孕，在妊娠后也会使自身和胎儿的健康、安危受到很大影响。因此，怀孕之前一定要先去进行积极的治疗，彻底治愈后再怀孕。

补充营养

合理膳食，选择含有优质蛋白质的豆类、蛋类、鱼类食品及含碘丰富的食品。多吃绿叶蔬菜、水果和粗粮，这些食物中叶酸和维生素含量都很高。孕前3个月开始服用专门针对孕妇特殊需要而研制的微量营养素。叶酸是有效预防新生儿神经管畸形的水溶性维生素，既有抗贫血的性能，又有利于提高胎儿的智力。

调整身体至最佳状态

高龄怀孕的妇女，应在孕前将身体调整至最佳状态，孕时注重身体保健，随时观察自己的饮食、睡眠、大小便是否正常。

五脏六腑要健康

想生育健康宝宝的高龄产妇，要做好健康检查以及怀孕的准备。

"肾主生殖"，肾之阴阳是受孕的基础，而卵母细胞的减弱，正是肾气渐消的一个表征。所以，肾虚直接影响孕育。除肾脏以外，肝脏对孕育宝宝也同样重要。年纪较大的妇女易肝血不足，肝血不足易使气血不调，因而不易受孕。再加上盼子心切，烦躁焦虑、肝郁不舒，就更不易受孕。当然，除了肝肾之外，身体其余的五脏六腑及十二经络的运作，也必须正常，才能保证母子健康。

调经理带

想要高龄受孕，调经理带是孕前的重要事项。所谓调经是指调整月经，使行经时间有规律，经期长短合宜，经量多寡正常化，因为量少也有可能是内膜太薄，会使着床不易。

此外，血色深浅和经痛的情况，都在调经的范围内。理带是指调整阴道的分泌物。太多分泌物是体湿的表现，会造成不孕；太少又会造成阴道干涩，行房困难，当然受孕也难。

良好的饮食生活环境

建议以高蛋白、低脂肪、性暖和的食物为宜。茶、酒、烟、咖啡，以及含酒精和咖啡因的食品都不适宜。

生活上还应该远离不良的环境，例如：太吵、太拥挤的空间都不适宜。放射线（如X光）或使用放射线治疗的人都不宜接触。不可随意使用抗生素或激素药剂，除非是医生配给。当然，安眠药、镇静剂、抗痉挛药都不可随意使用。同时要远离传染病病人。麻疹、巨细胞病毒、单纯性疱疹的病毒都会影响胎儿，所以都应远离。

提高受孕能力

现在的年轻人，很多都在为了自己的事业而打拼，等到过了最佳的生育年龄之后又开始担心怀孕困难的问题，担心自己是否还能怀孕，担心怀孕后宝宝的质量问题，这就要求夫妻在受孕前将心理和生理调整至健康状态。

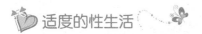

适度的性生活

优良的婴儿来自优良的精子和卵子的结合。过了最佳年龄段的夫妻们也不要担心，虽然不是最佳的生育年龄，只要没有生理上的问题，怀孕是肯定有希望的，只是在怀孕之前要比别人多付出一些"精力"，在怀孕后比别人多付出一些"注意"。

首先，为了能够增加怀孕的概率，要注意正确的性生活频率。夫妻生活频率过低，会减少受孕的机会，这是人所共知的；但夫妻生活过频，也会影响受孕甚至会引起女性的免疫性不孕。而且，夫妻性生活频率过高，会导致精液量减少和精子密度降低，使精子活动率和生存率显著下降，受孕的机会自然降低了。所以，如果想要宝宝，夫妻的性生活以每周1～2次最为适宜，在女性排卵期前后可以适当增加。

其次，要注意性生活的姿势，正确的性生活姿势能够提升女性怀孕的概率。

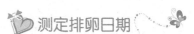

测定排卵日期

应用超声波或腹腔镜，医生可以直接观察到卵巢如何慢慢地排出一个成熟的卵子。在绝大多数情况下，妇女自己是无法这样进行观察的，只能从下一次月经的到来，知道自己这个月又排过一次卵了。不过，只要掌握一些简单知识，妇女们完全可以知道自己是否在排卵，以及何时排卵。

把握最佳受孕时机

男子的精子随时都在生成，每日都可排出。一个健康的男子，每秒钟能生成1千多个精子，每天能制造出一亿多个精子。比起男子来，女性生产的卵子数就少得可怜了。正常女性每个月仅发育成熟一个卵子，一年排出成熟的卵子约12个，即有12次左右的机会受孕。因此，准确抓住排卵日期安排性生活就是抓住了受孕的最佳时机。

警惕唐氏综合征

唐氏综合征俗称先天性痴呆，是最常见的一种染色体疾病。唐氏综合征是一种偶发性疾病，每一个怀孕的妇女都有可能生出"唐氏儿"。生唐氏儿的概率会随着孕妇年龄的递增而升高。

症状与原因

唐氏综合征或称21三体，又称为先天愚型，是最常见的严重出生缺陷病之一。临床表现为：患者面容特殊，两外眼角上翘，鼻梁扁平，舌头常往外伸出，肌无力。

患者绝大多数为严重智能障碍并伴有多种脏器的异常，如先天性心脏病、白血病、消化道畸形等。本病的发生几乎波及世界各地，很少有人种差异。据统计，染色体异常在新生儿中的发生率为5/1000～6/1000，唐氏综合征约为1/750，绝大多数病人属随机发生，随母亲年龄的增长其发生率随之升高，一般母亲年龄35岁以上，该患儿的出生率可高达1/350。

产前筛查与诊断

产前筛查。妇幼保健院多年来开展了产前筛查唐氏综合征，筛查的方法有孕妇血清学检查，然后进行产前诊断确诊，从而终止妊娠，避免患儿出生。其具体做法是：在孕妇怀孕8～13周或14～21周时抽取静脉血，检测孕妇血液中某些特异性生化指标，并结合孕周、年龄参数，运用电脑统计分析软件计算出孕妇怀有先天愚型儿的风险；进而再对高风险的孕妇采取必要的临床诊断，以期达到最大限度地避免和减少先天愚型儿出生。

产前诊断。这类疾病的产前诊断是通过做羊水或绒毛检查，而这些方法因费时长，费用高，操作麻烦，所以，只能局限于部分高危孕妇。据统计，约80%的胎儿染色体疾病发生在普通孕妇中，这是因为这一人群的生育绝对值超过高危人群，因此从优生的角度对其进行产前诊断同样不能忽视。而实际情况是对于这一人群的产前诊断的费用有些地区至今仍无力承受，最终使这一人群成为优生的盲区。

孕期的特殊检查

由于种种原因，现在高龄产妇越来越多。高龄产妇怀孕、生产的危险性要比年轻产妇高，所以在怀孕期间，高龄产妇除了要按部就班地做好例行产检外，还必须做一些有针对性的检查，以确保母子均安。

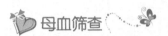

母血筛查

先天愚型儿除了遗传因素外，唯一与之相关的因素就是妊娠年龄。目前，母血筛查是早期发现先天愚型儿的首选办法。优生专家建议，有条件的孕妇应该在怀孕8～9周时去做母血筛查化验，35岁以上的高龄妊娠者是重点筛查对象之一。这种检查安全、无创伤，筛查率可以达到60%～80%。对筛查出的可疑胎儿通过羊水诊断便能确诊，准确率达到99%。

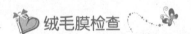

绒毛膜检查

在怀孕后40～70天是做这项检查的最适宜时机。通过取绒毛膜就能诊断胎儿有无遗传病，准确率很高。而且，这项检查的时间早于羊水检查，可以使对胎儿的诊断从孕中期提前到孕早期。一旦发现胎儿异常，便能在孕早期及时进行人工流产，不仅可以避免有缺陷的胎儿出生，还可以免去孕中期引产的痛苦。这项检查对胎儿和孕妇没什么不良影响。

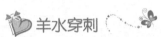

羊水穿刺

这项检查主要用于高危妊娠的女性。目前，在B超的协助下于妊娠16～18周穿刺羊水，从中取出胎儿脱落的细胞进行染色体分析，便可以对胎儿作出宫内诊断，判定其有无遗传性或先天性代谢疾病等。年龄大于35岁的高龄妊娠女性，一旦怀孕都应该在适宜的时间去做这项检查。如果诊断胎儿是先天愚型儿，可以及时终止妊娠。

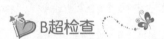

B超检查

B超可以检查出多种先天畸形，如无脑儿、脑积水、头小畸形、脊柱裂、多囊肾、肾盂积水等。一般在妊娠16周左右及以后都可以在正规医院里进行这种检查，对孕妇毫无痛苦，对胎儿也是无害的。

防范和化解妊娠风险

随着年龄的增加，女性不仅生育能力不断下降，有些疾病的危险性也在增加，在怀孕和生产过程中所承担的风险也会比正常育龄女性大得多。

 ### 自然流产

高龄女性的染色体容易发生异常，所以在妊娠早期自然流产的发生率大为增高。资料显示，高龄妊娠第一胎时，流产率在怀孕期间可高达20%，是适龄妊娠女性的2～4倍。

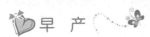 ### 早　产

与适龄妊娠女性相比，高龄孕妇的子宫内环境相对较差，不利于胎儿的生长发育，因此，在妊娠晚期容易发生异常，使胎儿提早出生。资料显示，高龄妊娠早产率是适龄生育女性的4倍。

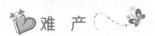 ### 难　产

女性年龄过大了，子宫颈部、会阴及骨盆的关节变硬，子宫的收缩力和阴道的伸张力也较差，会导致分娩速度缓慢，分娩时间延长，容易发生难产，使剖宫产率大大增加。

 ### 乳腺癌

资料表明，35岁以上初次生育的女性，乳腺癌的发生率比30岁前初次生育者大为增加，年龄越大发生率越高。

 ### 先天性痴呆儿

女性在35岁以后，卵子老化，染色体分裂时容易发生异常，导致先天性痴呆儿的发生率增多。在35～39岁孕妇中则高达1/260。

 ### 高血压和糖尿病

随着年龄增长，人体患高血压、糖尿病等疾病的概率增大。高龄女性妊娠后，随着身体的新陈代谢发生变化，孕期受这些疾病困扰的比率也会增大。妊娠高血压在高龄孕妇中发生率比适龄孕妇高出2～4倍，糖尿病及妊娠糖尿病的发生率更是比25～29岁的孕妇高出3倍以上。

第十四章 了解孕期母体的一般变化

如愿以偿地当上了准妈妈，此时你一定非常高兴，但是也会为怀孕期的一些事情烦恼着，因为在孕期肚子里的小宝宝在成长，而你的身体也在不停地变化着。

看得见的变化

怀孕后的妇女，机体发生一系列的生理变化，除生殖系统外，全身如心血管系统、消化系统、呼吸系统、泌尿系统，以及乳房、口腔、皮肤在激素的参与下，提高了对妊娠的适应能力。

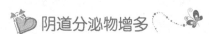阴道分泌物增多

在妊娠期间，由于体内激素的变化，阴道黏膜亦有充血水肿，皱襞增多，阴道变软，伸展性好，清澈或淡黄色的阴道分泌物可能会比平时稍多一些，为乳白色，但不感到痒或疼痛。主要是因为宫颈腺体分泌增多所致，所以，妇女怀孕后常感到白带增多，阴道上皮细胞糖原积聚，在阴道杆菌作用下分解产生乳酸，使阴道酸度增高，不利于细菌生长。孕妇要防止阴道出现异常分泌物，最好的方法就是经常清洁，选择穿着棉质、透气性高的内裤为佳。

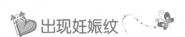出现妊娠纹

随着腹部皮肤的扩张，皮肤下的胶原质开始撕裂，在孕妇腹部、胸部、臀部和大腿都可能留下妊娠纹。

大概50%的女性都会有妊娠纹，它的出现取决于遗传和营养等因素，而体重的增加数量在某种程度上也起着一定的作用。体重增加迅速的准妈妈，妊娠纹的状况一般都很严重，但是，这种情况也会在体重增加很少的准妈妈身上出现。虽然妊娠纹可能一辈子都不能完全消除，但生产后，它们会逐渐地变成银白色，并慢慢变浅。

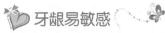

乳房胀大

因为妊娠以后随着孕周的不断增长，乳房也开始逐渐的变化。从妊娠早期乳房开始增大，充血明显。孕妇有乳房发胀甚至刺痛的感觉，在增大的乳房表面可见到明显的淡蓝色的浅静脉在乳房表面走行，这时乳腺的腺泡增生使乳房变得比较坚硬质韧，乳头增大变黑，容易发生勃起。乳晕着色变黑，面积增大。在乳晕上的皮脂腺肥大形成散在的结节状隆起，称为蒙氏结节。到了妊娠末期挤压乳房时，可有少许稀薄的黄色液体溢出，这样的液体叫初乳。

体重增加

测量孕妇体重是产前检查的重要项目之一，体重增加过多或过少均为不正常。一般孕妇到足月分娩时，理想的体重是在原体重基础上增加9000～12500克，平均为9500克。

孕妇体重的增加主要来自两个方面：一是胎儿、胎盘和羊水的重量；二是母体、子宫、乳房的增大，血溶量的增加和水分额外潴留及皮下脂肪沉积的重量。孕妇体重增加是进行性的。在妊娠初期的几个月中，一般体重增加不明显。从妊娠中期即妊娠4个月开始，每周体重增加约350克，不超过500克。从妊娠中期到后期，如果每月体重增加不足1000克，或增加超过3000克，均应视为异常情况，可能引起一系列病症，对母亲及胎儿均不利。

牙龈易敏感

由于女性体内雌、孕激素增多，会使牙龈毛细血管扩张、弯曲、弹性减弱，以致血液淤滞及血管壁通透性增加而造成牙龈炎。对付牙龈炎最好是在孕前及时地清除易造成牙龈炎的病因，如牙齿斑、牙结石等，避免其在怀孕后对敏感度高的牙龈造成刺激而引起发炎。牙本质敏感症是由于孕妇生理上的改变，尤其吃甜性、酸性食物所致，由于怀孕期口腔治疗的安全期很短，因此对于这些疾病最好的方法就是加以预防，消除各种隐患。保持口腔清洁，坚持做到"早晚刷牙，饭后漱口"，彻底清除菌斑，可使用含氟牙膏、牙线等。妊娠期恶心、呕吐的准妈妈更应注意清除存留在口内的酸性物质，以抑制口腔细菌的生长繁殖。要使用软毛刷，刷牙时不要过分用力，以免损伤牙龈。

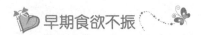

看不见的变化

　　孕妇在妊娠期，机体要为胎儿提供一个良好而稳定的环境。为适应胎儿不断生长发育的需要，母体处在持续变化的状态，其变化程度一般都超过胎儿的实际需要，使机体有较大的储备能力，足以应付各种特殊情况以保证胎儿少受影响。

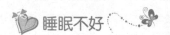 早期食欲不振

　　一般在停经40天左右，大部分孕妇都会出现恶心呕吐，多数人会有食欲不振、消化不良等症状，轻的感觉厌油腻，重的表现为厌食；有些孕妇还会突然特别厌恶某种气味，觉得不可忍受；有些则表现出对某种食物的特别偏爱，如喜欢酸、辣食物等；也有的产妇特别想吃某种食物，但真正吃到后，又可能不想吃了。

睡眠不好

　　当有小宝宝在肚子里落户的时候，睡眠也因此改变了。很多孕妇都会遇到"睡不好"的难题。睡眠不足的孕妇，除了可能引发体内胰岛素过高，增加孕期中患妊娠糖尿病的机会，也容易使得血压升高造成产程迟滞等症状。尤其是肚子大了以后，一些孕妇担心自己在睡眠中变换成仰卧或是右侧睡眠影响胎儿，所以不敢熟睡，经常是刚睡着就惊醒。

　　孕妇若不能晚上入睡，也应该午睡，令自己的精神和体力都可以应付将来生宝宝。

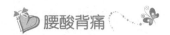 腰酸背痛

　　到了怀孕中、后期，随着肚子逐渐变大、体重增加，孕妇就会开始行动不便，甚至经常出现腰酸背痛、小腿抽筋、下肢水肿等。

　　其实，这些症状都属孕期的正常现象，准妈妈们不必过于担心。最重要的就是不要弯腰驼背，否则，压力往下时，脊柱就会不自主地弯曲，当然就容易造成腰酸背痛。所以，"姿势正确"、"抬头挺胸"，让重量平均放在骨骼上，是预防和减缓腰酸背痛的最有效方法。特别提醒孕妇，做任何动作时，应避免突然爆发性的动作，因为这样很容易造成韧带受伤，应切记，"动作慢半拍"不仅可保护胎儿和自身安全，也是避免腰酸背痛的好方法。

子宫越来越大

子宫是由肌肉纤维所组成的袋子。在怀孕期间，由于受体内激素分泌的影响，子宫会随着胎儿的成长而逐渐扩张。

这种变化是相当大的。怀孕后，母体为适应胎儿的生长发育出现一系列变化，在怀孕前子宫只有小鸭梨大，重50克，体积约7厘米×4.5厘米×3.5厘米。到足月妊娠时，子宫重1000克，增加了20倍，可容纳胎儿、羊水等5000毫升内容物，足月子宫体积约35厘米×25厘米×22厘米。可以想象子宫由怀孕前有如小梨子的形状，扩张成有如一个西瓜那么大，变化或是多么大。妊娠一旦结束，子宫的肌细胞及肌纤维便开始收缩、变小、变短，并重新排列。经过42天产褥期的缩复，它又悄悄地恢复到原来的大小，回到盆腔中。

痔疮、小便失禁

孕妇痔疮发生率高达76%。由于子宫静脉与直肠静脉相通，子宫随着胎儿增大而增大，增大的子宫压迫静脉，造成静脉血回流受阻、淤血。再则孕妇活动减少，胃肠蠕动变慢，大便在肠道停留时间过长，其中水分易被吸收，使大便成块、硬结，造成便秘，从而加重静脉淤血程度，以致肛门处的静脉血管扩大增粗，扭曲成团，出现破裂、出血、疼痛等症状，继而发展成痔疮。孕妇患痔疮后若反复出血，则会严重影响健康和胎儿发育。

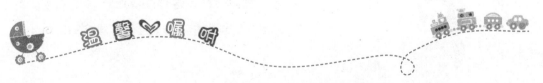

预防痔疮的方法

一是适当参加一些体力活动，促进胃肠蠕动和血液循环；二是每日定时排便，排便时不要久蹲不起或过分用力；三是适量吃些纤维素较多的蔬菜，如韭菜、芹菜、白菜、菠菜等，以促进肠蠕动，并且每天早晨要饮适量凉开水，平时避免久坐久站；四是少吃辣椒、芥末等刺激性强的食物；五是加强肛门锻炼，自行收缩肛门，放松后再收缩。

第十五章 学会自我护理

要做妈妈了，爱护自己就是爱护未来的小宝宝，穿衣吃饭，工作生活，都不能忽视了自身的保健。只要孕妇掌握一定技巧，就不会给孕妇和宝宝的安全带来威胁，孕妇就可以平安地度过孕期。

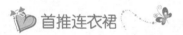

外衣的选择

十月怀胎，是女人最幸福也是最痛苦的一个过程，在这个过程中如何选择舒适的衣物也很重要。

首推连衣裙

最受欢迎的还是连衣裙，这是孕妇服装的基本样式。连衣裙腰围宽松，这一点最好。连衣裙侧边或背后有系绳或带，可以根据腹部大小调整腰围，且类型较多。

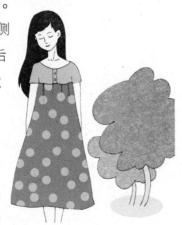

针织连衣裙

妊娠期间也有意外机会出席正式场合。此时，穿着优雅的针织连衣裙就显得极重要了。正装昂贵，且穿的机会有限，不过，这样的衣服产后也能穿。穿上同样的羊毛衫，会更显得庄重。

弹性短裤

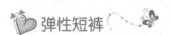

不起褶皱，穿着舒服，活动方便，可以与各种上衣相组合，所以应选择一件弹性短裤。上身穿长的衬衣或编织上衣，可以遮住腹部，显得腿细长，给人以苗条的感觉。

普通衣服改装

最简单的是把短裤和裙子的腰围改大。只要改变扣子的位置即可，很简单。

 ## 利用旧衣

孕妇服装穿着的时间比较短，所以可以有效利用旧衣进行适当改造。即使是姐妹及朋友的旧衣，只要不太旧就行。当接触在同一季节妊娠过的人时，一定要开口借。基本完整的连衣裙及孕妇短裤等，可根据自己的情况自由组合，将自己打扮得很漂亮些。

 ## 偶尔着男装

随便一件衬衣或运动上衣，穿件男士服装也是一个方法。也有"勇敢"的妻子认为丈夫穿过的不漂亮，所以买自己喜欢的，产后让丈夫穿。

穿大号服装

多数孕妇不喜欢显露腹部，建议买腹围宽松且有一定的伸缩性的大号针织服装。在春夏可用棉或薄毛料，秋冬可用毛料等应季的材料，花样、款式很丰富，且产后也能穿。也可以从普通服装及过去的衣服中找出来穿。

 ## 前开式马甲

前开式马甲在妊娠期间是很有用的。在感觉冷时套上马甲，既暖又轻。因为是前开式，脱穿方便，而且也有遮住腹部的效果，况且产后夜里喂奶时也需要经常穿。

 ## 夏天防着凉

不少孕妈妈在夏天喜欢穿衬衫衣或无袖背心等。由于在办公楼或电车中时空调较冷，穿这样的时装外出时，身体容易着凉，所以，外出时必须要带上外套。

冬季注意腹部保暖

腹部着凉后，子宫收缩，流向胎儿的血会减少。对抗外界的严寒时还要多穿点以保暖。可以多穿袜子，穿保温性能好的厚内衣或毛料短裤等。

裤装宜宽松

选择裤装时，裤腿以合身的松紧度为好，大腿和腰部应该比较宽松，以突起的腰围为准。穿上这样的裤子，上面再套一件宽大的外衣，在外衣的遮掩下，你的身材会显得非常适中。

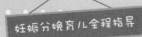
内衣的选择

怀孕期间孕妇体内激素急剧变化，导致怀孕母亲体型明显改变，最显著的变化是胸部和腹部因胎儿成长而增大。所以要着重选择有弹性及承托力良好，而且质料柔软的内衣，以减轻脊骨、腹部及胸部的负担。

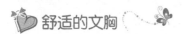 舒适的文胸

怀孕时，乳房是从下半部往外扩张的，增大情形与一般文胸比例不同。因此，应该选择专为孕妇设计的文胸，这类文胸多采用全棉材料，肤触柔软，罩杯、肩带等都经过特殊的设计，不会压迫乳腺、乳头，造成发炎现象。从怀孕到生产，乳房约增加原先罩杯的两倍，准妈妈应根据自身乳房的变化随时更换不同尺寸文胸，不能为了省事而一个尺码用到底。尺码太小，过紧的文胸会影响乳腺的增生和发育，还会与皮肤摩擦而使纤维织物进入乳管，造成产后无奶或少奶。

相反，如果一开始就选一个超过自己乳房实际尺码的宽松文胸，也是不明智的。这是因为怀孕期间乳房的重量增加，下围加大，如果不给予恰当的支持与包裹，日益增大的乳房就会下垂，乳房内的纤维组织被破坏后也很难再恢复。尺寸合适的文胸在穿戴时，乳房既没有压迫感，也不会感到大而无当。

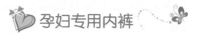 孕妇专用内裤

怀孕初期，虽然准妈妈的腹部外观没有明显的变化，但自己可以明显感到腰围变粗了。这期间就应尽快将自己的内裤更换成孕妇专用内裤。大部分的孕妇专用内裤都有活动腰带的设计，方便准妈妈根据腹围的变化随时调整内裤的腰围大小。 而裤长往往是加长的，高腰的设计可将整个腹部包裹，具有保护肚脐和保暖的作用。

托腹内裤

怀孕进入8～10个月时，腹壁扩张，并出现所谓的妊娠纹，尤其进入第10个月时，变大的子宫会往前倾而使腹部更突出。此时，选择一些有前腹加护的内裤较为舒适。托护部位的材质应富有弹性，不易松脱，即使到了孕后期也不觉得紧。

其他衣物选择

内衣要选用通气性、吸湿性、伸缩性、保温性好的材料。从这个意义上讲,纯棉制品为最佳,化纤制品应尽量不用。此外,因为要勤换勤洗,所以应选用易洗的衣料。

孕妇袜

孕后期,由于腹部的重量日益增加,压迫下半身,再加上有些孕妇钙质摄入不足,容易引起小腿肿胀,静脉曲张。宽松的棉袜是短袜的首选,因为其吸水性强,也不易滑倒。

袜口不能太紧,否则会使已肿胀的脚静脉回流受阻,肿得更厉害。如果是穿背心裙的春秋季节,有一种弹性袜,它特殊的大腿扩张弹性压力织法及小腿至脚面处的加强回流织法,能够有效防止静脉曲张,并具有轻微的医疗功效。一般有连裤袜、半筒袜及长筒袜可供选择。

孕妇短裤

孕妇短裤应选择吸汗性好、吸湿性强、透气性好的质地,以使容易出汗的孕妇的皮肤保持清洁,夏季穿时会感觉凉爽。秋冬可以穿贴身衣物,为胎儿防寒。

睡 衣

选购睡衣的技巧不仅是怀孕期间有用,以后也是很有用的。因为睡衣是很贴身和伴你入睡的衣服,所以一定要选购安全而且舒适的。衣料比较理想的睡衣是针织睡衣,因为这种睡衣既轻薄柔软,又有一定的弹性。原料质地最好是全棉织物或以棉为主的合成纤维。因为棉料吸湿性强,可以很好地吸收皮肤上的汗液。

棉料睡衣柔软、透气性好,可以减少对皮肤的刺激。睡衣的背幅和前幅,应有充足的阔度,绝不能过小或刚刚正好。另外,睡衣还应易穿、易脱和易洗。

♂♀ 温馨嘱咐

内衣裤要分开洗常消毒

孕妈妈的内衣一定要与外衣分开洗,洗内衣裤最好用手搓洗,选用专用的洗涤皂。洗好的内衣一定要在太阳下晾晒。特别是对于已经患上霉菌性阴道炎的女性更要注意,内衣裤要在60℃以上的热水中浸泡,或者煮沸。

合适的鞋子

怀孕期间穿什么样的鞋，对准妈妈的身体健康来说尤为重要，这是由孕妇的生理特点所决定的。妊娠后期腿脚浮肿得难以维持走路时的平衡。孕妇体重的增加使血液循环不畅，脚底会产生沉重的压迫感，从而加剧了腰痛。因此，准妈妈选择什么样的鞋子很重要。

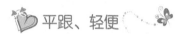

平跟、轻便

女性怀孕后，身体有了变化，肚子一天一天增大，体重增加，身体的重心前移，站立或行走时腰背肌肉和双脚的负担加重，如果再穿高跟鞋，就会使身体站立不稳，容易摔倒。另外，因孕妇的下肢静脉回流常常受到一定影响，站立过久或行走较远时，双脚常有不同程度的浮肿。此时穿高跟鞋由于鞋底、鞋帮较硬，不利于下肢血液循环。因此，孕妇不宜再穿高跟鞋。此外，孕妇也不要穿凉鞋和拖鞋，因为这类鞋容易脱落，也会引起摔倒。

松软、透气

孕妇不宜穿用合成革、皮、尼龙等材料做的鞋，最好是穿布鞋。孕晚期脚部浮肿，要穿松紧性稍大一些的鞋子。脚背应与鞋子紧密结合，有能牢牢支撑身体的宽大后跟，鞋底应带有防滑纹。

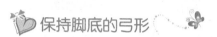

保持脚底的弓形

可用2～3厘米厚的棉花团垫在脚心部位作为支撑。鞋子的宽窄、大小均要合适，重量较轻。孕妇从怀孕6个月后，应选穿比自己脚稍大一点的鞋为宜。

脱换方便

因为下蹲、弯腰的时候会夹到肚子，所以穿鞋这件平时很容易办到的事情也变得困难起来。尤其是临产时，肚子很大的孕妈妈，甚至无法自己来穿，这时，孕妇不要穿系鞋带的鞋子，要选择穿脱方便、站着就可以穿的鞋子，这样就免去了弯腰的麻烦。穿的时候最好坐着穿或是扶着墙壁，能够平衡好身体，才比较安全。还可以买一个长柄的鞋拔，穿起鞋来就更方便了。

头发的护理

孕妈妈在怀孕时，注意保持头发的清洁卫生并精心护理，这和怀孕前是一样的。但怀孕后确实又和平时不一样，尤其在护理的时候，需要特别注意。

选择洗发水

孕妈妈的皮肤比原先更敏感，为了防止刺激头皮，影响胎儿，孕妈妈要选择适合自己发质且性质比较温和的洗发水。如果原先使用的品牌性质温和，最好能沿用，不要突然更换洗发水。特别是不要使用以前从未使用过的品牌，防止皮肤过敏。发质变干的孕妈妈，可以对头发进行营养护理，同时通过按摩头皮来促进头部血液循环。

头发的养护

对孕妇来说应该比平时更经常地洗头。洗过之后，不要用强风吹干，不要用卷发器卷头发，头发未干时切勿梳头，也不要过多地给头发喷雾等，以免抵消洗头的效果。在怀孕期间，简化头发护理过程十分重要。发型尽可能任其自然，切勿过多梳理，以及用过热的吹风等。这样，孕妇做起来容易，而且自我感觉也好。怀孕期间，要把头发当作干发来养护，因为怀孕期的头发常常比正常情况下干燥些。孕妇产后常会脱发，所以，在怀孕期间需要尽可能多地护养头发。

洗头后湿发的处理：利用干发帽、干发巾就可以解决这个问题。由于干发帽的吸水性强、透气性佳，所以很快就能弄干头发。淋浴后也能马上睡觉，还能防感冒。不过要注意选用抑菌又卫生、质地柔软的干发帽、干发巾。

不要染发、烫发

在怀孕期间，孕妈妈不要染发、烫发，以免这些化学物质损伤皮肤。少数女性会对它产生过敏反应，影响胎儿在母体内的正常发育。而且，女性在怀孕后，精神状态不稳定，发质也会随之改变，由于很难预料发质会出现怎样的变化，所以从这个角度来说，也尽量不要烫发及染发。

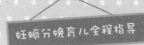

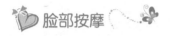皮肤的保养

女性在怀孕期间，往往会因生理上的变化而使皮肤显得粗糙苍白，产后也会出现皮肤松弛、黑斑和皱纹等现象。为了避免发生这种情况，孕妇必须注意皮肤的保养和化妆的方法。

脸部按摩

妊娠期每天进行脸部按摩，也是非常重要的，既可加快皮肤的血液流通，促进新陈代谢，又能预防皮肤病，保护皮肤的细嫩，使皮肤的机能在产后早日恢复。妊娠以前一直坚持按摩的人，应该做得更勤；以前没有做过的人，从知道已经妊娠时候起，就要开始做。

按摩的要领如下：先用洁面膏擦掉脸上的污垢；用香皂把脸洗干净后，用毛巾将水擦干；在脸上均匀地搽上冷霜膏，然后用中指和无名指从脸的中部向外侧螺旋式按摩；按摩完了，拧一条热毛巾擦拭。

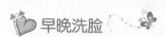早晚洗脸

妊娠期的美容，主要是洗脸。早晚两次，使用平时常用的香皂，擦出泡沫来，仔细地洗，洗干净以后，抹上化妆品。夏天容易出汗的季节，要增加洗脸次数。勤洗脸，不光是为了去掉油垢，也会使心里感到爽快。由于激素的作用，脸上容易长雀斑，一般在产后就好了，不必十分介意。受紫外线照射也容易长雀斑，所以不要让强烈的直射阳光照在脸上。散步或外出时，要戴帽子，在脸上抹些防晒膏，以保护皮肤。

注意保湿

尤其在冬季，保湿最重要。可以使用保湿乳液，以保证在干燥的空气里，皮肤依然能光滑柔软；也可以喝大量的水，来应付怀孕时常见的皮肤干涩现象。如果你在密不透风的办公大楼上班，而暖空调开放的时间又长，建议你在办公室放一个加湿器，增加空气的湿度；或者，在暖气房里，用清水喷雾的方式增加空气湿度。另外，有空时到空气流通清新的地方，让皮肤透透新鲜空气。

调节情绪

人的精神状态、心理变化是由大脑皮层控制作用于皮肤的神经纤维，若心情苦闷、精神萎靡，或长期感到紧张、恐惧、压抑，会造成皮肤血液循环不良、营养供应不足，使皮肤苍白、黄黑，皱纹加深、过早衰老。因此，平时要注意调节情绪，保持心情愉快。

保证睡眠

白天皮肤在外暴露，夜晚需要补充足够的营养和修复损伤的细胞，第二天的肤色才能明亮、细嫩光滑。而皮肤的营养和修复主要在晚上10点至凌晨4点。因此，每天要保证6～8小时的睡眠时间。

营养滋养

皮肤能否随时获得充足营养，与你的肤质变化有很大关系。如果你的皮肤非常干涩，可以摄取较多含有不饱和脂肪酸或亚麻油酸的食物，如蔬菜类及鱼类，来改善干涩的肤质。维生素C与维生素B_6是皮肤再生和重建的两类营养素，因此，你可以每天补充25～50毫克维生素B_6和适量维生素C。当然，孕期服药最好请医生推荐，因为即使是维生素，对于准妈妈来说，也并非吃得越多越好。

选择天然护肤品

因孕期皮肤会变得较敏感，所以应选择含纯天然成分的产品，万万不可选择含有铅、汞等对人体有害的产品。另外，不要接触含中药成分、气味浓烈的产品；不要使用芳香类产品，虽然有的芳香精油对孕妇有好处，但有些精油却是有负面作用，为了安全起见，在没有专业的芳香美疗师的指导下，最好暂时不做此项护理。

避开强紫外线

虽然是冬天，阳光并不强烈，但紫外线的长时间照射，依然会对肌肤造成伤害，所以防晒在冬天也是必修课。另外，怀孕期间皮肤黑色素本来就比较活跃，应尽量避免长时间暴露在紫外线下。以下是冬季避免紫外线照射的小技巧：避免使用任何含香精或酒精成分的保养品，因为这不但容易对肌肤造成刺激，也会增加对紫外线的敏感性。分娩后几个月继续保护面部免受紫外线的照射，因为皮肤在分娩后约三个月内仍对阳光过度敏感。

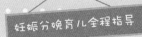

牙齿的保健

怀孕后，由于内分泌发生变化，可能会导致牙龈血管扩张，抵抗力减弱。牙槽骨也会因此骨质疏松，孕妇如果不能很好地保持口腔卫生，牙齿就会面临各种不适。要想牙齿好，一定要全面保健。

保持口腔清洁

妊娠期间，由激素的变化引起牙龈黏膜充血、水肿甚至出血，这是正常的生理反应，注意卫生，症状可减轻，分娩后可自行消失；否则，易患牙病。孕妇做到早晚刷牙，饭后漱口，保持口腔清洁；按摩牙龈，减轻牙龈充血、水肿和出血。

均衡营养

孕妇容易挑食，加之家人一味纵容，导致偏食后营养摄入不平衡，某些机体需要的养分不能保证。正常情况下，人体口腔内都存有细菌，当机体抵抗力下降时，这些细菌就会泛滥。正常情况下，口腔中有一种变形链球菌，这是一种专门引起蛀牙的细菌。当机体抵抗力下降时，唾液中的酶类、微量元素等物质抗击这种细菌的能力就下降了，容易引起蛀牙。

所以要想牙齿好，饮食平衡是很关键的。补充一定量的优质蛋白质、维生素、矿物质钙、磷、氟等，这不仅有利于本人的健康，而且有利于胎儿骨骼及婴儿乳牙的发育。

补充钙与氟

孕期容易缺钙，不仅自己的牙齿会受到伤害，也会殃及胎儿的牙齿。孕妇在补钙的同时，不妨多到户外散散步，既锻炼身体，又可以从阳光中获得维生素D，参与体内钙的合成。

为了牙齿的健康，除了每天使用含氟牙膏外，还可以在医生指导下口服氟片，吃些含氟食物，如海鱼和茶水含氟量都很高。

预防妊娠纹

随着胎儿逐渐长大的过程，局部皮肤弹性不足，皮肤弹性纤维就会发生断裂，肌腱也发生了不同程度的分离，此时如果不能很好地补充肌肤重组的胶原蛋白及弹性纤维，80%以上产后妈妈会在下腹部、大腿、臀部、胸部或背部出现不同程度的妊娠纹。

 ### 均衡饮食营养

怀孕期间应补充丰富的维生素及矿物质。而由于胶原纤维本身是蛋白质所构成，所以可以多摄取含丰富蛋白质的食物。避免摄取过于油腻、甜、咸的食物。

在怀孕期间要避免摄取过多的甜食及油炸食品，应摄取均衡的营养，改善皮肤的肤质，帮助皮肤增强弹性。饮食调理、运动是增加皮肤弹性很重要的两种方法。在怀孕期间可以多吃一些对胶原纤维有利的食物，像猪蹄。同时多吃一些含纤维高的果蔬以及含维生素C的食物，每天喝一杯脱脂牛奶。另外减少糖分的摄入，少吃含色素量高的食物也是很必要的。怀孕前做一些瑜伽等运动，怀孕后也要做适度的运动。做一些简单的家务是个很好的方法，这也是增强皮肤弹性预防妊娠纹的方法。

 ### 适当服用保健品

目前有一些针对孕妇使用的保健品，可以促进真皮的再生，增加皮肤弹性，预防妊娠。建议不要随便用药，可请医生帮忙。否则误食激素类药物，还会造成类似的萎缩纹。

 ### 控制体重过快增长

在怀孕时体重增长的幅度上，每个月的体重增加不宜超过2千克，整个怀孕过程中应控制在11～14千克。

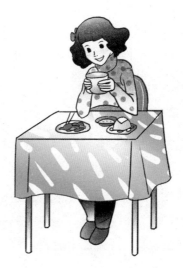

第十六章 预先购买相关物品

生宝宝也一定要未雨绸缪，了解得多一些，准备得充分一些，到生产之后就更加从容一些。坚决不打无准备的仗，更不做临阵抓狂的准妈妈。

购物小窍门

购买生产时的必需品与日常购物有所不同，毕竟生产时的用品只是阶段性的，因此，应按"何时、何物、如何准备"的要点来检查，要认真做好"没有浪费"的准备。

参考他人意见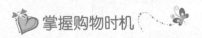

孕妇都喜欢向妈妈们寻求经验，因为妈妈们有很多好的经验是可以介绍给孕妇的，孕妇也可以提前有个心理准备，不要到时手忙脚乱。要记住，别人宝宝用着好的东西，自己的宝宝未必能用上。其实每个人都有自己不同的养育宝宝的方法。别人的经验可以听，但绝不要盲从。

掌握购物时机

孕妇们为宝宝购物，可以等到临产前最后一个月再去买。那时候一般上班的准妈妈也休假了，而为了让宝宝快些入盆，多走动是很好的运动方式。趁这个时候去买东西，逛商场，一举两得啦。

选择购物方式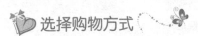

孕妇采用可商店购物或者网上购物两种方式。前者的优点是直观、方便，后者的优点是价格便宜。各有优势，大家可以根据自己的喜好和经济状况等选择。

只买必需品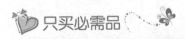

其实宝宝刚一降生，必用的东西只有纸尿裤、洗澡盆、床、被褥、衣物。这些必用品一定要在生产前就准备好，其他的东西完全可以等到宝宝降生了再买。现在的购物很方便，可以网络购物、电话购物。特别是玩具之类的，完全可以等宝宝真正能玩的时候再买。

宝宝的衣物

宝宝的衣服必须符合简单、轻快、方便、保暖性好和没有刺激的基本要求。新生儿皮肤柔嫩，角质层薄，对身体的保护功能差，容易受损伤及受细菌感染。因此，合适的衣着将对保护新生儿皮肤清洁，避免外伤，调节体温等具有重要作用。

优质面料

宝宝服装尽量选择全棉面料，既穿着舒服又可减少服装的可燃性。在选择时要考虑缩水问题，但号码不必过大也不能过小，否则会影响宝宝的肢体活动。当然，并不是所有衣物都

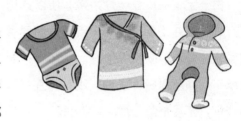

必须是纯棉，因此，部分含涤纶或毛的优质混纺面料也是选择之一。

款式合理

宝宝好动，选择服装要有一定宽松量，不要把宝宝束缚在紧紧的衣服里。宝宝需要常常练习自己新学习到的动作，只有宽松的衣服才能让宝宝有大施拳脚的机会。又由于宝宝头较大，适宜选择肩开口、V领或开衫，这样容易穿脱。此外，还要注意衣服的颈部、腋下、裆部缝制是否平整和牢固。

环保安全

婴幼儿的抵抗力较弱，但由于皮肤细嫩，成长较快，婴儿对有害物质的吸收能力却比成人要强，因此有害物质对宝宝的健康造成的危害更大。在为宝宝选择服装时，首先应考虑它的安全性。尽量选择颜色浅的内衣，在选择白色纯棉内衣时应注意真正天然的、不加荧光剂的白色，是柔和的白色或略微有点黄的白色。另外，胸前涂有鲜艳的印花图案容易使甲醛含量超标，因此，绣花图案应比印花图案优先选择。同时，也要注意饰物的安全性。在选择有装饰物的服装时，穿前必须要检查饰物的牢固程度。尽量选择饰物少，特别是金属饰物少的服装，否则容易存在重金属危害的隐患。

尿布的选购及使用

尿布是宝宝的必需品，在两三岁之前都要包尿布，直到宝宝受到训练自己能上厕所为止。宝宝新陈代谢旺盛，大小便次数多，因此尿布的选择和使用更为重要。

 合理选材

由于宝宝的皮肤十分娇嫩，所以选用尿布的材料并不要求高档、新颖，而要讲究柔软、清洁、吸水性能好。可用棉布制作尿布，颜色以白、浅黄、浅粉为宜，忌用深色，尤其是蓝、青、紫色的。

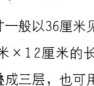

掌握尺寸

尿布的尺寸一般以36厘米见方为宜，也可做成36厘米×12厘米的长方形。正方形尿布可折叠成三层，也可用两块长方形尿布折叠使用。系尿布的带子最好用布条，不要使用松紧带，勿垫塑料、橡皮布。尿布的数量要充足，一个宝宝一昼夜需10～20块。

 包裹务必正确

先用长方形尿布兜住肛门及外生殖器。男婴尿流方向向上，腹部宜叠厚一些，但不要包过肚脐，防止尿液浸渍脐部；女婴尿往下流，尿布可在腰部垫厚一些。

 勤换、勤洗

每次喂奶前应更换一次尿布。宝宝啼哭要想到尿布是否潮湿。清洗尿布时应用肥皂搓洗，不宜用洗衣粉、

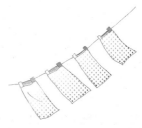

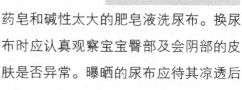

药皂和碱性太大的肥皂液洗尿布。换尿布时应认真观察宝宝臀部及会阴部的皮肤是否异常。曝晒的尿布应待其凉透后再用，寒冷季节应焙热再用。

 少用纸尿裤

尽量少给宝宝用纸尿裤，如果在家长尚未掌握宝宝大小便规律或宝宝的大小便还没有形成一定的规律时，可暂时在夜间使用，以免影响宝宝休息。此外，在外出时间较长时，为了方便也可暂时使用纸尿裤。

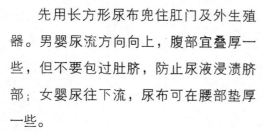

选购奶粉

对于新生宝宝来说，母乳绝对是首选的营养来源，但如果妈妈因某些因素不能顺利地母乳喂养，或随着宝宝的渐渐成长，母乳无法再满足他的生长需求时，就需要适时添加奶粉了。市场上的奶粉品牌多种多样，如何选择合适的奶粉，里边大有学问。

物美价实

在婴儿奶粉的成分中，除了需要营养均衡外，更要针对宝宝需求做机能性选择，对于奶粉中所添加的特殊配方，也应有临床实验证明或报告。

选择奶粉品牌时，最好以具有研发背景的大品牌为首选，尤其具有国内外长期销售历史，从研发、生产、销售、制造皆由同一家公司一致作业的品牌，可确保产品品质。奶粉的外包装应明确标有营养成分、营养分析、制造日期、保存期限、使用方法，而且厂家能够提供消费者售后服务及长期专业咨询。

因奶粉成分多半大同小异，所以，对标榜特殊成分或功效而售价特别昂贵的奶粉要特别小心，以免受骗。

适合的是最好的

每个宝宝的体质都不一样，而奶粉所含的成分也有微小差别，无论价格的高低，只要宝宝适合、爱吃，吃了之后不会闹肚子，大便不干燥，体重和身高等指标正常增长，而且宝宝睡得香，食欲也正常、无口气、无眼屎、无皮疹就可以了。

奶粉的识别

一般可以通过摇动罐体来判断奶粉中是否有结块，若有撞击声则证明奶粉已经变质。袋装奶粉可以用手去捏，如手感松软平滑内容物有流动感，则为合格产品，否则为变质产品。购买后，可以将部分奶粉倒在洁净的白纸上，观察奶粉的颗粒是否均匀，颜色是否为乳黄色和有无杂质。若颜色呈白色或面粉状，说明产品中可能掺入了淀粉类物质。质量好的奶粉冲调后无结块，液体呈乳白色，品尝奶香味浓；反之，奶粉很难溶于水中，品尝奶香味差甚至无奶的味道，或有特殊香味。

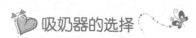 喂奶用具

人工喂养或混合喂养时，需要用奶瓶、奶嘴等器皿，有时喂奶用品选择不好会影响宝宝的喂养，稍不注意就可引起宝宝腹泻或是鹅口疮。如何选择和使用喂奶用品呢？

吸奶器的选择

吸奶器是用于挤出积聚在乳腺里的母乳工具，一般适用于婴儿无法直接吮吸母乳的情况，或是母亲的乳头发生问题时，还有像在坚持工作但仍然希望母乳喂养的情况。吸奶器有电动型、手动型。另外，母乳可能从两侧的乳房同时流出，所以应备有两侧乳房同时使用及单侧分别使用的两种类型吸奶器。

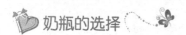 奶瓶的选择

即使打算用乳头直接给宝宝喂奶，也至少要准备三个奶瓶，以便用于给宝宝喂水和果汁。如果你事先就打算不用乳头给宝宝喂奶，那就至少要多买几个奶瓶。买塑料奶瓶比较实用，宝宝和大人不小心把它掉到地上的时候不会打碎。除此之外，还需要准备一个奶瓶刷，用于彻底清洁奶瓶及奶嘴内部，并应保持其专用与清洁。

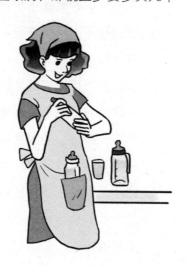

奶嘴的选择

如果给宝宝用奶瓶喂奶，需要准备几个奶嘴，即使用乳头喂奶，也需要准备五六个。多准备几个还可以预防给奶嘴扎眼的时候出现报废而一时没法买到奶嘴的情况。材质一般分为天然乳胶、硅胶、乳胶硅胶合成三种，应选购符合国家安全检验合格者，以触感柔软、弹性佳为宜。

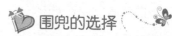 围兜的选择

圆形小围兜很有用，能防止宝宝的口水流到衣服上。幼儿或者大一点儿的宝宝吃食物的时候，总是洒得到处都是。要解决这个问题，可以给宝宝戴一个大围兜。

宝宝护肤品

由于宝宝的皮肤容易吸收外物,对于同样量的洗护用品中的化学物质,宝宝皮肤的吸收量要比成人多,同时,对过敏物质或毒性物的反应也强烈得多。所以,保护好宝宝的皮肤,妈妈要做的第一步就是选择合适的护肤用品。

成分简单

总体来说,宝宝专用的润肤产品一般分润肤露、润肤霜和润肤油三种类型,后一种会比前一种更油一些。相比之下,含天然滋润成分的润肤露、润肤霜一般含有保湿因子,能有效滋润宝宝的皮肤;润肤油一般含有天然矿物油,能够预防干裂,滋润皮肤的效果更强一些。

另外,市面上销售的护肤品按一周岁为界区分,一周岁以下的宝宝可以选择专门的婴儿护理品,一周岁以上的则可以选用儿童护理品。在买儿童护肤品的时候,首先要选专业的产品,不是专业、正规生产儿童护肤品厂家的产品很可能含有成人用品成分,最好不要买。

因人而异

因为宝宝个体差异的原因,别人的宝宝用得好的产品并不一定适合你的宝宝,所以用的时候要谨慎一点。除了先看生产日期、有效期、皮肤过敏者慎用等说明,用的时候最好先在宝宝手臂内侧或耳后根抹一点观察一下,如果没出现异常反应再使用。需要强调的是,一旦宝宝在使用护肤品后,出现皮肤瘙痒、红肿、疹子等过敏反应,就要立即停用。

勿忘唇膏

相比脸和手足部分,宝宝的嘴唇最容易被忽略。其实跟大人一样,冬天宝宝的小嘴唇也很容易变干甚至脱皮。因为唇部没有汗腺及油脂分泌,宝宝又喜欢舔嘴唇,不仅不能湿润嘴唇,反而会加速唇部的水分蒸发,使双唇更加干涩。妈妈最好选用含维生素E等滋润成分的儿童润唇膏来保持宝宝唇部的柔润,现在超市里都能买到,医生说只要是专门的儿童唇膏,宝宝即使稍微舔一点到肚子里,关系也不是很大。

床上用品

宝宝的年龄越小，在床上度过的时光就越多，妈妈应该为宝宝置办舒服的睡眠用品，创造良好的睡眠条件。

床的要求

小床的安全性能、舒适程度都直接关系到宝贝的健康成长。通常来说，宝宝床四周护栏的高度应在60厘米左右，护栏空隙不应大于6厘米，最好有一侧护栏是活动式的，方便妈妈抱起宝宝或与大床连接。刚出生的宝宝可以睡在婴儿摇篮里，3个月以后，考虑到宝宝的骨骼发育情况，应尽量让宝宝睡小木床，这样有利于骨骼和脊椎的发育。

床垫要求

过软或过硬的床垫都不利于宝贝的骨骼生长，要依据宝贝的体重选择相应的硬度，最好选手感有弹性、支撑力好的优质床垫。如天然椰棕加天然乳胶床垫，弹性支撑力适中，透气、抗虫、防螨、防霉变。床垫的厚度一般在5~10厘米比较合适，最大厚度不要超过13厘米。

枕头要求

宝宝的枕头过高过低，都会影响呼吸通畅和颈部的血液循环，影响睡眠的质量和白天的精神状态。给小宝宝选枕头可不能马虎，不同时期对枕头需求也不同。枕套最好用柔软的白色或浅色棉布制作，枕芯的质地应柔软、轻便、透气、吸湿性好，软硬适度，可选择灯芯草、荞麦皮、蒲绒等材料充填，民间也有用茶叶、绿豆皮、晚蚕砂、菊花、木瓜等充填枕芯的。婴儿的新陈代谢旺盛，头部出汗较多，睡觉时容易浸湿枕头，因此，宝宝的枕套、枕芯要经常洗涤和晾晒。

被子要求

被和褥套应选用纯棉面料。初生宝宝体温控制还不成熟，必须格外注意保暖，时常摸摸裸露的皮肤，确定是否要添加或减少被子。应注意保持被褥清洁，每月最少拆洗2~4次。被褥的厚薄应随季节不同及室内的温度变化及时调换。防止宝宝着凉，也可以选择方便实用的睡袋，既保暖，又能防止宝宝踢被子。

考察、选定分娩医院

现在绝大多数的分娩都在医院进行，所以，在那惊心动魄的12~14个小时里，选择一家合适的医院显得尤为重要。为了保证母子平安，所有的孕妇及其家人都应该慎重选择分娩医院。

综合了解医疗水平

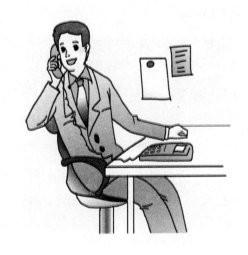

通过多种渠道，了解当地多个产科医院的情况。如咨询一些有过生产经验的朋友、熟人或亲戚，也可以通过网络查询等，分别了解一下产科医院，以及医院的相关情况，如硬件设施、医生的技术水平、有关住院条件、床位是否紧张、病房是否可以自由选择、紧急抢救设备或血源是否充足、能否选择分娩方法、分娩时能否有家人陪伴、产后有无专人护理和剖宫产率是否很高、新生儿的检查制度是否完善、产后有无喂养专家指导等，这些都是评判一家医院医疗和服务水平高低的重要指标。

服务同样重要

现在的孕妇几乎都是初产妇。选择医院时，假如能随时与自己的主诊医生随时沟通也很重要，因为现在虽然有很多渠道了解孕期知识，万一碰到一些意外情况还是会特别紧张。也许这些所谓的意外在医生眼中只是无关紧要的，医生的一句话就能消除你的这种紧张，也不用再大老远地排队挂号。

考虑自身情况

选择生产医院，首先要考虑自己的身体情况，如果有妊娠期高血压疾病、妊娠期糖尿病、胎膜早破等产科并发症和合并症，适宜在妇产专科医院分娩。

孕妇如果合并有如胰腺炎、心脏病等内外科疾病，适宜在综合医院的产科分娩，因为专科医院缺乏这样的医疗设备和技术力量，治疗这类疾病的药品也少。

不过，如果孕妇患有妊娠急性脂肪肝、急性重症肝炎等疾病，以及发现有各类肝炎、梅毒、艾滋病、澳抗阳性等合并传染病，应当前往消毒和隔离条件较好的传染病专科医院产科待产。

如果经济条件允许，在一生也许只有这一次的时刻，体验尊贵、专业的产科服务当然是理想的选择。

目前，有些医院在保证技术一流的同时，更重要的是提供一种温馨、私密的人性化服务。星级宾馆式的母婴同室标准病房、套间贵宾病房集待产、分娩、恢复为一体；温馨的家庭化环境，每日可为孕产妇准备4～6餐营养配餐；一对一全程陪护等特色服务为产妇提供温馨的产前产后服务和产妇康复、母乳喂养、乳房保养的指导，新生儿抚触、新生儿洗浴、游泳等一系列服务。家庭式生产服务使家人也能很方便地守候在身边，甚至还可以在病房附属的厨房里煲汤。这样，会对产妇的心理有很大的安抚作用，可以帮助克服产痛，稳定情绪，与医务人员积极配合，顺利分娩，避免不必要的剖宫产手术。

产检、分娩同一家医院

选择合适的医院，最好选择就近的医院分娩，因为怀孕后，准妈妈每月甚至每周都要做产前检查，如果路途遥远，对准妈妈来说是一个很大负担。最好从产前检查、分娩直到产后随诊都坚持定期去一家医院。这样，医生会有你在整个孕期、临产前及分娩时各个方面的详细检查记录，对你的情况很熟悉。一旦在分娩时发生什么情况，能够很从容地作出处理。

温馨嘱咐

了解三种妇产医院的功能

产科医院大致分为综合性医院、妇产科专门医院及私人妇产科医院。如果妊娠过程一切正常，产妇最好去初次确诊的医院就诊。如果妊娠过程中出现异常症状，建议去一家规模更大的医院进行分娩。如果在私人医院就诊的过程中出现异常，应在医生的劝导下转院。

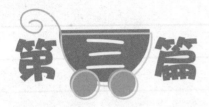

第三篇

瓜熟蒂落 痛并快乐着的荣耀

一个婴儿的诞生，也是一个希望的诞生，他的到来，给整个家庭带来了无限的生机与希望。为了婴儿的诞生，母亲要经历临盆前的阵痛，分娩时的撕心裂肺，甚至可能导致生命危险，然后才迎接到一个健健康康的爱的结晶。

第一章 分娩前的准备

孕妇的分娩是关系孕妇和胎儿健康和生命的问题，是孕妇和胎儿最关键的阶段。谁都希望顺利分娩、正常出生，那就必须学习分娩的有关知识，做好临产的精神和物质准备，掌握分娩姿势，积极配合生产，喜迎宝宝的诞生。

物品清点、归位

等待了那么久，历经了太多的艰辛，当腹中的宝宝即将来到眼前时，准妈妈们的心情自然是无言的激动与兴奋。因此，如何做好生产前的准备就万分重要了。

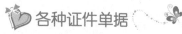 各种证件单据

入院分娩所需证件和单据包括产妇医疗证、孕产期保健手册或病历、各项化验单、特殊检查报告单等，这些在怀孕期间都要陆续准备好，放在家人知道的地方。

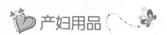 产妇用品

盥洗用具、前开扣的换洗衣物、棉质内衣内裤、加长加宽的卫生巾、卫生纸、梳子、乳液、拖鞋、保温杯和保暖衣等。

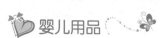 婴儿用品

根据季节为宝宝准备宽松易穿的纯棉质婴儿服、包被、小毛毯或被子、棉质尿布或纸尿裤、婴儿专用的洗浴用品，如小毛巾、大浴巾、沐浴油、爽身粉及餐具食品等。最好准备一些纱布，给宝宝清洁口腔用的。准备给宝宝大、小便后清洁用的湿纸巾。

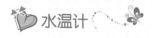 水温计

给宝宝洗澡用的水温计。因为大人手部的皮肤比宝宝厚很多，你认为合适的水温宝宝可不一定认可。一般冬天38℃就可以了，但是大人摸上去会觉得不够热，其实足够了。

养好身体

常言道："十月怀胎，一朝分娩。"分娩是妊娠生理过程的必然结果。因此，孕妇要以轻松的、顺其自然的心理状态，有准备地迎接分娩。

充足的睡眠

充足睡眠对孕妇健康十分重要，分娩时体力消耗较大，分娩前必须保证充足的睡眠时间，分娩前午睡对分娩也有利。临产前一个月内夜间睡眠少于6小时的孕妇，分娩过程比睡眠7小时以上的孕

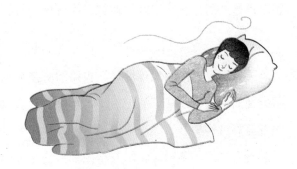

妇长；另外，睡眠少于6小时的孕妇剖宫产概率大。造成准妈妈睡眠不足的原因有很多，如夜里起来小便，或是变换姿势让腹部更舒服。为克服睡眠不足，孕妇需要掌握一些"技巧"，如尽量在晚饭前喝足水，以减少夜间如厕次数，睡前吃些小点心，避免夜间肚子饿或恶心作呕。把卧室布置得舒适些，保持睡前心情愉悦，也有助于养成良好睡眠习惯等。

适量运动

适量的产前运动可帮助孕妇松弛肌肉和关节，减少生产时的疼痛及促使产程更顺利。适度运动，不仅对胎儿有好处，而且有助于孕妇分娩。孕妇在怀孕期间如果保持适度运动，将可以使她们的分娩时间缩短3小时；怀孕时坚持运动的孕妇，除了可较快分娩，产后恢复也比不运动的孕妇要快些。不难看出，适度运动助分娩，好处多多。

禁止性生活

临产前1个月内，要禁止过性生活，因为性生活可引起不良后果。由于子宫变大，性生活时的性快感可使子宫收缩引起早产或产后大出血；临近妊娠晚期，子宫颈展平消失，在子宫口部位，胎儿只有一层薄薄的羊膜包护着，性生活容易使羊膜破裂，即所谓早期破水。为避免双方入睡时身体接触产生性欲，应采用分床、分被而睡。

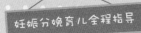

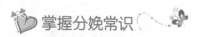 树立信心

　　妊娠晚期，孕妇易出现害怕分娩痛、难产等焦虑情绪，因此，应尽早做好分娩前的知识准备，让孕妇了解分娩是正常的生理过程，克服对分娩的恐惧心理；定期到确定分娩的医院进行产前检查，了解孕期有无并发症，做到心中有数。

掌握分娩常识

　　要做好分娩前的知识准备，克服对分娩的恐惧心理，一个最好的办法是让孕妇自己了解分娩的全过程以及可能出现的各种情况，对孕妇进行分娩前的有关训练。许多地方的医院或有关机构举办了"孕妇学校"，在怀孕的早、中、晚期对孕妇及其丈夫进行教育，专门讲解有关的医学知识，以及孕妇在分娩时应做的配合。这对有效地减轻心理压力，解除思想负担，做好孕期保健，及时发现并诊治各类异常情况等，均大有帮助。

树立分娩信心

　　孕妇应该知道，分娩是大自然赋予女性的天然能力，是每一个健康的育龄女性完全能够承受得住的。有些孕妇担心分娩时疼痛，也害怕宝宝不能顺利地出生，盲目地要求剖宫产，这是不必要的。应该认识到阴道分娩是一个正常的生理过程，而剖宫产仅仅是应付难产的补救措施。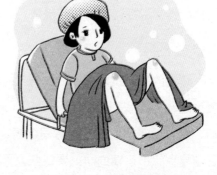

　　如果孕妇盆骨大小正常、胎儿的大小适中、胎位正常、无产科的并发症和其他病，阴道分娩是完全可行的。孕妇也应该相信自己的能力。虽然分娩分娩的过程会很痛，宫缩的疼痛再加上疲倦会让人感觉无法承受，可以寻找一些能够帮助放松的方法。另外，就是不要给自己太大的压力，如果感觉疼就说出来，让自己的身体和心理尽量放松，当压力减小的时候，对疼痛的敏感度也会相应降低。因为情绪紧张也会影响产道的扩张，使得宫口没有预想中开得那么好，会大大影响产程。

积极面对

分娩是一个艰难而又痛苦的过程，只有抱有积极乐观的态度，主动地与医生配合，才能顺利度过漫长的产程。

在产程刚开始的时候，要注意休息，努力进食，避免叫喊，为接下来的产程积蓄能量，保存体力。在第二产程中，要主动地屏气用力，配合宫缩，顺利分娩出胎儿，避免产道的损伤。在第三产程中，配合宫缩，娩出胎盘，避免产后出血。

放下思想包袱

有的产妇对新生儿的性别问题特别关注，总希望儿女双全。这种不正确的生育观念，使得产后出血、产后高血压、产后抑郁等病症的发生明显增加，影响产后哺育及新生儿的健康。

丈夫及家人也应该做好心理准备，不要惊慌失措，不要在分娩的关键时期给产妇增加不安和无用的担忧。分娩前的一切准备都是为了母婴的平安，所以，准备的过程也是对孕妇的一种安慰。如果孕妇了解到家人及医生为自己做了大量的工作，并且对意外情况也有所考虑，那么，她的心中会有一种踏实的感觉。

放松紧张情绪

分娩时情绪如不能够很好地放松，将不利于软产道的扩张，也会妨碍产力的正常发挥。情绪紧张可使中枢神经系统功能失调，抑制子宫的收缩，造成子宫的正常收缩不协调，宫口扩张延缓甚至停滞，导致产程延长或难产。

对分娩和产痛的恐惧，使得产程开始不久，就大喊大叫，拒绝进食，难以入睡，这是非常有害的。这常常可引起肠胀气，尿潴留，继发宫缩乏力，引起产程延长、产程停滞和胎儿宫内窘迫，甚至危及胎儿的生命，威胁产妇的安全。

胎儿娩出过程过急、过慢、过强、过弱，都会造成妈妈和宝宝身体的严重损害。医生们都懂得这个道理，没有特殊情况是不会干涉准妈妈分娩的。准妈妈也应该知道这个道理，对初产妇来说，短时间的疼痛是很难完成上述过程的。

第二章 临产时的信号

此时，孕妇一定既紧张又兴奋，已尽力做好了迎接宝宝的一切准备。在妊娠最后几周内，孕妇可能感到非常容易疲倦，因此，要尽可能多休息。

分娩有哪些征兆

体内的某些信号使孕妇知道快要临产了，宫缩变得频繁，紧张焦虑几乎是每一位孕妇的心态。只要掌握了临产的各种先兆，即可从容应对。

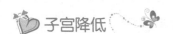
子宫降低

在正式分娩前两周左右，孕妇会出现子宫底下降、腹部向前下部凸出的现象。此时胎动较前减少，孕妇感觉上腹部较为舒适，呼吸较前畅快，胃口增加，但有尿频及下腹坠感，或腰酸腿痛，行动不便，阴道分泌物增加。这对初产妇来讲，预示胎头已入盆固定，也预示经产妇胎头入盆，或接近入盆。

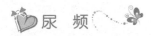
尿 频

胎头入盆后，膀胱受胎儿的压迫，一有尿就想排泄，但到了厕所又排不出来或排泄一点点，过不一会儿，又有尿意。

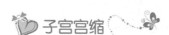
子宫宫缩

子宫每天有几次不规律的收缩，其特点是持续时间短，收缩力弱，常在夜间出现，清晨消失。如果子宫收缩渐渐有规律，疼痛越来越厉害，当间隔变为10分钟一次时，就要去住院了。

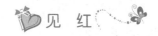
见 红

在分娩开始前24～48小时内，子宫颈口开始活动，子宫颈内口附近的胎膜与该处的子宫壁分离，毛细血管破裂而少量出血，与子宫颈管内的黏液相混排出，俗称见红。这是分娩即将开始的一个可靠征象。

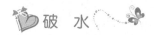

什么时候去医院

对于自然分娩来说，因为个体之间的差异很大，什么时候去医院待产，要根据破水、阵痛、见红的时间，具体情况具体分析。

破 水

在分娩前的几天，孕妇们就要留意，阴道是否突然流出稀薄的液体，液体量多少不定、可多可少，液体的颜色可为淡黄色或白色，这种阴道流出液体的状况称为破水，说明胎膜已破。胎膜破溃后，表示子宫腔与外界已经相通，很容易出现感染。如果胎儿存在胎头浮动或胎位不正时，还会引发脐带脱垂的风险。发现破水后，不管是否临近预产期、有没有子宫收缩的现象，都要抓紧时间立刻去医院。

阴道出血

很多孕妇都是在见红后1～2天才分娩，因为个体差异比较大，所以，孕妇也要通过观察见红的性状、颜色、量的多少来判断是否立刻去医院。开始见红时的分泌物是粉红色或褐色，或有些血丝的黏稠液体，不用急于入院待产，可以稍事休整，从容去医院待产。通常见红后，若观察到有较多的鲜血或血块，超过生理期的出血量，且伴有持续性的阵痛，或剧痛伴发热时，则要及时就医。

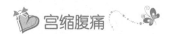

宫缩腹痛

如果子宫一阵阵发硬，并感到疼痛或腰酸，表示分娩快要开始了。这种宫缩腹痛开始时往往不规律，持续时间很短，10分钟甚至半小时1次。此时不要紧张，不必马上到医院，因为这种宫缩有的人持续1～2小时，有的人也可能要2～3天，在此期间要吃好、休息好，保存体力。宫缩一旦频繁、剧烈、有规律，大约每10分钟一阵，子宫又发硬，估计是要临产了，应到医院待产。

胎动异常

妊娠晚期，孕妇更应注意胎动的频率，如发现胎动次数突然比前几天减少一半，甚至消失，或是胎动较以前突然频繁，则都提示有宫内缺氧，应立即上医院待产。

第三章 天使降临中

分娩，是指胎儿及其附属物由母体娩出的过程。

正常分娩全过程

分娩全过程是从规律宫缩开始至胎儿胎盘娩出为止，简称总产程。一般分为第一产程、第二产程、第三产程三个阶段。

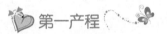 第一产程

第一产程是指子宫口开始扩张，直到宫口开全，约为10厘米的这个阶段。这是整个分娩过程中历时最长的一个产程。此时子宫的收缩间隔会越来越短，从开始时的每隔5~6分钟收缩30秒以上，到每隔2~3.分钟收缩50秒。在第一产程中，孕妇宫缩时感觉下腹痛，宫缩越紧，间隔时间越短，子宫颈口则开得越快。

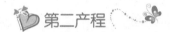 第二产程

第二产程是指从子宫口开全到胎儿娩出这个阶段。此时随着子宫收缩加强，宫口全开，胎头先露部分开始下降至骨盆，随着产程进展，宫缩加强，迫使胎儿从母体中娩出。

第三产程

第三产程是指胎儿出生到胎盘排出阴道这个阶段。此时胎儿已经娩出，宫缩会暂停一会儿又重新开始，胎盘因子宫收缩会从子宫壁剥落移向子宫口，孕妇再次用力，胎盘就会顺利脱出。医生会检查胎盘及隔膜，以确认它们全部被排出来了。还将检查你的子宫，以确认它在继续收缩，这样才能止住胎盘剥落地方的流血。

分娩呼吸法

学习如何放松身体及掌握不同的呼吸方法，可以帮助产妇在分娩的不同时间放松心情、保存体力、控制身体、抑制疼痛，而且还有助于增强产妇的信心。

胸部呼吸法

在分娩开始的时候，采用的呼吸方式是缓慢的胸式呼吸。孕妇可以感觉到子宫每5～20分钟收缩一次，每次收缩长30～60秒。孕妇学习由鼻子深深吸一口气，随着子宫收缩就开始吸气、吐气，反复进行，直到阵痛停止才恢复正常呼吸。

轻浅呼吸法

随着子宫开始收缩，采用胸式深呼吸，当子宫强烈收缩时，采用浅呼吸法，收缩开始减缓时恢复深呼吸。孕妇用嘴吸入一小口空气，保持轻浅呼吸，让吸入及吐出的气量相等，呼吸完全用嘴呼吸，发出"嘻嘻"的声音。

喘息呼吸法

当子宫开至7～10厘米时，孕妇感觉到子宫每60～90秒钟就会收缩一次，这已经到了产程最激烈、最难控制的阶段了。胎儿马上就要临盆，子宫的每次收缩维持30～90秒。孕妇先将空气排出后，深吸一口气，接着快速做4～6次的短呼气，感觉就像在吹气球。

哈气呼吸法

进入第二产程的最后阶段，孕妇想用力将婴儿从产道送出，但是此时医师要求不要用力，以免发生阴道撕裂，等待宝宝自己挤出来，孕妇此时就可以用哈气法呼吸。阵痛开始，孕妇先深吸一口气，接着短而有力地哈气。

用力推呼吸法

此时宫颈全开了，产妇在即将看到婴儿头部时，要长长吸一口气，然后憋气，马上用力。产妇下巴前缩，略抬头，用力使肺部的空气压向下腹部，完全放松骨盆肌肉。需要换气时，保持原有姿势，马上把气呼出，同时马上吸满一口气，继续憋气和用力，直到宝宝娩出。

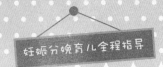

会阴切开术

会阴指的是阴道与肛门之间的软组织，当婴儿的头快露出阴道口时，在会阴附近施予局部麻醉，然后用剪刀剪开会阴，使产道口变宽，以便利胎儿的产出，这就是所谓的会阴切开术。

需切开会阴情况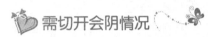

◆初产妇会阴紧，分娩时常有不同程度撕裂，切开会阴防不规则撕裂和损伤肛门。

◆手术助产时，为了便于操作防止会阴裂伤，大多数产妇需切开。

◆有胎儿窘迫时，应迅速娩出，切开会阴可达到快速娩出的目的。

◆早产儿胎儿虽小，但为了避免损伤娇嫩的胎儿，有必要切开会阴。

◆会阴切开能缩短分娩时间，减少盆底组织松弛，减少产后阴道膨出及子宫脱垂。

术后的护理

会阴切开手术虽然很小，但因伤口位于尿道口、阴道口、肛门的交汇部位，还因产后的一些特殊情况很易发生伤口不愈，所以应在护理上多加小心，以防感染。

要勤换卫生垫，避免湿透，让伤口浸泡在湿透的卫生垫上将会很难愈合；每天用温水勤冲洗会阴部，尤其每次便后更要用消毒棉球，由前向后擦拭冲洗外阴。

谨防切口拆线后裂开

产后早下床活动，多吃新鲜蔬菜水果，多喝鱼汤、猪蹄汤等汤饮，不吃辛辣食物。

当发生便秘难解时，不要进气用力，可用开塞露帮助通便。

拆线后的几天内，避免做下蹲用力动作，如在解便时，宜先收敛会阴和臀部后再坐在马桶上，屏气用力常常是会阴伤口裂开的原因。

坐位时，身体重心偏向右侧，以防伤口受压、切口表皮错开。

避免摔倒或大腿过度外展，这样都会使伤口再度裂开。

不宜在伤口拆除线后当日出院，因伤口裂开多发生在伤口拆线当天。

自然分娩顺利安全

对于绝大多数健康孕妇来说，自然分娩既容易又安全。因此，当你具备自然分娩的条件时，应听从医生的指导，选择阴道分娩这种自然、安全的分娩方式，对母婴健康都有好处。

自然分娩的优点

自然分娩是一个自然的生理过程，出血少，合并症少，利于子宫收缩，恢复快；自然分娩的婴儿很少发生肺透明膜病。婴儿头部充血可提高脑部呼吸中枢的兴奋性，易激发出生后胎儿呼吸和啼哭，有利于新生儿出生后迅速建立正常呼吸；由于大脑受到阴道挤压而对婴儿今后的智力发育有好处。

自然分娩的缺点

缺点包括：产前阵痛；阴道生产过程中突发状况；产后阴道松弛；骨盆腔子宫膀胱脱垂的后遗症；阴道产后会伤害会阴组织，或外阴部血肿等情形；产后会因子宫收缩不好而出血，若产后出血无法控制，需紧急剖宫处理；早期破水，产程延长者，易发产后感染或产褥热；会发生急产，尤其是经产妇及子宫颈松弛的患者；胎儿难产或母体精力耗尽，需以产钳或真空吸引，协助生产时，会引起胎儿头部肿大；胎儿过重，易造成肩难产，会导致新生儿锁骨骨折，或臂神经丛损伤；羊水中产生胎便，导致新生儿胎便吸入症候群；胎儿在子宫内发生意外，如脐带绕颈、打结或脱垂等现象。

注意事项

◆ 注意休息，适当活动。利用宫缩间隙休息、节省体力，切忌烦躁不安消耗精力。如果胎膜未破，可以下床活动，适当的活动能促进宫缩，有利于胎头下降。

◆ 思想放松，精神愉快。紧张情绪可以直接影响子宫收缩，而且会使食欲减退，引起疲劳、乏力，影响产程进展。

◆ 采取最佳体位。除非是医生认为有必要，不要采取特定的体位。只要能使你感觉减轻阵痛，就是最佳体位。

◆ 勤排小便。膨胀的膀胱有碍胎先露下降和子宫收缩，应在保证充分的水分摄入前提下，每2～4小时主动排尿1次。

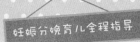
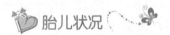

四个因素影响自然分娩

自然分娩能使孩子在分娩过程中通过产道的挤压作用进一步刺激他们的脑和肺的发育，比剖宫产的孩子更健康、聪明。那么，哪些因素可以影响妇女的自然分娩呢？

胎儿状况

胎儿的大小及在孕妇子宫里的位置，在自然分娩中是相当重要的因素。一个足月的胎儿的头径平均为91～93毫米，而孕妇骨盆中最窄的一条径线宽度约为10厘米，所以当一个宝宝的脑袋很大，双顶径近于10厘米时，就要考虑通过产道时会不会比较困难。

一般孕妇的骨盆通过3000～3500克的宝宝，应该是没有什么问题的。当宝宝的体重大于4000克时，通过孕妇相对固定的产道就会有一定难度。所以提醒孕妇，要注意营养均衡，不要让胎儿长成小胖子。巨大儿不仅可能造成分娩困难，还会导致肥胖的发生，影响孩子将来的发育。

有些宝宝虽然很小，但在孕妇子宫里躺的位置不对。正常位置的胎儿应该是头向下，双手紧紧抱在胸前，两腿紧紧贴于胸部。若仰面朝天，屁股或腿朝下，或头部不紧贴胸部等，就不能在产道里及时转动来适应产道的形态，可能会被卡住而影响娩出。当发生这种情况时，应及时求救于医生。

产妇的精神因素

焦虑紧张不仅可以影响产妇情绪，还可以消耗她们的体力，使其对疼痛的敏感性增加，使大脑皮层神经中枢指令的发放紊乱。宝宝要来到人间，发动宫缩，促进分娩，需要听从人的大脑皮层神经中枢司令部的命令，而精神因素的好坏可以直接影响大脑皮层神经中枢命令的传送，使产力过强或过弱，直接影响宝宝的下降及转动，使产程进展缓慢。胎儿在子宫内待的时间过长，容易造成宝宝缺氧、窒息，甚至死亡，即使存活下来宝宝也有可能出现智力障碍。同时，精神因素还可以导致产后大出血的发生。

把胎儿逼出来的力量

当孕妇的预产期到了，这就提示胎儿已经成熟，需要来到人间，否则胎盘的供应营养系统就会慢慢退化直到停止。这时，孕妇需要一种把胎儿逼出来的力量，这就是产力。它的特点是有节率性、对称性、积极性和缩复作用，既能保证把胎儿逼出来，又不会对胎儿造成损害，还能让子宫下段、子宫口和阴道慢慢地、被动地扩张开大，让宝宝平安娩出。

一般来说，产力在怀孕晚期已出现，临近预产期出现的频率就更多了。表现在孕妇身上，就是突然子宫像球样隆起变硬，很快消失，没有规律。真正的临产标志是在10分钟内有两次的宫缩，伴随着宫颈口的扩张和胎头的下降。从这时算起，宫口扩张完全到胎儿娩出需要12~14小时。对产妇来说，感到的只是一阵一阵有规律的腹痛，并且不断加重。只有经过充分时间的宫缩，才能迫使宫口扩张开全，以利于胎儿的下降。

胎儿从阴道娩出的通道

胎儿从阴道娩出的通道，就是产道，它包括骨通道和软产道。软产道是由子宫下段、子宫颈、阴道及盆底软组织构成的弯曲管道。软产道通常是紧闭的，当分娩时，由于强有力的宫缩以及胎头下降的挤压，软产道被动地、慢慢地扩张大，当扩张达到直径10厘米时，宝宝就可以顺利通过。

骨产道它不是一个四壁光滑的垂直通道，而是一个仅8~9厘米深，形态不规则的椭圆形弯曲管道，胎儿要想通过它可不是那么容易。而且在这个不规则弯曲管道中间还设立着两个路障，胎儿只能从两者中间通过。这个空间的距离平均为10厘米，所以，大脑袋的宝宝就容易被卡住。

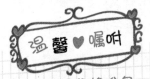

温馨嘱咐

充分做好分娩准备

分娩是人类繁衍的自然现象，绝大多数妈妈都是可以平安度过分娩期的。准妈妈要有良好的心态，认识到自然分娩对宝宝将来生长发育的好处，树立信心。在分娩期间多听医生建议，选择合适的分娩方式。在分娩中不要自作主张，应听从医务人员的指导。

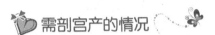

剖宫产的利与弊

剖宫产手术总体上是安全的，在危急情况下，剖宫产确实是挽救胎婴儿生命的有效手段。但是，剖宫产毕竟是一种手术，客观地看待剖宫产的优缺点，了解剖宫产的利与弊，才可以正确地进行选择。

需剖宫产的情况

在正常情况下，胎儿是通过产妇的产道娩出的。假如胎儿不可能正常娩出、胎儿情况危急、胎盘不能为胎儿提供足够的氧和营养或胎盘阻塞了子宫口，又或者因为产妇的骨盆口过于狭小，胎儿难以通过，则必须进行剖宫产手术。

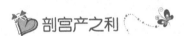

剖宫产之利

由于某种原因而绝对不能经阴道分娩时，或胎儿窘迫时，为了挽救母婴的生命，可采取紧急施行剖宫产手术；如果是选择性剖宫产，在宫缩未开始前，就已施行手术，可以免去母亲遭受阵痛之苦；如果妊娠合并卵巢肿瘤或浆膜下有肌瘤，剖宫产则一举两得，在取出胎儿的同时，可切除肿瘤和肌瘤。

在实行剖宫产的同时，可行绝育手术，即输卵管结扎术。如果有严重感染、不全子宫破裂、多发性子宫肌瘤而不宜保留子宫时，也可同时切除子宫。

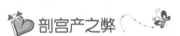

剖宫产之弊

剖宫产手术对母体精神和肉体上都是个创伤；手术时麻醉意外虽然极少发生，但也有可能，一旦发生，对母儿的生命威胁很大；剖宫产产妇的死亡率比正常经阴道分娩的产妇的死亡率略高；剖宫产的出血量比正常经阴道分娩的要多，同时还有可能发生大出血和损伤；剖宫产即便平安无事，手术后也可能发生腹壁伤口感染，长期不愈合，或腹壁窦道形成。子宫切口感染，或子宫切口愈合不良而发生产后晚期大出血者，如果保守治疗无效，就得再次手术切除子宫。剖宫产术后子宫及全身的恢复都比经阴道分娩慢。

剖宫产的新生儿，缺乏自然分娩中产道对胎儿的必要挤压过程，极有可能发生呼吸窘迫综合征、颅内出血、吸入性肺炎；其抵御疾病的免疫力要比正常分娩的新生儿低。

产道异常的分娩方法

产道包括骨产道及软产道，是胎儿经阴道娩出的通道。产道异常可使胎儿娩出受阻，临床上以骨产道异常多见。

产道异常的种类

产道分为软产道及骨产道，它们是能否成功地进行阴道分娩的重要因素。软产道的异常包括卵巢或输卵管有肿物，可能导致阴道分娩时阻塞产道，使胎头不能下降。

子宫本身的异常，如子宫有肌瘤，可能影响子宫的收缩，或阻塞产道。子宫颈是胎儿阴道分娩的必经之途，如果子宫颈有瘢痕、水肿，或子宫颈有肿瘤等情况，产程中宫口不开大，或分娩的过程中肿瘤出血，都可以影响阴道分娩。阴道有异常，如瘢痕性狭窄，先天性阴道的横隔、斜隔、纵隔等，外阴异常，如严重的静脉曲张等都不能行阴道分娩。

骨产道的异常是指骨盆的形状及大小的异常，如有脊柱弯曲的妇女的骨盆也常常是倾斜的，胎头通过骨盆时，往往就不易按照正常的过程进行，受到阻碍使阴道分娩发生困难。又如有骨软化症的妇女，由于骨盆持重常发生变形，骨盆的大小及形状都发生异常，胎儿不可能阴道分娩。

产道异常的分娩方法

由于产道异常在阴道分娩中占有很重要的位置，所以产前检查发现有产道异常时，要认真核实，确定是否能从阴道分娩。如有明显狭窄的骨盆，或明显形态异常的骨盆，就应该考虑剖宫产分娩。骨盆只是轻度不正常时，要认真估计胎儿的大小，并在临产后观察产力是否良好，如果胎儿不太大，产力又好，就可以试行阴道分娩，但如果胎儿较大，或产力较差时，就需行剖宫产。

软产道的问题也有造成阴道分娩困难的可能，如子宫有大的肌瘤，而且肌瘤的部位又正好会阻碍胎儿在分娩过程中的下降时，就应该考虑剖宫产分娩。宫颈、阴道、外阴存在异常时，也应根据具体情况来决定能否阴道分娩。总之，当产前检查有产道异常时，应听取医生的意见，决定如何分娩。

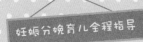

分娩前的饮食很重要

分娩是一项重体力活，产妇的身体、精神都经历着巨大能量的消耗。其实，分娩前期的饮食很重要，饮食安排得当，除了补充身体的需要外，还能增加产力，促进产程的发展，帮助产妇顺利分娩。

进食：少量多次

当孕妇出现有规律的子宫收缩时，就需进入产房待产，即进入第一产程。在第一产程中，由于时间比较长，产妇睡眠、休息、饮食都会由于阵痛而受到影响。为了确保有足够的精力完成分娩，产妇应尽量进食，但这不意味着填鸭式充饥。

分娩过程中孕妇应少量多次进食，摄取的食物应该选择能够快速消化、吸收的高糖或淀粉类食物，用以快速补充体力，不宜吃油腻、蛋白质过多、需要太久时间消化的食物。开始应以淀粉类食品为主，吃一些细软、流质或半流质食物，如鸡蛋面、蛋糕、面包、粥等。要照顾产妇的口味，每次进食要适量，并尽量不要尝试以前没有接触过的新食物。如果因频繁宫缩不舒服而不能进食时，孕妇也可通过静脉输入葡萄糖、维生素来补充能量。一旦进入正式分娩，孕妇就不应再进食或饮水。

食物：首选大热量

随着宫缩更加频繁，宫口全开，疼痛加剧，产妇便进入第二产程。此时，产妇消耗增加，应尽量在宫缩间歇鼓励产妇摄入大量富含优质碳水化合物、营养丰富，且能够在短时间内被人体吸收、产生大量热量的食物，如巧克力、牛奶、果汁等食物。另外，在整个分娩过程中，还要特别注意保证充足的水分摄取量，以免引起脱水。

♂♀ 温馨嘱咐

增加产力的方法

优质羊肉350克、红枣100克、红糖100克、黄芪15～20克、当归15～20克，加1000毫升水一起煮，在煮成500毫升后，倒出汤汁，分成2碗，加入红糖。在临产前三天开始早晚服用。这个方法能够增强孕妇的体力，有利于顺利分娩。

产科镇痛的方法

　　分娩是人类繁衍生息的自然过程，但是这种由子宫收缩和紧张恐惧的心理引起的分娩疼痛，对于大多数产妇尤其是初产妇而言是极其痛苦的。分娩疼痛应该说是大多数女性一生中经历的最疼痛的事情，这也使得更多的孕妇对它充满畏惧。分娩镇痛发展到今天，我们已经可以通过很多途径来解决或减轻分娩时的疼痛了。

针刺麻醉

　　针刺麻醉，又称为"针刺经络穴位麻醉"，简称"针麻"，是根据针灸学经络理论，循经取穴，以针刺产妇的双侧合谷、足三里、三阴交等穴位，促进乙酰胆碱的大量分泌，阻碍痛觉的传导，从而达到减痛或镇痛的目的麻醉方法。

硬膜外阻滞麻醉

　　这是一种椎管内阻滞麻醉镇痛的方法，是通过硬膜外腔阻断支配子宫的感觉神经，发生区域性的麻醉效果，减少宫缩的疼痛。

　　一般在宫口开到3厘米时，麻醉师通过一根微细导管置入产妇背部腰椎硬脊膜外侧，随产程连续滴注微量止痛药物罗哌卡因。由于这种新型的药物仅阻断最敏感的感觉神经，而不会影响到运动神经，因此孕妇在不疼的时候还可以下地走动，并且一直处于清醒的状态。

　　硬膜外阻滞麻醉镇痛的方法，是目前国际公认的镇痛效果最可靠、使用最广泛的分娩镇痛法，它的镇痛效果好，起效快，尤其适合初次生产的孕妇。孕妇的意识清醒，可以进食，并且能够主动地参与产程。可以保持长时间持续的麻醉效果，导管植入孕妇的硬膜外腔后，可以随时给药，直至孩子出生再拔除。

氧化亚氮镇痛

　　氧化亚氮又称笑气，是一种无色、稍带甜味的气体，在产妇宫缩即将来临前30秒时，用力吸3～4口由50%笑气和50%氧气的混合气体，能够抑制疼痛的刺激，不引起循环和呼吸的抑制，意识清醒，因此不影响宫缩和产程。

第四章 其他分娩方式

分娩过程瞬息万变，往往在很短的时间内可以发生意外，住院分娩能及时处理在分娩过程中出现的异常情况，使母婴平安。所以每位孕妇在临近预产期时必须从思想、身体、物质三方面做好住院分娩的准备。

无痛分娩法

无痛分娩是指在产妇分娩过程中，由麻醉医师给产妇施行可控制药量的麻醉，使产妇在整个分娩过程中不痛或基本无痛的方法。

方 法

当宫口开到3厘米，产妇对疼痛的忍耐达到极限时，麻醉医生在产妇的腰部将低浓度的局麻药注入蛛网膜下腔或硬膜外腔，采用间断注药或用输挂泵自动持续给药，达到镇痛效果，镇痛可维持到分娩结束。麻醉药的浓度大约相当于剖宫产麻醉时的1/5，浓度较低，镇痛起效快，可控性强，安全性高。这种无痛分娩法是目前各大医院运用最广泛、效果比较理想的一种。

优 点

镇痛效果好，起效快，可明显减轻宫缩引起的疼痛感，尤其适合因害怕分娩疼痛而产生恐惧感的产妇。产妇清醒，可以如常进食饮水，能主动配合分娩的全过程，并能自主地掌握镇痛泵。无运动阻滞，实施后仍可下地行走，自由活动。

缺 点

因无痛分娩的技术含量高，需要由有麻醉专业技能的麻醉医生进行操作。椎管内注药镇痛法是有创性的，具有一定的操作技术风险和禁忌证，在实施前医生会把危险性与可能发生的并发症告之产妇或家属，并在征得同意后签字同意。

水中分娩法

水中分娩是一种优于产床分娩的新生法，近年来颇受众多产妇的青睐。这种分娩方式是在充满温水的分娩池中分娩，可以减少产妇在整个分娩过程中的痛楚。

减轻疼痛

分娩池温热的水可使肌肉放松，使内源性吗啡类物质如内啡肽分泌增加，使疼痛减轻；水的浮力可提高和增加会阴部和软产道的弹性，会阴切开率和会阴裂伤程度减轻；适宜的水温还可以阻断或减少疼痛信号向大脑传递，使大脑产生的痛感下降；水中还便于产妇休息和翻身，可以减少产妇在分娩过程中的阵痛。

产伤少

产妇浸泡在水中，细胞富含水分，组织弹性增加，会阴裂伤少，利于产后恢复。传统的经阴道分娩的方式，我们称之为"干生"，因为缺少产道润滑，胎儿在降生过程中阻力增大，极易引起会阴撕裂，而水下分娩的问世正好弥补了这项不足。产妇在水中待产直至分娩，产道获得了充分的润滑，生产起来当然更容易。

缩短产程

由于水波不断地轻轻撞击产妇的身体，使子宫肌肉活性增强，分娩变得更顺畅、更容易。水中分娩适宜的水温能使产妇感到镇静，促使腿部肌肉放松，宫颈扩张，产程缩短。由于分娩时间相对较短，产妇体力消耗甚小，产后恢复也明显优于其他分娩形式。

有利于新生儿

十月怀胎，胎儿在孕妇充满羊水的子宫里不断地成长，水是他生命中不可缺少的伙伴，当他离开母体后，继续接受与羊水性质相同的水质抚慰，有利于宝宝尽快适应陌生的新环境。水可以缓解胎儿出生时重力对脑细胞的冲击，水中温度与人体温度相同，宝宝离开母体进入水中，未直接与大气接触，外界给予刺激性较小。

导乐分娩法

医学界一般将有过生育经历、富有奉献精神和接生经验的女性称为"导乐"，她们专门指导产妇进行顺利自然的分娩。导乐大多从有生育经历的优秀助产士中选拔，经过特殊的课程训练上岗，"一对一"地指导产妇分娩，为产妇进行心理疏导，克服恐惧心理。孩子出生后，导乐还要对新妈妈进行产后伤口修补、母乳喂养和科学育儿等专业指导。

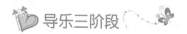
导乐三阶段

导乐分娩的过程一般可划分为三个阶段：待产期、分娩期、产后观察期。

从产妇住进医院待产开始，导乐就会陪伴在身边，向产妇介绍分娩的生理特性，并细心观察产妇出现的各种情况，以便及时通知医生进行处理。同时鼓励产妇进食，解释产妇及家属提出的问题。

进入分娩期，导乐先向主产医生介绍产妇的基本情况，协助医生做好各项准备工作。在产妇身边指导鼓励如何正确用力，不断给产妇以心理上的支持。在宫缩间隙时要喂产妇喝水、进食，以帮助产妇保持体力。

在产后观察期，导乐会陪同产妇一起回到病房，进行两小时的母婴健康观察，指导产妇并及时进行肌肤接触。

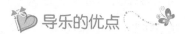
导乐的优点

因为导乐有多年的接生经验和专业的医学知识，在整个陪伴过程中，可帮助产妇及家属了解分娩过程进展情况，提供产妇各种利弊信息的选择，帮助做出正确决定，使其安全满意地完成分娩过程。和家人陪伴相比较，导乐的陪伴更专业，能更大程度地保障母婴安全。导乐可以很好地树立起产妇的自信，更为重要的是，导乐专业的指导可以使整个产程缩短，使母婴更加健康。

导乐的作用

导乐称为分娩支持专家，整个分娩过程中提供心理、生理、信息及适宜技术支持。另外，因分娩时产妇有着复杂的要求，除安全性及丈夫的关爱体贴外，更需要持续的安慰、鼓励、尊重和根据个体需要的产时保健。导乐能在关键时期以客观的态度去观察产妇，科学的方法去指导产妇，和善的言行去鼓励产妇，使产妇消除紧张恐惧感，树立正常的分娩信心。

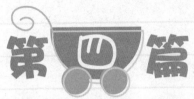

第四篇

产后保健 续说你的美丽故事

　　孕期和产后期是女性一生中非常重要的阶段。怀孕时，女性机体各个系统都会发生很大的变化。分娩以后，产妇面临生殖系统、泌尿系统、消化系统以及精神状态的恢复，面对哺乳、对新生儿护理知识贫乏、形体改变等问题，仅仅依靠自然恢复已经很难满足现代女性的需求。因此，把"被动康复"变为"主动康复"已成为现代年轻妈妈的选择。

第一章 产后的保健护理

生产到产褥期的护理保健，关系到产妇一生的健康，从产后第一时间到整个产褥期如何科学护理，对保障母婴健康至关重要。

产后安全的 3 个重要阶段

研究表明，很多妇科疾病都是因临产至产褥期间，一时的护理不当造成产妇一生的痛苦。整个生育过程是女性进行护理保健的重要阶段，由此衍生的大部分妇科疾病是完全可以预防的。

 ### 第一阶段：产后24小时

产妇锻炼盆底肌的运动可以在分娩后立即开始，刚开始做时不会有太多感觉，但应坚持做。这项运动可在床上或坐浴时进行，或在排尿时做，收缩而暂停排尿，然后放松使尿液排出，重复多次。

 ### 第二阶段：产后3天

分娩3天以后可以开始做比较正式的运动，基本姿势是：躺下，后腰向地板下压，同时吸气，然后吐气放松。刚开始重复3~4次，逐渐增加到12次，然后增加到24次。

 ### 第三阶段：检查之后

在医师的同意下，现在可以恢复运动量较大的运动，包括散步、慢跑、游泳、有氧舞蹈、骑自行车等运动，但不要操之过急。产后运动可以使腹部平坦、会阴紧缩。盆底肌运动可以避免或减轻尿失禁、盆底器官脱垂和性交困难，腹部运动可以减少背痛、静脉曲张、腿抽筋、浮肿等。定期运动可以加速子宫、腹部和骨盆各部位的受损肌肉恢复健康，并减少因缺乏运动可能造成的虚弱状态。

产后要特别注意的事

无论是顺产还是剖宫产，对于产妇来说都是极其伤害身体的，都需要产妇慢慢调理才能恢复。产妇产后护理是非常关键的，妇产科专家提出了护理中几点值得特别注意的地方，希望产妇及家人注意。

排尿、预防便秘

分娩出宝宝后不久，产妇一般尿量都较多，应尽早自解小便，以免膀胱膨胀，妨碍子宫的复原。如果产后6～8小时仍未解小便，你要设法下床排尿，也可在下腹部放一个热水袋，或用温开水缓慢冲洗外阴，并发出哗哗的流水声，以刺激和诱导排尿。

因为分娩时大多进行过灌肠，大便已排空，故产后两天内如无大便，可不必惊慌。如果由于产后卧床休息，肠蠕动减弱，加上会阴部疼痛不愿解大便，常常出现便秘现象，这就需要做好预防工作了。首先是注意饮食，多喝水，多吃富含纤维素的蔬菜、水果；其次是养成定时排便的习惯，形成条件反射，可减少排便的痛苦。

观察恶露

恶露在产后十天应该就会变得清淡，如果量一直很多，要请医师确定原因。基本上剖宫产的产妇，恶露的量会比较少、比较清淡。

护理乳房

产后如何对乳房进行护理，不妨依照以下几点试试。

◆哺乳时不要让宝宝过度牵拉乳头，每次哺乳后，用手轻轻托起乳房按摩10分钟。

◆每天至少用温水清洗乳房两次，这样不仅有利于乳房的清洁，而且能增强韧带的弹性，从而防止哺乳期乳房下垂。

◆坚持做俯卧撑等扩胸运动，使胸部肌肉发达有力，增强对乳房的支撑。

◆另外，尽早哺乳也很重要。分娩后乳房充血膨胀明显，尽早哺乳有利于刺激乳汁的分泌，使以后的母乳喂养有一个良好的开端。

剖宫产护理要点

在产后恢复上，剖宫产的妈妈总是比顺产的妈妈要慢。那么，在剖宫产后，该怎样护理才能让产后妈妈少受点罪、快点恢复呢？

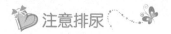 注意排尿

为了手术方便，通常在剖宫产术前要放置导尿管。术后24～48小时，麻醉药物的影响消失，膀胱肌肉才又恢复排尿功能，这时可以拔掉导尿管。只要一有尿意，就要努力自行解尿，降低导尿管保留时间过长而引起尿路细菌感染的危险性。

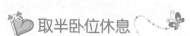 取半卧位休息

剖宫产术后的产妇身体恢复较慢，不能与阴道自然分娩者一样，在产后24小时后就可起床活动。因此，剖宫产者容易发生恶露不易排出的情况。如果采取半卧位，配合多翻身，那么就会促使恶露排出，避免恶露淤积在子宫腔内，引起感染而影响子宫复位，也利于子宫切口的愈合。

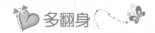 多翻身

麻醉药物可抑制肠蠕动，引起不同程度的肠胀气，因而发生腹胀。因此，产后宜多做翻身动作，促进麻痹的肠肌蠕动功能及早恢复，使肠道内的气体尽快排出。术后12小时，可泡一些番泻叶水喝，以帮助减轻腹胀。

尽早下床活动

只要体力允许，产后应该尽量早下床活动，并逐渐增加活动量。这样，不仅可增加肠蠕动的功能，促进子宫复位，而且还可避免发生肠粘连、血栓性静脉炎。

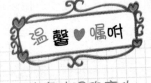

注意体温的变化

停用抗生素后可能出现低热，这通常是生殖道炎症的早期表现。如超过37.4℃，则不宜强行出院。无低热出院者，回家1周内，最好每天下午测体温一次，以便及早发现低热，及时处理。

不吃胀气食物

剖宫产术后约24小时，胃肠功能才可恢复，待胃肠功能恢复后，给予流食1天，如蛋汤、米汤、忌食牛奶、豆浆、大量蔗糖等胀气食物。肠道气体排通后，改用半流质食物1～2天，如稀粥、汤面、馄饨等，然后再转为普通饮食。

少用止痛药

剖宫产术后麻醉药的作用逐渐消失，腹部伤口的痛觉开始恢复。一般在术后数小时，伤口开始剧烈疼痛。为了能够很好休息，使身体尽快复原，可请医生在手术当天或当夜给用一些止痛药物。在此之后，对疼痛多做一些忍耐，最好不要再使用药物止痛，以免影响肠蠕动功能的恢复。一般来讲，伤口的疼痛在3天后便会自行消失。

保持阴部及切口卫生

术后2周内，避免沾湿腹部切口，全身的清洁宜采用擦浴，在此之后可以淋浴，但恶露未排干净之前一定要禁止盆浴；每天冲洗外阴1～2次，注意不要让脏水进入阴道；如果伤口发生红、肿、热、痛，不可自己随意挤压敷贴，应该及时就医，以免伤口感染迁延不愈，使整个产假都"泡"在伤口处理上。

产褥期禁止性生活

剖宫产术后100天，如果阴道不再出血，经医生检查伤口愈合情况良好，可以恢复性生活。但是，一定要采取严格的避孕措施，避免怀孕。否则，有疤痕的子宫容易在做刮宫术时发生穿孔，甚至破裂。

注意健身锻炼

剖宫产术后10天左右，如果身体恢复良好，可开始进行健身锻炼。

方法为：仰卧，两腿交替举起，先与身体垂直，后慢慢放下来。两腿分别做5次。仰卧，两臂自然放在身体两侧，屈曲抬起右腿，并使其大腿尽力靠近腹部，脚跟尽力靠近臀部。左右腿交替做，各做5次；仰卧，两膝屈曲，两臂交叉合抱在胸前，后慢慢坐成半坐位，再恢复仰卧位。仰卧，两膝屈曲，两臂上举伸直，做仰卧起坐。俯位，两腿屈向胸部，大腿与床垂直并抬起臀，胸部与床贴紧。早晚各做1次，每次做时，从2～3分钟逐渐延长到10分钟。

怎样坐月子

产妇分娩后，会经历为期6周的产褥期，也叫坐月子。这是新妈妈产后恢复的重要时期。如果护理得不好，就容易得月子病。

什么叫"月子"

月子实际上指的是产褥期。

产褥期主要是指从分娩结束到产妇身体恢复至孕前状态的一段时间。在正常的妊娠过程中，胎儿及胎盘娩出以后，子宫就要有所恢复，胎盘剥离的创面完全愈合大概需要六周的时间，因此我们就把产褥期到产后的六周，也就是说从胎儿娩出以后到产后的六周这段时间叫做产褥期，民间俗称"月子"。

坐月子的重要性

在坐月子的过程当中，实际上是产妇整个生殖系统恢复的一个过程。恢复得不好，会影响产妇的身体健康。产前孕妇担负着胎儿生长发育所需要的营养，母体的各个系统都会发生一系列的适应变化。子宫肌细胞肥大、增殖、变长，心脏负担增大，肺脏负担也随之加重，妊娠期肾脏也略有增大，输尿管增粗，肌张力减低，蠕动减弱。其他如内分泌、皮肤、骨、关节、韧带等都会发生相应改变。产后胎儿娩出，母体器官又会恢复到产前的状态。子宫、会阴、阴道的创口会愈合，子宫缩小，膈肌下降，心脏复原，被拉松弛的皮肤、关节、韧带会恢复正常。这些形态、位置和功能能否复原，则取决于产妇在坐月子时的调养保健。若养护得当，则恢复较快，且无后患；若稍有不慎，调养失宜，则恢复较慢。

保证吃好、休息好

由于分娩会给产妇的身心造成极度劳累，所以分娩后的第一件事就是让产妇美美地睡一觉，家属不要轻易去打扰她。睡足之后，应吃些营养高且易消化的食物，同时要多喝水。月子里和哺乳期都应吃高营养、高热量、易消化的食物，以促使身体迅速恢复及保证乳量充足。

尽早喂宝宝母乳

分娩后乳房充血膨胀明显，尽早哺乳有利于刺激乳汁的分泌，使以后的母乳喂养有个良好的开端；还可促进子宫收缩、复原。哺乳前后，产妇要十分注意保持双手的清洁及乳头、乳房的清洁卫生，防止发生乳腺感染和新生儿肠道感染。

早活动康复快

一般情况下，经阴道正常分娩的产妇在第二天就应当下床走动。应注意不要受凉并避免冷风直吹。也可以在医护人员指导下，每天做一些简单的锻炼或产后体操，有利于恢复，并保持良好的体形。产后1个星期，产妇可以做些轻微的家务活，如擦桌子、扫地等，但持续时间不宜过长，更不可干较重的体力活，否则易诱发子宫出血及子宫脱垂。

按时做产后检查

产后42天左右，产褥期将结束，产妇应到医院做一次产后检查，以了解身体的恢复状况。万一有异常情况，可以及时得到医生的指导和治疗。

特别注意个人卫生

月子里产妇的会阴部分泌物较多，每天应用温开水或1：5000高锰酸钾溶液清洗外阴部。勤换会阴垫并保持会阴部清洁和干燥。产后由于出汗多，要经常洗头、洗脚，勤换内衣内裤，保持体肤的清洁。洗澡以淋浴为宜。产妇"坐月子"期间，进食次数较多，吃的东西也较多，如不注意漱口刷牙，容易使口腔内细菌繁殖，发生口腔疾病。产妇每天应刷牙一两次，可选用软毛牙刷轻柔地刷动。居室内经常通风，室内温度不可太高，也不可忽高忽低。过去常有将门窗紧闭，不论何时产妇都要盖厚被的说法，这是十分危险的，尤其是在夏季，极易造成产妇中暑。

恢复性生活后要避孕

恶露未干净或产后42天以内，由于子宫内的创面尚未完全修复，所以要绝对禁止性生活。如果为了一时之欢而忘了"戒严令"，很容易造成产褥期感染，甚至造成慢性盆腔炎等不良后果。恶露干净较早的产妇，在恢复性生活时一定要采取可靠的避孕措施，因为产褥期受孕也是常见的事，应引起重视。

保养误区面面观

产妇保养存在很多误区，紧闭门窗、越晚下床越好、不能洗头洗澡、应忌口、菜越淡越好、不能刷牙等误区严重影响着产妇的身体健康，甚至容易导致产妇发生产褥感染和口腔感染等疾病。

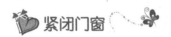 紧闭门窗

不少人以为产妇怕风，风是产妇患产后风的祸首，因而将产妇房屋的门窗紧闭，产妇则裹头扎腿，严防风袭。事实上如果室内卫生环境差、空气混浊，很容易使产妇、婴儿患上呼吸道感染。如果夏日里门窗紧闭，裹头扎腿，还会引起产妇中暑，实不可取。

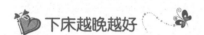 下床越晚越好

许多人认为产妇体质虚弱，需静养，就让其长期卧床，甚至连饭菜都端到床上吃。其实这种做法弊多利少。如果产后较长时间不活动，很容易使血液本来就处于高凝状态下的产妇发生下肢静脉血栓。同时，产后盆腔底部的肌肉组织也会因缺乏锻炼，托不住子宫、直肠或膀胱而膨出。产后及早下床活动不仅有利于下肢血液流速增快和恶露排出，也能使腹部肌肉得到锻炼，早日恢复原来的收缩力，从而保护了子宫、直肠和膀胱等器官。一般情况下，产后24小时就可在床上靠着坐起来，第3天便可下床行走。

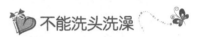 不能洗头洗澡

不少地方有这样一种习俗，产妇要在满月后才能洗头和洗澡，这是不可取的。因为产妇分娩时要出大汗，产后也常出汗，加上恶露不断排出和乳汁分泌，身体更易让病原体侵入，因此产后讲究个人卫生是十分重要的。顺产后两三天就可洗澡，但宜采用淋浴，不宜洗盆浴。

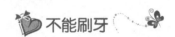 不能刷牙

产妇应比一般人更注意口腔卫生。由于产妇进餐的次数多，食物残渣存留在牙齿表面和牙缝里的机会增多，而且口腔感染还是产褥感染的来源之一，因此，许多产妇在月子里不刷牙是不对的。产妇应该每天早、晚各刷1次牙，如能在每次进餐后都刷牙、漱口，对健康更为有利。

全面忌口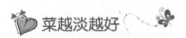

许多地方的产妇都有忌口的习惯，如牛羊肉、鱼虾类和其他腥膻之物都不准吃。其实，产后需要充足而丰富的营养素，主副食都应多样化，仅吃一两样食物是不能满足身体需要的，且不利于乳腺分泌乳汁。

菜越淡越好

在产妇产后的前几天，不让产妇吃盐，甚至饭菜内一点盐也不放。事实上，这样做只会适得其反，稍吃些盐对产妇是有益处的。由于产后出汗较多，乳腺分泌旺盛，产妇体内容易缺水和盐，因此应适量补充盐分。

汤比肉有营养

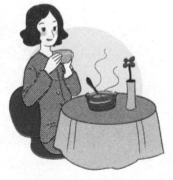

产褥期应该常喝些鸡汤、排骨汤、鱼汤和猪蹄汤，以利于泌乳，但同时也要吃些肉类。肉比汤的营养要丰富得多，那种汤比肉更有营养的说法是不科学的。

吃鸡蛋越多越好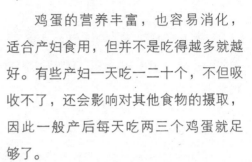

鸡蛋的营养丰富，也容易消化，适合产妇食用，但并不是吃得越多就越好。有些产妇一天吃一二十个，不但吸收不了，还会影响对其他食物的摄取，因此一般产后每天吃两三个鸡蛋就足够了。

24小时后才开奶

一些地区的产妇以为，在产后24小时后才能给新生儿喂奶，认为开奶早不好。而事实正好相反，开奶越早越好。因为婴儿吸吮乳头既可以促进乳腺分泌乳汁，又有利于子宫收缩，使子宫早日恢复，同时，新生儿也能及早得到营养丰富的初乳，可谓"一举三得"。一般情况下，产后30分钟即可哺乳。

满月就能过性生活

人们都习惯于把满月当做产妇身体完全复原的标准，所以多数夫妻在孩子刚满月时就恢复了性生活。实际上，这样做为时尚早。因为分娩对子宫内膜和阴道壁所造成的损伤，在4周内是不可能完全愈合恢复的。专家们认为，产后3个月后再恢复性生活才是安全的。

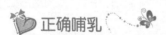

正确护理和保养乳房

产后，乳房变得非常丰满，且有了乳汁，很多妈妈面临着乳房如何清洁、如何自检及如何防止乳汁渗漏等问题。所以，哺乳期一定要注意乳房的保养，避免乳头损伤及乳腺炎的发生。

 坚持戴胸罩

从哺乳期开始，就要坚持戴胸罩。假如不戴胸罩，重量增加后的乳房会明显下垂。尤其是在工作、走路等乳房震荡大的情况下，更易加重乳房下垂。戴上胸罩，乳房有了支撑和扶托，乳房血液循环通畅，对促进乳汁的分泌和提高乳房的抗病能力都有好处，也能保护乳头不受擦伤和保持洁净。穿胸罩时，要选择大小合适、有钢托的款式，穿后整理一下，用双手将乳房周围的赘肉拢到胸罩内，使乳房看上去丰满、挺拔。

 正确哺乳

在哺乳期内，妈妈要采取正确的喂奶方法，两个乳房要交替喂奶，当宝宝只吃空一只乳房时，妈妈要将另外一侧的乳房用吸奶器吸空，保持两侧乳房大小对称。同时在喂奶时不要让宝宝牵拉乳头。在哺乳期要避免乳腺炎的发生。

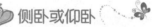 侧卧或仰卧

在睡眠的时候，最好是侧卧或仰卧，尽量不要采取俯卧的睡姿，否则容易使乳房受到挤压，引起血液循环的不畅。这样一来，就不能保证使乳腺发育的激素的运送，从而影响胸线的修复。

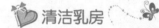 清洁乳房

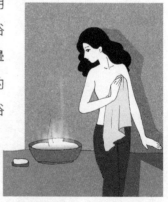

要经常用温水搭配沐浴产品清洗乳晕和乳头周边的皮肤。在沐浴的时候，注意动作要轻柔，尤其是正在哺乳和刚刚结束哺乳的女性，对于乳头皮肤的皱褶处更要清洗干净。这样一来，不仅可以保持乳房的卫生，还可以让乳房的肌肤变得结实。

经常按摩乳房

每晚临睡前或是起床前，妈妈可以躺在床上自行按摩。将一只手的食指、中指、无名指并拢，放在对侧乳房上，以乳头为中心，顺时针由乳房外缘向内侧划圈，两侧乳房各做10次。这项按摩可促进局部的血液循环，增加乳房的营养供给，并有利于刺激素的分泌。

自己常检查乳房

哺乳时因乳房胀大，常常容易忽略乳房病变，其实这个时候乳房患病的危险性并不低，因此哺乳期间，乳房检查仍有必要。另外，怀孕或哺乳期妇女也应该定期自我检查。

尤其怀孕期间，因受内分泌影响，某些乳房肿瘤可能变大，特别是腺瘤，会给妈妈造成心理上的焦虑，需要做进一步检查确诊。与繁杂的医院检查不同的是，日常生活中的自我检查显得快速而简单。

冷热交替沐浴乳房

在沐浴时，使用莲蓬头冲乳房，最好进行冷热交替喷洒，冷热的交替刺激有助于提高胸部皮肤张力，促进乳房血液循环。

吃富含雌激素食物

雌激素分泌增加时，可使乳房更加美丽。B族维生素是体内合成雌激素的必需成分，维生素E则是调节雌激素分泌的重要物质，所以富含这类营养的食物应该多吃，如瘦肉、蛋、奶、豆类、胡萝卜、莲藕、花生、麦芽、葡萄、芝麻等。

预防乳管阻塞

刚哺乳的头几周，可能发生乳管阻塞的情况。原因很可能是胀奶，胸罩太紧，或干燥的乳汁堵住了乳头所致。如果乳管堵住了，乳房会变得沉重，同时皮肤发红。使乳管通畅的办法是用胀奶的那一侧乳房哺乳，喂奶时由疼痛处的上方朝乳头的方向按摩也可以缓解。如果乳房还未通畅的话，不应再用此侧的乳房哺乳，需立即就医。

做健胸操

最有效、最经济的美乳方法首推健胸操。产后，如果及时进行胸部肌肉锻炼，能使乳房看上去坚挺、结实、丰满。健胸运动不是一日之功，需要长期坚持，效果才明显。

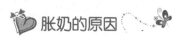

预防胀奶

不少产妇分娩后2～3天会不同程度出现奶胀的问题。为了不影响母乳喂养，一旦发生乳房胀痛，应该尽快采取有效措施。

胀奶的原因

当乳汁开始分泌时，乳房会变得比较热、重且疼痛，甚至如石头般硬。这样的肿胀是因为乳房内乳汁及结缔组织中增加的血量及水分所引起的，当产妇在婴儿出世后未及早开始哺喂母乳，或间隔时间太长才哺喂，使乳汁无法被完全移出，就会让乳房变得肿胀且疼痛。乳房也因此变硬，婴儿不易含母乳头，母亲也因为怕痛而减少喂奶次数，使得乳汁无法有效地流出，乳汁可能会因此而停流。

早开奶，勤哺乳

要预防乳房肿胀的最好方法，就是及早让婴儿开始吸吮。在出生两小时内开始哺喂母乳，可让婴儿提早吸到初乳，同时也可使喷乳反射早点产生，而使乳汁分泌较多。且勤快哺喂，以移出乳汁，可使乳腺管通畅，不易产生乳胀。

热敷

当妈妈胀奶疼痛时，可自行热敷乳房，使阻塞在乳腺中的乳块变得通畅，乳房循环也会变得好一些。注意避开乳晕和乳头部位，因为这两处的皮肤较嫩。热敷的温度不宜过热，以免烫伤皮肤。

按摩

当热敷过乳房，使血液流通后，即可按摩乳房。乳房按摩的方式有很多种，一般以双手托住单边乳房，并从乳房底部交替按摩至乳头，再将乳汁挤出在容器中的方式为主。

及时排空

哺喂时，手以C型握住乳房，先往胸壁压，再以大拇指及食指压住乳晕，挤出一些乳汁，使乳晕变软后，再让婴儿吸吮，此时婴儿较易含住乳房，能有效地吸吮。当乳房发生肿胀时，会迫及乳腺管，而使乳汁不易流出，此时，为了避免奶胀，奶水过多，应注意及时排空乳房，这样会马上消除胀感，还会感到很轻松。

注意怡养精神

产妇的身体健康与情绪好坏有极大的关系，因此产妇在月子里，一定要注意养神。异常的精神变化，不但是精神病的直接发病原因，而且往往是其他疾病的诱发原因。

保持良好精神状态

良好的精神状态，有利于疾病的治疗与康复，恶劣的精神状态，常能促使疾病恶化，严重的则可导致病人死亡。喜、怒、忧、思、悲、惊、恐七种情感活动，是人体精神的外在表现。过度的精神紧张可影响人体五脏六腑的功能和气血的运行，产后不注意精神调养，或愤怒，或悲哀，或惊恐，就会导致各种疾病发生，产妇在产褥期间保持心情愉快至关重要。

正确调节心理情绪

孕妇产后心理会发生很大的变化。伴随着精神紧张，身体劳累，面临着抚养乳婴的责任，还有对经济、健康及家庭人员关系考虑的忧虑，一时间兼有妻子、母亲、女儿和媳妇的多重身份及面对多种需要，这种角色的改变及如何扮演好各个角色，就成为心理上的极大负担。原本不起眼的因素，如周围人员的态度，举止言辞，特别是丈夫的态度，更显得尤为重要。甚至是否有人来及时看望，对新生儿关心如何，也会成为精神刺激的因素，导致精神愉悦或忧愁。

避免各种不良刺激

对外界的种种干扰因素，要能够理智地调节自己的感情，如"和喜怒，去忧悲，节思虑，防惊恐"等，除去心中种种杂念，消除或减少不良情绪对心理和生理产生的影响。家属及亲友也要采取积极的态度，避免用刺激性语言，避免产妇忧愁悲伤等现象的发生，要注意因喜男恶女或喜女恶男对产妇的刺激。若产妇本身有喜恶男孩或女孩之心，亲人应多一些劝说，使其心情舒畅，对于产妇保养精神是十分有利的。

注意会阴护理

在阴道自然分娩生产过程中，不免会阴会受伤。会阴伤口经常与产后恶露、大便、小便做伴，产后会阴的护理显得极其重要。否则，可能导致产后生殖道感染，会阴伤口愈合不良，影响今后生活。

会阴部的清洁

分娩时，由于胎儿压迫会阴部，以及医生助产时在会阴部的操作，产后会阴部常会发生充血和水肿，有的可能还有不同程度的会阴部撕裂伤或会阴侧切伤。另外，由于产后阴道内不断有恶露排出，所以，若不注意加强会阴部的护理，常易引起会阴部甚至生殖系统的感染。

产妇应注意会阴部的清洁。产后每天至少要在专用的清洁盆中清洗会阴部两次。冲洗一般用温开水即可，不需加其他药物。若有会阴部撕裂伤或会阴侧切伤口，则可用温开水或1：5000高锰酸钾溶液冲洗，并在每次大便后洗1次。每次冲洗后都要更换护垫，护垫要用经过消毒的，并要勤洗勤换。

阴道的恢复

阴道本身有一定的修复功能，产后出现的扩张现象在产后3个月即可恢复。毕竟是经过挤压撕裂，阴道中的肌肉受到损伤，所以阴道弹性的恢复需要更长的时间。产后可以通过一些锻炼来加强弹性的恢复，促进阴道紧实。

◆屏住小便：在小便的过程中，有意识地屏住小便几秒钟，中断排尿，稍停后再继续排尿。如此反复，经过一段时间的锻炼后，可以提高阴道周围肌肉的张力。

◆提肛运动：在有便意的时候，屏住大便，并做提肛运动。经常反复，可以很好地锻炼盆腔肌肉。

◆收缩运动：仰卧，放松身体，将一个手指轻轻插入阴道后，收缩阴道，夹紧阴道，持续3秒钟后，放松，反复重复几次。时间可以逐渐加长。

◆其他运动：走路时，有意识地绷紧大脚内侧及会阴部肌肉，然后放松，重复练习。

以中医经络调理

运用传统中医的经络理论和易于操作使用的简便方法，可有效地帮助产妇康复。每一位产妇可以根据自身的特点选取有效方法，既可以通过医生帮助实施，也可以自己操作使用，让"经络养生"理念和经络康复疗法为产妇保驾护航。

促进脂肪分解

孕期，母体胎盘素快速上升，大量分解脂肪供应胎儿。产后，母体胎盘素会快速下降，无法代谢体内多余脂肪。因此，产后机体摄入的营养量与自身营养需求量间存在矛盾，而运动量减少、妊娠引起的下丘脑功能紊乱等，又可引起或加剧脂肪代谢失衡，过多的脂肪就会堆积在腰腹部、臀部等部位。针灸刺激穴位，可以疏通经络，调节脂质代谢过程，促进脂肪分解和能量代谢，平稳、快速地恢复体形。

调节内分泌

孕期体内雌孕激素水平过高，产后激素水平会快速下降，易导致内分泌失衡，引起产后长时间的月经紊乱，甚至闭经。针灸可以通过调节"下丘脑-垂体-肾上腺皮质"和"交感-肾上腺皮质"两个系统，纠正内分泌紊乱，调畅气血，恢复正常生理周期。

养阴活血

孕期母体内雌孕激素的分泌增加，会促进局部的色素沉着，引发面部色斑出现或加重，甚至多年不褪。加之产后多气虚血淤，气血运行不畅，引起面色晦暗，没有光泽，加重面部色斑。针灸调节，可以益气养阴、行气活血，使面色红润，色斑减轻。

综合调节整体调理

产后调理不当，不仅会长期与腰酸背痛、腿部不适、月经不调、情志异常、面部色斑、体形肥胖等相伴，更严重的是诱发乳腺增生、子宫积瘤，甚至肿瘤等恶性病变，威胁到今后健康。针灸是一种纯天然的"绿色"健康调理方法，它疏通经络，整体调节，具有双向良性的调节作用及治疗与保健的双重功效，非常适合新妈妈在生育三个月后进行恢复性调理。

有些中药应慎用

药物对产褥期的各种生理变化有不良影响，还能通过乳汁进入婴儿的体内。小儿身体稚嫩，对药比较敏感，容易发生腹痛、腹泻、食欲缺乏、吐奶或便秘、口疮等疾患，所以产后用药要谨慎。

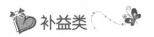 补益类

产妇不宜服用太过补益作用的中药，如人参、党参、黄芪等。人参含有多种有效成分，这些成分能对人体产生兴奋作用。人体中枢神经的兴奋作用就可导致服用者出现失眠、烦躁、心神不安等不良反应。刚刚经历分娩的新妈妈，体力消耗很大，非常需要卧床休息，如果此时服用人参，反而因兴奋难以安睡，影响精力的恢复，所以新妈妈急于用人参补身子是有害无益的。

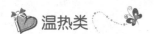 温热类

一些温性药物，可以益气养血、健脾暖胃、驱散风寒，很适宜新妈妈服用。太过热性的药物，则会伤害新妈妈的身体。因为辛辣温燥药物可助内热，而使新妈妈上火，出现口舌生疮、大便秘结或痔疮等症状。而且母体内热可通过乳汁影响到婴儿，使婴儿内热加重。同时太过温热的药物容易使新妈妈出汗增加，耗损新妈妈的身体。

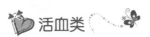 活血类

在分娩过程中，内、外生殖器的血管多有损伤，服用活血作用强的药物，有可能影响受损血管的自行愈合，造成流血不止，甚至大出血，如红花、丹参、牛膝、乳香、没药等。服用过多易促进血液循环，加速血液的流动，不利于新妈妈身体恢复。因此，在生完孩子的一个星期之内，最好不要用活血作用强的药物。可用一些柔和的活血药，利于子宫收缩，帮助排出产后宫腔内淤血，促使子宫早日复原，当归、益母草都是很好的柔和的补血活血药。

寒凉泻下类

寒凉泻下药，如大黄、牛黄、芒硝、番泻叶等，产后要慎用，因为过于寒凉泻下的药物不利于身体虚弱的新妈妈。

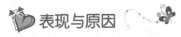

防止消化不良

消化不良是妇女产后饮食不当引起的常见病症，这种现象随着人民生活水平的提高越来越多，应引起高度重视。

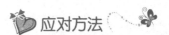

表现与原因

消化不良的主要表现为常有肠胀气、腹泻、食欲缺乏、恶心、呕吐等。产后消化不良，大多是饮食过多或不当引起的，尤其是食用油腻食物过多过饱和食用不消化食物而引起的。

妇女在产后为了弥补怀孕及分娩期间的损失，尽量恢复体能，再加上要哺乳婴儿，因此需要食用较多及营养价值较高的食物。但是，食物中的蛋白质、脂肪、糖类都是大分子物质，不能直接被人体吸收利用，必须经过消化系统的机械消化和酶的化学消化，把它们变为简单的、可溶性的氨基酸、甘油、脂肪酸及葡萄糖等小分子物质，以利于人体吸收利用。如果食用过多过饱的油腻食物和不消化食物，超过了胃肠道的消化能力，那么食物不但不能完全被吸收利用，还会增加胃肠道负担，再加上进食蔬菜水果少，产后最初几天，卧床休息多，活动少，从而易引起消化不良等病症。

应对方法

蔬菜水果中富含纤维素和果胶，可以帮助肠道蠕动，要适量食用。还可服用助消化的药物，如多酶片、乳酶生等。不能食用辛辣刺激性食品，以免对肠胃造成损害，阻碍消化吸收功能。每天饮用500毫升左右的牛奶，对产妇的消化吸收功能有一定的帮助。产妇在身体条件允许的情况下，应适当下床活动，以帮助食物的消化吸收。

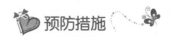

预防措施

一般情况下，产妇卧床时间较长，运动少，容易产生消化不良的现象。为防止出现消化不良，产妇要注意饮食结构的平衡，荤素搭配合理，少食油腻食品，过分油腻不仅给消化系统增加负担，同时也会影响产妇的食欲。饮食要做到少食多餐，饭菜要细软，以利于产妇的消化吸收。

第二章 产后的饮食营养

产妇产后因要弥补分娩时体力的消耗和产后出血及恶露排泄造成的身体的损失，还由于哺乳每日要分泌大量的乳汁，因此对饮食的要求就不同于往常了，既要富有营养，又要易于消化。

营养特点和要素

产后妇女处于调节自己身体，提高抵抗力，调节对外界环境适应能力的阶段，同时还要将体内的营养通过乳汁输送给婴儿，维持婴儿生长发育需要，所以说这个时期妇女自身营养状况及营养储备情况都将影响宝宝的健康。

高蛋白质

泌乳需要消耗蛋白质。婴儿对八种必需氨基酸的消耗量极大，所以母乳膳食中的蛋白质摄入是很重要的。此外，产后本身气血虚弱，也需要大量的蛋白质。蛋白质是生命的物质基础，含大量的氨基酸是恢复组织器官的物质基础，这对产后的妇女是十分必要。如小米、豆类、豆制品、瘦猪肉、牛肉、鸡蛋、鱼类，这些食物含蛋白质丰富，每日必须搭配两种。

高热量

每日所需的热量基本上与男性重体力劳动者相当，需要摄入羊肉、瘦猪肉、牛肉等动物性食品和高热量的硬果类食品，如核桃、花生、芝麻、松子等。

钙及无机盐

母乳每日消耗300毫克的钙，为减少动用母体储备的钙，必须选择含钙多的食物，如牛奶、虾皮、水产等。对于碳酸钙、乳酸钙、骨粉等一些钙制剂也可以选用。

💗 水溶性维生素

母乳膳食中的维生素B和维生素C的摄入量非常充足，原因是水溶性B族维生素和维生素C可以通过乳腺转移至母乳中，但转换率不高，约为50%。

饮食原则

十月怀胎一朝分娩，好不容易生下了宝宝，不少新妈妈开始胃口大开，家人当然也是千方百计送上好吃的。从老人家或是旁人那里听到过不少有关产妇坐月子的禁忌，不知是真还是假？究竟什么样的才适合产妇？怎么吃才是正确的呢？据营养医生推荐，新妈妈产后饮食应以"精、杂、稀、软"为主。

💗 精

产后过量的饮食除了能让产妇在孕期体重增加的基础上进一步肥胖外，对于产后的恢复并无益处。如果你是母乳喂养婴儿，奶水很多，食量可以比孕期稍增，最多增加1/5的量；如果你的奶量正好够宝宝吃，则与孕期等量也可；如果你没有奶水或是不准备母乳喂养，食量和非孕期差不多就可以了。

💗 稀

乳汁的分泌是新手妈妈产后水的需要量增加的原因之一，此外，产妇出汗较多，体表的水分挥发也大于平时。因此，产妇饮食中的水分可以多一点，如多喝汤、牛奶、粥等。

💗 杂

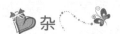

产后饮食虽有讲究，但忌口不宜过，荤素搭配还是很重要的。进食的品种越丰富，营养则越平衡越全面。除了明确对身体无益的，和吃后可能会过敏的食物外，荤素菜的品种应尽量丰富多样。

💗 软

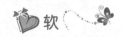

产妇的饭要煮得软一点，少吃油炸的食物，少吃坚硬的食物。因新妈妈产后由于体力透支，很多人会有牙齿松动的情况，过硬的食物一方面对牙齿不好，另外一方面也不利于消化吸收。

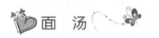

必吃的食物

产妇急需补充营养，产褥期的营养好坏，直接关系到产妇的身体康复及新生儿的健康成长。月子期的保健措施多种多样，其中最重要的一条是加强饮食营养，尤其是分娩后的几天，消化功能逐渐旺盛的情况下，更要多吃各种富于营养的食物。

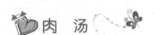

面 汤

面汤是产妇适宜的饮食，既可用挂面下汤，也可自己做细面条或薄面片下汤，再加两个鸡蛋，放些番茄，更有利于产妇补养。

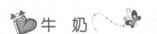

肉 汤

肉汤味鲜，刺激食欲，使乳汁分泌增多，牛肉汤，排骨汤，鸡汤皆可选用。

牛 奶

牛奶含有丰富的蛋白质和钙、磷及维生素D等，是补充体内钙质的好食品，且容易被人体吸收利用，对产妇健康的恢复及乳汁分泌很有好处。每日用量为250～500克。

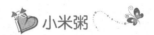

小米粥

其营养丰富，优于精粉和大米，同等重量的小米含有的铁比大米高一倍，含有维生素B_1比大米高1.5～3.5倍，维生素B_2比大米高一倍，纤维素含量比大米高2～7倍。注意应与其他米面调节食用，多样化不偏食为好，以防造成营养不良。

鲤 鱼

一些地方，妇女产后都要吃些鱼类，人们认为"鱼能撵余血"。这里的"余血"就是指恶露。在鱼类中主要是鲤鱼能促进子宫收缩，撵余血，《食疗本草》中说："鲤鱼鳞烧，烟绝，研细，用酒送服，方寸匙，约3克，可破产妇滞积压。"所以，妇女产后可适当吃些鲤鱼，或用鲤鱼鳞煅灰，用酒送服一汤匙。

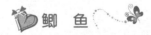

鲫 鱼

给产后妇女喝鲫鱼汤是一种很普遍的做法，鲫鱼能和中补虚，渗湿利水，温中顺气，具有消肿胀、利水、通乳之功效。产后食用能增加乳汁，并对产后血虚有一定疗效。

鸡 蛋

鸡蛋是优质蛋白食物，还含有脂肪和铁，有强身和促进乳汁分泌的作用，有利于婴儿生长发育。每日进食4～6个即可，吃太多吸收不了，不但浪费，而且易引起消化不良。

鸡蛋宜配菜炒，或做荷包蛋、鸡蛋羹等，而不宜煮吃，因这样不易消化和吸收，如果在牛奶里放鸡蛋一起食用效果更好。

一些地方在产前都要为产妇准备醪糟蛋。醪糟辛温，辛能散能行，有活血化淤的功效；温能祛寒助热，使人身体感到温暖。现代医学认为，醪糟能增强心率加快血行，扩张毛细血管，促进子宫收缩，将子宫中的淤血浊液排出体外。一般情况下，最好在产后10天内，加食醪糟蛋，因产后10天内，是子宫复原最快的时候，需要很好的收缩。

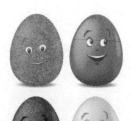
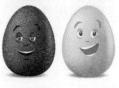

红 糖

两餐之间饮适量红糖水能补身体。红糖含的钙比白糖多2倍，铁的含量比白糖多1倍，此外，还含有胡萝卜素、维生素B_2、烟酸及微量元素锰和锌等，这些成分是怀孕和哺乳期母亲及胎儿、婴儿十分重要的营养素。此外，红糖还含有一定量的麦卤碱，能帮助子宫收缩，促进恶露排出，并有止血作用，可治疗产后出血。中医认为，红糖有补血、破淤、缓肝、健脾、去寒之功效。食用前将红糖溶于水，沉淀去除杂质煮开后食用。

蔬 菜

新鲜蔬菜中含有大量维生素、纤维素和微量元素，能防止产妇便秘。胡萝卜、番茄、菠菜、白菜、柿子椒等宜配炒瘦肉、肝或鱼虾等一起吃。

水 果

水果是含有维生素和矿物质较多的食品，能帮助消化，促进排泄，增加乳汁分泌。每日宜食200～250克。水果不伤脾胃，也不影响子宫收缩，产后吃水果对身体恢复、增加抗病能力有益。为防止过凉，可将水果在室内放一段时间再吃。

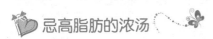

饮食五忌

分娩后，为了补充营养和有充足的奶水，常常是鸡蛋成筐，水果成箱，罐头成行，天天不离鸡，顿顿有肉汤。其实，这样大补特补，既浪费钱财，又有损于健康。

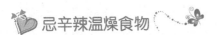

忌高脂肪的浓汤

高脂肪的浓汤，易影响食欲、体形，高脂肪也会增加乳汁的脂肪含量，新生儿、婴儿不能耐受和吸收引起腹泻。因此，产妇宜喝些有营养的荤汤和素汤，如鱼汤、蔬菜汤、面汤等，以满足母婴对各种营养素的需要。

忌辛辣温燥食物

由于辛辣温燥食物可助内热，可使产妇上火，出现口舌生疮，大便秘结等症状，可通过乳汁使婴儿内热加重。因此宜清淡，尤其在产后5～7天之内，应以软饭、蛋汤等为主，不要吃过于油腻的食物，特别应忌食大蒜、辣椒、胡椒、茴香、酒、韭菜等辛辣温燥食物。

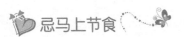

忌马上节食

这样做有伤身体。哺乳的产妇更不可节食，产后所增加的体重，主要为水分和脂肪，如哺乳，这些脂肪根本就不够。产妇还要吃钙质丰富的食物，每天最少要吸收11760千焦的热量。

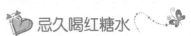

忌久喝红糖水

只要适量对产妇婴儿都有好处。产妇精力、体力消耗很大，失血较多，产后婴儿哺乳，需要丰富的碳水化合物和铁质。红糖既能补血，又能供应热量，是较好的补益佳品。久喝对子宫复原不利。因为产后10天，恶露逐渐减少，子宫收缩也逐渐恢复正常，如果久喝红糖水，红糖的活血作用会使恶露的血量增多，造成产妇继续失血。

忌滋补过度

产后为补充营养和有充足的奶水，一般都重视产后的饮食滋补。滋补过量容易导致肥胖。肥胖会使体内糖和脂肪代谢失调。此外营养太丰富，必然使奶水中的脂肪含量增多，如婴儿胃肠能够吸收也易造成肥胖；若婴儿消化能力较差，不能充分吸收，就会出现腹泻，长期慢性腹泻，还会造成营养不良。

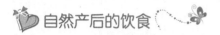

不同产妇的饮食要点

产妇在分娩时失血较多，特别是剖宫产，消耗能量很大，加之产后又有血性恶露，皮肤排泄功能也特别旺盛，出汗多，需要及时补充营养素和水分。

自然产后的饮食

阴道分娩后的产妇要多喝水，分娩当日可进食清淡、易消化的食物，第二日起，就可以吃普通的饮食了，食物应富有营养，保证足够的热量及水分。

剖宫产后的饮食

剖宫产的产妇，手术当日不进食，多用静脉输液以保证当日的入量。次日，在肠道排气之前，可进食流质或半流质，如藕粉汤、稀粥、萝卜汤、煮得较烂的面条等。不能吃甜食及牛奶等，以免引起肠胀气。一般术后第三日多数产妇已肠道排气，并已开始下地活动，此时可进食普通饮食，但要清淡，易消化，富有营养。

有的产妇知道产后营养的重要，但进食过多，营养过剩，引起产后体重过度增加、肥胖等情况发生。产后既要注意营养，饮食多样化，保证各种营养物质、维生素及矿物质及热量的供给，同时又要防止营养过度的情况发生。

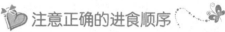

注意正确的进食顺序

产妇在进食的时候，最好按照一定的顺序进行，因为只有这样，才能更好地被人体消化吸收，更有利于产妇身体的恢复。

正确的进餐顺序应为：汤→青菜→饭→肉，半小时后再进食水果。

宜饭前先喝汤。饭后喝汤的最大问题在于冲淡食物消化所需要的胃酸。

产妇吃饭时忌一边吃饭，一边喝汤，或以汤泡饭或吃过饭后，再来一大碗汤，这样容易阻碍正常消化。

米饭、面食、肉食等淀粉及含蛋白质成分的食物则需要在胃里停留1～2小时，甚至更长的时间，所以要在汤后面吃。

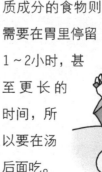
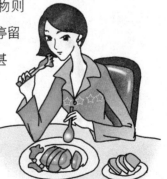

第三章 产后的身体恢复

当新的生命诞生以后，产妇就进入了产后恢复阶段。这种恢复意味着产妇自身要将因妊娠、分娩导致全身包括生殖器官的各个方面的变化复原。

了解母体产后的变化

现在你可以称为一位真正的母亲，可以享受怀抱婴儿的喜悦了。那么你知道自己的身体在这个时期将发生哪些变化吗？从胎盘娩出至产妇全身各器官恢复至正常非孕状态所需时间称为产褥期，一般为6周。

乳 房

哺乳期的乳房发育除有内分泌激素的参与外，还取决于哺乳时婴儿对乳头的吮吸刺激，由乳头而来的感觉信号经传入神经纤维抵达丘脑下部，以至垂体生乳激素释放而促进乳汁分泌。吮吸动作还可反射性引起垂体后叶释放催产素，它将刺激乳腺和腺管的肌上皮细胞收缩，以促进乳汁的流出。产妇的营养、睡眠、精神状况和健康状况也将影响乳汁的分泌。产后最初2~3天，乳房极度膨胀，静脉充盈，压痛明显，此时仅有少量初乳分泌。初乳为浑浊的淡黄色液体，内含丰富的营养成分，为新生儿理想的天然早期食物。产后4天乳房开始分泌乳汁。

子 宫

产褥期内子宫的变化最大，它将从胎盘刚娩出后的状态逐渐恢复至妊娠前子宫大小的水平。产褥第一天，子宫底平脐，以后每日下降1~2厘米。产后1周，子宫约妊娠12周大，在耻骨联合上可触摸到。产后10天，子宫下降至内盆内，腹部检查摸不到子宫底。产后6周，子宫恢复正常非孕期大，其重量也相应由分娩结束时的1000克左右降至接近非孕期的50克左右。

子宫内膜

当胎盘被排出后，子宫内原胎盘附着面立即缩小至原来的一半，约手掌大小，这样压迫血管使出血减少直至停止，后来创面坏死、组织剥脱，子宫内膜逐渐再生，产后3周子宫内膜除胎盘所在部位外均已修复完毕，而胎盘附着部位则需要6周的修复时间。

子宫颈

胎盘娩出后，子宫颈松软，壁薄皱起犹如袖口。宫颈有内口及外口之分，产后1周子宫颈内口闭合恢复至未孕状态，此时可开始外阴的"坐浴"治疗。产后4周时子宫颈完全恢复正常形态，但宫颈外口由圆形变为产后的"一"字形，这是由于分娩时宫颈损伤的缘故。若产时宫颈损伤较重，也可有不规则的形状。

阴道

分娩后阴道扩大，阴道壁肌肉松弛，张力低，阴道黏膜皱壁会因过度伸展而消失。产褥期内阴道壁肌张力逐渐恢复，但不能完全达到孕前水平。黏膜皱壁约在产后3周左右开始重新出现。产后外阴轻度水肿，在2~3天内自行消失。会阴部的轻度裂伤或会阴切口在4~5天内愈合。

其他器官

产后2~3天内，由于大量血液从子宫进入体循环，以及妊娠期间过多的组织间液的回吸收，致使血容量上升，使心脏负担加重。一般在产后3~6周恢复至孕前水平。

在妊娠期，肾盂、肾盏及输尿管均有生理性扩张，一般需3个月方可恢复正常。由于妊娠期体内留的大量水分均在产后数天由肾脏排出，故尿量明显增加。

未哺乳妇女均在产后10周左右恢复排卵，哺乳妇女可于4~6个月恢复排卵，故哺乳期妇女有受孕的可能。

腹壁皮肤受子宫膨胀的影响，肌纤维增生，弹力纤维断裂，产后腹壁松弛，至少6周后方能恢复。妊娠时出现的下腹正中线色素沉着在产褥期逐渐消退，腹壁原有的紫红色妊娠纹变白，成为永久性的白色旧妊娠纹，它将永远地证明你曾履行过做母亲的伟大职责。

自行修复阴道方法

阴道本身有一定的修复功能，产后出现的扩张现象，产后3月即可恢复，但毕竟是经过挤压撕裂，阴道中的肌肉受到损伤，所以，阴道弹性的恢复需要更长的时间。

 ### 阴道松弛的原因

阴道松弛是指盆腔肌肉群的张力下降，造成阴道周围肌肉松弛、阴道变宽。

自然分娩的妈妈，因为胎儿是经过阴道娩出，一般出生的婴儿头部的直径约有10厘米，即分娩时阴道要扩张到10厘米，经过出生孩子的挤压，阴道扩张明显，肌肉和处女膜痕受到彻底破坏，弹性明显下降。尽管从阴道分娩胎儿的妈妈阴道发生了变化，会出现不同程度的阴道松弛现象，并不代表自然分娩就是导致阴道松弛的罪魁祸首，因为妈妈在临产时盆腔的肌肉和韧带都会充分延伸，为宝宝的出生做好产道准备。所以即使进行剖宫产的妈妈，其阴道也会有松弛现象。

 ### 影响性生活质量

由于产后阴道会有不同程度的变化，使得性生活时摩擦力减弱，原有的阴道对阴茎的"紧握"能力下降，影响夫妻双方的性快感，对性生活的质量有一定的影响。只要注意产后的恢复锻炼，一般产后3个月后阴道是可以恢复到以前水平的。

 ### 加强锻炼恢复弹性

产后妈妈可以通过一些锻炼来加强弹性的恢复，促进阴道紧实。具体方法参考本书第218页"阴道的恢复"部分。

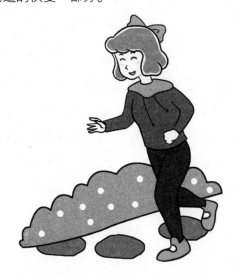

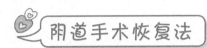

阴道手术恢复法

孕妇如果是自然生产的话，可能会造成产道的损伤，出现阴道松弛。有些体质好的人可以自行恢复，如果阴道肌肉损伤的比较严重而且不能自行恢复的，可以考虑做产后阴道缩紧整形术。

什么是阴道缩紧术

产后阴道缩紧术即大家常说的阴道缩紧术，通常三四十分钟的时间即可完成。传统的手术方法是将阴道多余的黏膜切除，然后缝紧，现在则采用只对阴道外口微创小切口切除松弛组织、对阴道内壁黏膜折叠缝合的方法将松弛阴道缝紧。一般术后需要一个月的恢复时间。

手术时间

阴道修复的目的其实是为提高性生活质量而服务的。当感觉到自己的阴道已经严重松弛，影响性生活的时候，不妨尝试一下阴道的整形手术。由于怀孕时体内孕激素和雌激素增加，以促进乳腺分泌、产道松弛、骨盆增大，为宝宝的出生做准备，所以妈妈如果准备做阴道紧缩术，应该在产后5个月后，等体内激素水平恢复到孕前状态时再进行。

对于严重的阴道松弛，或伴有阴道膨出者，可以做阴道紧缩术。手术的最佳时间应安排在月经过后7～10天内，从术前三天开始，每天用0.11%的新洁尔清洗外阴，保持阴部干燥清洁，并禁止性生活。

实施方法

阴道紧缩术在局麻下即可施行，目前所用的方法也较为简单，一般不做大量的组织切除，只需去除阴道口内3～5厘米的阴道黏膜皱襞，然后紧缩缝合黏膜即可。如果阴道口过于松弛，也可在阴道黏膜下的提肛肌上做两针褥式缝合，以紧缩阴道口，增加阴道口的紧缚能力。如果阴道口下方由于分娩造成撕裂，影响外观，在完成阴道口紧缩的同时，还可以用手术方法改善阴道外口的形态，使之变得更加美观。

走出减肥误区

生完宝宝后，相信所有的新妈妈都希望急速恢复到从前的曼妙身段，可如果一味"求瘦心切"就容易陷入一些错误的产后减肥概念中。

生完孩子就节食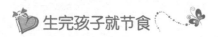

新妈妈不能盲目节食减肥。刚生产完，身体还未完全恢复到孕前的程度，加之有些新妈妈还担负繁重的哺育任务，此时正是需要补充营养的时候。产后强制节食，不仅会导致新妈妈身体恢复慢，严重的还有可能引发产后各种并发症。

贫血也要减肥

生育时失血过多，容易造成产后贫血。产后贫血的新妈妈身体恢复比较慢，如果此时又急着瘦身，不仅没有很好解决身体贫血的问题，反而更容易加重贫血的情况。

服用减肥药物

减肥药主要通过人体少吸收营养，增加排泄量，达到减肥目的，减肥药同时还会影响人体正常代谢。乳期的新妈妈服用减肥药，大部分药物会从乳汁里排出，这样就等于宝宝也跟着吃了大量药物。新生儿的肝脏解毒功能差，会造成肝功能异常。

立即做运动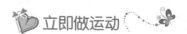

产后立即剧烈运动减肥，很可能导致身体子宫康复放慢并引起出血，严重的还会引起生产时手术断面或外阴切口再次遭受损伤。一般来说，顺产4~6周后妈妈才可以开始做产后瘦身操，剖宫产则需要6~8周或更长的恢复期，剖宫产妈妈产后运动情况会更加危险。

操之过急

产后减肥不能操之过急，月子和哺乳期间瘦身非常伤身，新妈妈必须格外注意。产后出血，气虚，气血不足，这时候最需要调养身体，补充营养，绝对不可以不顾及自己身体强行减肥。

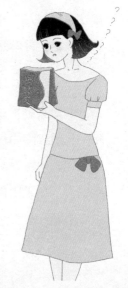

重现美丽乳房

新妈妈生完宝宝后，乳房易产生松弛、下垂的现象，究竟产后如何保养，才能让乳房重现美丽呢?产后新妈妈的乳房雕塑计划，除了依靠内衣调整胸形，适当的运动也是必不可少的。

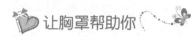 让胸罩帮助你

产后应选择棉质胸罩，以起支撑乳房和改善乳房血液循环的作用，因充满乳汁的乳房感觉沉甸甸的非常重，因此护理型胸罩需要较宽的、不会滑脱的肩带，胸罩杯应该可以通过拉链或者肩带上的钩子松开。产后妈妈就可以换上专门的哺乳文胸了，除了能让哺乳变得更为方便以外，还起到了很好的保护作用。另外，塑身文胸，既能够修饰胸部曲线，使胸部挺立，还能防止双乳下垂，建议新妈妈在月子结束后再穿着。

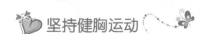 坚持健胸运动

女性生产后乳房经常出现松弛、下垂、萎缩等情况，这是很正常的。产后若及时进行胸部肌肉锻炼，能使乳房看上去坚挺、结实、丰满。健胸运动需要长期坚持，效果才明显。

◆扩胸操：平躺，两手拳心相对，持小哑铃内收至胸前，然后两臂向两侧平伸外展。动作应缓和，哑铃向胸前内收时吸气，向两侧外展时呼气。来回反复做数十次。此操可使胸肌发达，从而健美乳房。

◆胸部健美操：向前弯腰，背要挺直，双手放在膝上，上身尽量向前，收缩腹部，拉平脊椎骨。

双手握成拳头，贴紧身体，屈双臂成90°，并尽量提高。

将双臂伸直，向后用力伸展，背部要保持平直，然后复原。重复10次，一旦适应后，每日可做20次。

先用右手按摩右侧胸部，指导局部发热为止，继而用左手按摩左侧胸部。

站在空气新鲜的地方，两手抱住后脑勺，身体向左右各转90°，连续做30次。

第四章 产妇常见问题的处理

好不容易度过孕期十月，宝宝呱呱坠地后，产妇另一项重要的任务便是努力保养自己的身体，使身体的各项机能回复到产前状态。产妇在这段特殊的时间里，也容易出现疾病，要多注意。

分辨与应对产后发烧

产妇在刚生过孩子的24小时内，体温可达到38℃，这以后，任何时候的体温都应该是正常的。如有发烧，必须查清原因，适当处置。

产褥感染

产后一周内连续有两次体温升高超过38℃，并伴有腹痛、恶露变化、伤口感染等各种症状，则可能是产褥感染。它是由产后忽视个人清洁卫生引起的感染。产褥感染是产后的常见疾病，是产妇死亡的主要原因之一。因此，要注意预防和积极治疗。

泌尿系统感染

产妇在妊娠期间最容易患泌尿系统感染，如肾盂肾炎、膀胱炎等。如果在孕期未及时发现和治疗，产后容易发生泌尿系统感染，并出现发烧现象。一般热度并不高，且伴有发冷，有明显的尿频、尿急、腰痛等症状。

乳腺炎

产后发烧还常见于急性乳腺炎，这是一种由细菌感染引起的乳房急性化脓性炎症，当有乳腺管阻塞、乳汁郁积或乳头皲裂时最容易发生。急性乳腺炎多见于第一次喂奶的产妇单侧或双侧乳腺疼痛，呈持续性憋胀疼痛，同时病侧腋窝疼痛，伴有寒战、高烧，可达39～44℃以上。

防治产后出血

产后出血是分娩期严重的并发症及产妇死亡的主要原因之一。成功地预防和控制产后出血，降低其发生率，是降低孕产妇死亡率的关键。

原因及症状

产后出血的主要原因为子宫收缩乏力、软产道损伤、胎盘滞留，其次为生殖道血肿、子宫破裂或子宫内翻、胎盘植入及凝血机制障碍。其中宫缩乏力占产后出血的90%。引起宫缩乏力的危险因素有产程延长、胎盘和胎膜残留、羊膜炎、催产、先兆子痫及子痫、多胎妊娠、巨大胎儿、羊水过多、吸入性麻醉及前次产后宫缩乏力史等。

应对方法

产后出血直接危及产妇的生命安全，抢救必须争分夺秒，迅速有效地补充血容量，把握抢救时机，建立双途径静脉通路，尽可能用留置针头，密切监测生命体征变化。

产后出血易发生休克，一旦发生休克，护理人员一定要冷静、镇定，在采取保暖、吸氧、积极促子宫复旧的同时，保证抢救工作有条不紊地进行，立即急检血型，采配血，应在短时间内补足失血量，严密观察生命体征，精确测量出血量并详细做好记录。

此外，应对产后出血，可徒手按摩子宫底，刺激子宫收缩，使子宫壁血窦闭合。同时，应完善各项检查，积极预防并发症的发生。

出血停止、休克纠正后，应安慰产妇安静休息，鼓励并协助产妇进食，同时密切观察产妇的血压、脉搏、宫复情况和阴道流血量，产房观察无异常可回病房。

预防措施

为了预防产后出血，在胎盘娩出后，必须进行仔细检查胎盘或胎膜有无残留，胎膜边缘有无断裂的血管残痕，如有，应在当时取出。必须看清楚剖宫产的子宫切口切缘出血点，结扎后再缝合子宫。缝合松紧、间隔要适当，不可过紧过密。有感染可能者应予以预防性抗炎治疗。对于产后出血的妇女，最重要的是不能粗心大意，不能单纯认为出血是产后的正常现象。当发现有出血现象时，应及时去医院诊治，以防不测。

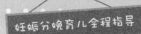
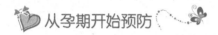产后腰痛的预防

很多妈妈产后较少活动。如果总是躺或坐在床上休养，加之体重增加，腹部赘肉增多，增大了腰部肌肉的负荷，就容易造成腰肌劳损而发生腰痛。

♥ 从孕期开始预防

均衡合理地进食，避免体重过于增加而增大腰部的负担，造成腰肌和韧带的损伤。注意充分休息，坐位时可将枕头、坐垫一类的柔软物经常垫在后腰上，使自己感到很舒服，以减轻腰部的负荷。睡眠时最好取左侧卧位、双腿屈曲，减少腰部的负担。穿轻便柔软的鞋子，注意脚后跟的保暖。不要穿高跟鞋，避免弯腰等腰部活动过大的举动。在医生指导下，孕妇可适当地做一些预防腰痛的体操。

♥ 避免经常弯腰或久站久蹲

准备一个专给宝贝换尿布或洗屁屁的台子。台子高低要适宜，最好有多个不同功用的抽屉，把经常使用的尿布、纸尿裤、爽身粉、护臀油及其他常用物品放在里面，使新妈妈不用弯腰即可伸手拿到。如果台子能与婴儿床或摇篮相连，旁边放上一把与之匹配的椅子就更好不过了。

在厨房准备一个多层架子或柜子，找到一个高度适宜层，把经常使用的喂奶用具放在里面，以妈妈伸手可及为度。如果在厨房中放一把椅子就更是一个聪明之举，可使新妈妈做家务时不用久站，利于子宫复位。

为宝贝准备睡觉的婴儿床、童车不要过低或过高，以免使新妈妈经常得弯下腰才能抱起或往下放宝贝。最好购买可以升降的婴儿床，小童车的高度也要注意方便新妈妈照料宝贝。

刚出生的宝贝需要经常洗澡，尤其是天热时。可把宝贝的洗澡浴盆放在高度适宜的茶几上或换尿布的台子上，旁边放上一把小凳子。这样，就可使新妈妈舒服地采取坐姿给宝贝洗澡，避免久蹲久站。

清理房间地板时选用长柄扫帚、拖把和扫箕，以腰不会很快产生酸痛感为宜，并每次清理时间不要过长，尤其是产后3个月内。

采取正确喂奶姿势

坐着或躺着喂奶的姿势都可以，只要自己感到姿势是轻松和舒适的。以坐在低凳上为宜，如果坐的位置较高，如坐在床边，可把一只脚放在一个脚踏上，或身体靠在椅子上。

最好在膝上放一个枕头抬高宝贝，这样还可承受重量。把宝贝放在腿上，让头枕着新妈妈的胳膊，新妈妈可舒服地用手臂托着宝贝的后背，让脸和胸靠近妈妈，下颌紧贴着乳房。

注意防护腰部

产后保持充分睡眠，经常更换卧床姿势，避免提过重的物体或将物体举得过高，不要过早跑步、走远路。经常活动腰部，使腰肌得以舒展。如果感到腰部不适，可按摩、热敷疼痛处或洗热水澡，促进血液循环，改善腰部不适感。

平时注意腰部保暖，特别是天气变化时及时添加衣物，避免受冷风吹袭，受凉会更加重疼痛。

注意劳逸结合。无法避免久站时，可交替性地让一条腿的膝盖略微弯曲，让腰部得到休息。

应注意控制体重，以免增加腰部负担，损伤腰肌。

产后也不要过早穿高跟鞋，以免增加脊柱压力，以穿布鞋为好，鞋底要柔软。

学会放松精神，紧张情绪会使血中激素增多，促发腰椎间盘肿大而致腰痛，愉快心情有助于防止腰痛发生。

每天起床后做2～3分钟的腰部运动，平时多去散步或做骑车运动，都能防止和减轻腰痛。

饮食上多吃牛奶、米糠、麸皮、胡萝卜等富含维生素C、维生素D和B族维生素食物，增加素食在饮食中的比例，避免骨质疏松而引起腰痛。

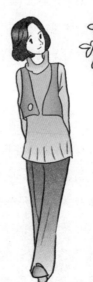

从产后2周开始，在保健医生的指导下做加强腰肌和腹肌的运动，增强腰椎的稳定性，如做仰卧起坐动作。

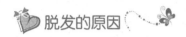

如何预防脱发

产后脱发并非个别现象，相当一部分女性在分娩之后会出现脱发，只是轻重不一。产后脱发现象主要是由于产后身体内分泌水平骤然降低所致。

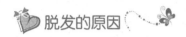

脱发的原因

头发的更新与体内雌激素水平有着密切关系。雌激素水平高，毛发更新速度就慢，雌激素水平低，毛发更新速度就快。产后脱发，其根源在于孕期激素水平的变化。怀孕后，雌激素分泌增多，导致毛发更新缓慢，很多应在孕期正常脱落的头发没有脱落，一直保存到产后。产后激素水平下降到正常，衰老的头发就纷纷脱落，造成大量脱发的现象。产后脱发是一种暂时现象，也是一种正常现象。

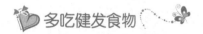

多吃健发食物

注意多吃健发的食物也是对防止产后掉发大有裨益的。应以含维生素A的铁质的食物为主，还有B族维生素、维生素F，以及碘、铜等矿物质都是必需的，含有这类成分的食物有奶制品、黄绿色的蔬菜、肝脏、蛋黄、海带等。

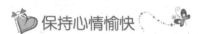

保持心情愉快

保持愉快心情是秀发恢复靓丽的法宝，尤其是出现了产后脱发的情况。首先，产后脱发是正常现象，不能精神紧张，因为紧张的情绪只能加重产后掉发的程度。要认识到产后脱发是进行新陈代谢的一个暂时的过程；其次，常用木梳梳头和用手指在头皮上进行按摩，可有助于头部血液循环，从而加速新发的生长，缓解产后掉发。

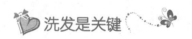

洗发是关键

产妇在产前产后都应像平时一样沐浴、洗发。洗头不仅可起到按摩作用，加速血液循环，保持头发的生长规律，还可以疏通毛孔，防止产后掉发。

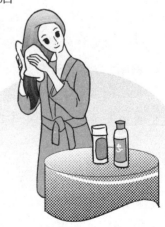

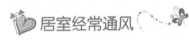

怎样预防感冒

产妇分娩后的几天内，由于出汗过多，易受风寒，极易造成感冒，对产妇和婴儿都会带来不利。那么，产妇在分娩后要如何预防感冒呢？

居室经常通风

产妇的居室应坚持每天开窗通风2～3次，每次20～30分钟，这样才能减少空气中病原微生物的滋生，防止感冒病毒感染。通风时应先将新妈妈和宝宝暂移到其他房间，避免对流风直吹而着凉。

湿度要适宜

冬天家中有暖气，应特别注意居室内的空气不能过于干燥，空气干燥容易使人口干舌燥、流鼻血、咽痛等。可在室内用加湿器或放盆水，以提高空气湿度。室内的空气湿度应保持在55%～65%。

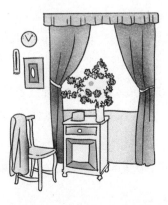

注意防寒保暖

冬天坐月子，产妇的居室既要舒适安静，又要防寒保暖。室内温度最好保持在20～24℃，如果家中没有暖气，可以开空调或电暖器保持房间里的合适温度。

均衡饮食营养

饮食要营养均衡。在冬天，产妇应适当多吃含维生素多的蔬菜水果和高蛋白食物，这些食物能促进细胞正常代谢，增强机体免疫力。还应多饮水，多排尿。

保持皮肤清洁

产妇出汗比较多，衣裤、被褥常被汗水浸湿，容易使病菌繁殖生长。因此，产妇的衣裤和被褥必须勤换勤晒，这样不仅能保持清洁，而且还能借助阳光中的紫外线杀死病菌。

避免感冒病毒感染

冬季是感冒多发的季节，在月子里，产妇应尽量少会客，以减少感染感冒病毒的机会。若家中有人患了感冒，应立即采取隔离措施，房间里还应及时用食醋熏蒸法进行空气消毒。

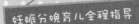
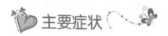

急性乳腺炎的防治

急性乳腺炎是乳房的急性化脓性感染，哺乳期女性最常见的一种疾病，特别是初产妇更容易发生，多数发生在产后1个月左右。

💗 主要症状

开始的时候病人可能有乳头皲裂，伴有刺痛；继而患侧乳房出现乳汁淤积性肿块，皮肤红肿，出现波动性疼痛，病人可以出现寒战、高热等症状；此时如果能及时治疗，使淤积的乳汁排出，乳管保持通畅，病人多能恢复至正常；如果治疗不及时，患侧乳房可以出现脓肿。脓肿可以位于乳房表浅部位，也可以位于乳房深部以及乳房后方。表浅部位的脓肿容易发现，但深部以及乳房后方的脓肿有时需要仔细检查才能发现。出现急性乳腺炎后，病人白细胞计数可以升高。

💗 应对措施

患侧乳房不宜哺乳，局部可以热敷，用不同的方法使乳汁排出通畅。初期可以用金黄散或芒硝外敷患处；另外将新鲜的仙人掌去针捣碎后，用鸡蛋清调和外敷患处也可以起到消肿止痛的功效。如果产妇出现寒战、高热等感染症状，针对致病菌多为金黄色葡萄球菌所致，可以选用青霉素、先锋霉素类以及红霉素等抗生素，进行抗感染治疗。一旦乳腺脓肿形成，应及时切开引流，排出脓液，控制感染。急性乳腺炎的病人，应注意饮食调理。

💗 预防方法

妊娠期要保持乳头清洁，有乳头内陷的要及时纠正，在妊娠的最后两个月要每天用温水清洗乳头、乳晕；佩戴大小合适的乳罩，将乳房托起，防止乳房下垂，保持良好的血液循环。

哺乳期要掌握正确的哺乳方法，一般3~4小时哺乳一次，每次15~20分钟。哺乳时应先吸净一侧再吸另一侧，两侧乳房应交替哺乳。如果乳汁过多，可用吸奶器将婴儿未吃净的乳汁及时吸出，防止乳汁淤积。另外哺乳时，应避免婴儿含着乳头入睡，因为婴儿的唾液中含有一些消化酶，能将乳汁中的蛋白质变成小的奶酪，堵塞乳管，影响乳汁的排出。

防治肛裂有诀窍

产妇发生肛裂除了因分娩时阴道扩张、撕裂累及肛门所致外，更主要是由于便秘所伤。调查资料表明产后便秘患者达76.4%，而肛裂患者中70.6%有便秘。

主要症状及原因

肛裂主要症状是便后疼痛，严重者便后疼痛持续可达数小时之久，因而使患者惧怕大便，结果粪便停留肠腔内时间更久、更干燥，下次排便更痛，形成恶性循环，苦不堪言。因此，产后要重视肛裂。

产妇便秘的原因，一方面是分娩之后长期卧床休息，很少活动、肠蠕动减慢，这都会使肠内容物易停滞在肠腔里，难以排出。另一方面是产后饮食欠得当，过多地进食精细食物，不吃或很少吃蔬菜、水果等富含纤维的食物，有些人还饮水少。这就难免要发生便秘，诱发肛裂。

预防措施

预防肛裂的发生关键在于预防便秘。产后便秘的预防在于改善饮食结构，适量多一些含维生素及纤维素多的蔬菜、水果，少吃热性辛辣的食物，以保持大便的松软。再者要多饮水，并多饮一些菜汤，增加水分及维生素。

要产后争取早期下床活动。自然分娩者产后1～2天即可下床，初起床时可以先进行一些轻微活动，如抬腿、仰卧起坐、缩肛等，对增强腹部肌力、锻炼骨盆肌肉、协助排便有益处。同时还需要养成每天定时排便的习惯。如果发生了便秘千万不要强行排便，可放入开塞露等润滑药物稍待几分钟再排便，以避免肛裂发生。肛裂发生后，每日应用1：5000高锰酸钾溶液坐浴，每日1～2次，大便后加洗1次。肛裂疼痛难忍时，可用1％的普鲁卡因局部封闭。久治不愈者，应手术治疗。

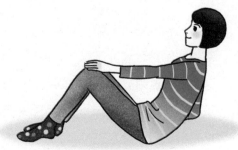

第五章 产后的性生活

产后，产妇全身各个器官和生殖系统的恢复需要一段时间。子宫一般要在产后6周才恢复到妊娠以前的大小，而胎盘附着部位的子宫内膜，在正常情况下需要6～8周才能完全恢复。因此，应经过产后检查，医生确认已恢复健康后方可同房。

何时恢复性生活

一般情况下，合适的过性生活时间在产后2个月以后。需要等待这么一段时间的理由是，女性生殖器官大约需要8周左右才能恢复正常，分娩时撑大的阴道黏膜变得很薄，容易受损伤，需要一段时间才能恢复。

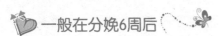 一般在分娩6周后

产后一周内连续有两次体温升高超过38℃，并伴有腹痛、恶露变化、伤口感染等各种症状，则可能是产褥感染。它是由产后忽视个人清洁卫生引起的感染。产褥感染是产后的常见疾病，是产妇死亡的主要原因之一，因此，要注意预防和积极治疗。

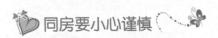 同房要小心谨慎

由于哺乳期的妈妈要哺乳和护理孩子，体力消耗较大，容易疲劳，对性生活的欲望并不强烈，所以丈夫应该体贴关爱妻子，性生活次数不宜过频。特别要提醒大家的是，尽管此时绝大多数妇女月经还没有复潮，但也会有排卵，所以从恢复性生活起就要采取可靠的避孕措施。由于月经可能还没有完全恢复，所以安全期避孕是无效的。

要采取避孕措施

产后月经的恢复每个人都不同，有早也有晚，难以预测。虽然母乳喂养的产妇月经复潮较晚，但并非全部如此，早的可在满月后即来月经，晚的要到宝宝1岁后才恢复，而且，即使母乳喂养期间也可能怀孕。

没月经也要避孕

处于产褥期的新妈妈即使没有月经，也能怀孕。因为能否怀孕，在女方来说取决于有无排卵，排卵的恢复不一定是与月经的恢复同步的，特别是在月经刚恢复的几个周期，常常是无排卵的月经周期，但也有不少人在月经恢复之前就已开始排卵，尤其是不哺乳的妇女，排卵往往恢复较早。因此，产妇在哺乳期间性交，随时都可能因已恢复排卵而受孕。

据统计，在哺乳期受孕的妇女中，有一半是月经复潮以前受孕的。所以，产后只要开始有性生活，就应当采取避孕措施。

在产后这段时间，夫妻应互相理解、体谅与合作，等待身体完全恢复后再开始性生活。值得提出的是，妻子不要因为有了孩子而冷落了丈夫，应该在保障健康的情况下，适当地安排好性生活。

不可心存侥幸心理

不少人认为产妇在哺乳期不来月经，就不会怀孕，因而根本不避孕，结果却造成了怀孕。一旦在产后短时间内怀孕，由于子宫壁肌组织尚未恢复正常，子宫很软，不易收缩，因而在做人流手术时容易引起机械性损伤、过多的出血和子宫穿孔等并发症。尤其是剖宫产手术后，子宫壁上的刀口虽然已经愈合，但因瘢痕代替了原来的肌肉组织，在人工流产中更易发生危险。因此，孕妇在产后为了调养好身体，哺养好孩子，要特别重视避孕，切不可疏忽大意或怀有侥幸的心理。

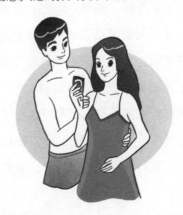

避孕方法ABC
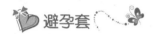

　　避孕，对于新妈妈而言迫切而且必要，产后一旦开始恢复性生活，就需要使用避孕方法。如何选择适合自己的避孕方式，安全度过以后的时期，新妈妈可根据避孕效果、安全性以及是否方便这三个原则和自己的分娩方式、是否哺乳等具体状况，来选择最佳避孕方法。

避孕套

　　◆优点：方法简单易行，可预防性病，不影响月经，也适于患急性肝炎、肾炎、心脏病、高血压、肺结核的女性。

　　◆缺点和副反应：偶有异物感；有少数女性对乳胶过敏。

　　◆注意事项：先排空囊内空气，在阴茎与女性外阴接触前套上，阴茎未软缩时将避孕套和阴茎一起取出并检查是否破裂，如有破裂应及时采取紧急避孕措施。

短效口服避孕药

　　◆优点：安全，正确服用后避孕效果好；停药后生育能力很快恢复；能预防和减少缺铁性贫血，减少经期出血量，缩短经期，治疗月经失调，使痛经减轻。

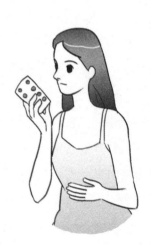

　　◆缺点和副反应：漏服影响避孕效果；服药初期有轻度的恶心、食欲不振、头晕、乏力、嗜睡、呕吐等反应，在晚饭后或睡前服用避孕药可减轻；长期服用，可能增加静脉血栓栓塞的危险；与其他药物同时服用会降低避孕效果。一般出血在服药初期，点滴或月经样出血、经量减少和停经，一般停药后自行恢复正常。有可能体重增加，但不会导致肥胖，不影响健康。

　　◆注意事项：产后6个月内的哺乳妈妈不应服用；不哺乳的妈妈可在产后21天后开始应用，应在医师指导下排除禁忌症后方采用。

复方雌孕激素

◆优点：长效、高效、可逆，用药方法简单；避免口服药物所产生的不适感；减少宫外孕、盆腔炎、贫血的发生率；能够减轻痛经症状。

◆缺点和副反应：用药初期常发生月经改变，生殖能力恢复较慢。

◆注意事项：需有医务人员注射，不能自己用药；因含雌激素，哺乳妈妈禁用。

探亲避孕药

◆优点：服用时间不受经期限制，适于短期探亲的夫妻，避孕的有效率达99%以上。

◆注意事项：可选择炔诺酮、18甲基炔诺酮、甲地孕酮事后探亲片等。

左旋诀诺孕酮

◆优点：高效、简便、安全。

◆缺点和副反应：月经周期可能提早或延迟，多次重复服用，会导致月经紊乱。

◆注意事项：服药越早效果越好，房事后尽快服1片，间隔12小时后再服1片，必须在性生活后72小时之内采取措施才有效。

单纯孕激素制剂

◆优点：不含雌激素，哺乳妈妈产后6周至6月可用；可以用于良性乳腺疾病、乳癌家族史的妈妈；可以缓解严重痛经，治疗子宫内膜异位症。

◆缺点和副反应：有恶心、呕吐、头晕等早孕反应，一般无须处理，随着用药时间的延长，可自行消失；月经周期缩短，或经期延长；个别女性注射后出现过敏反应。

◆注意事项：必须在医生指导下使用，非哺乳女性产后即可使用纯孕激素避孕药。

外用杀精剂

◆优点：使用方法简单，如果正确使用外用杀精剂，避孕效果可达95%以上。

◆缺点和副反应：少数女性可能有阴道灼热感，所以一般很少应用。

◆注意事项：性生活前5分钟，将药膜揉成团，置入阴道深处，待其溶解后即可。

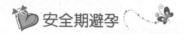
安全期避孕

◆**优点**：月经规律的妈妈可以选择安全期避孕。

◆**缺点和副反应**：这种方法并不十分可靠，失败率达20%。

◆**注意事项**：根据基础体温、宫颈黏液检查或月经周期规律来确定排卵时间；预计下次月经前14天排卵，排卵日及其前5天、后4天以外的日子为安全期。

皮下埋植

◆**优点**：长效，一次植入可避孕3～5年；可逆，取出后24小时失去避孕作用。

◆**缺点和副反应**：需手术植入和取出；可能发生头痛、月经紊乱和闭经，有0.04%的女性会发生伤口感染；体重若超过70千克，避孕有效率会降低。

◆**注意事项**：哺乳女性，在产后6周即可开始使用；若有色素沉着、痤疮、性欲改变等问题，可对症处理。

宫内节育器

◆**优点**：长效、简单，一次放置于宫腔，可避孕数年；有效期内避孕效果可靠；具有可逆性；性生活后5天内放置带铜的宫内节育器作为紧急避孕，高度有效。

◆**缺点和副反应**：月经量多，有腰酸腹坠的感觉；可能引起生殖道感染，有一定的脱落率和带器妊娠率，避孕失败的话可能发生宫外孕。

◆**注意事项**：放置前必须先确定没有怀孕；放置后一定要定期随诊，到了有效期就应当取出。适于患急性肝炎、肾炎、高血压、肺结核的女性。

输卵管绝育术

◆**优点**：安全，有效，可实现永久性避孕；可逆程度较高，复通率可达80%。

◆**缺点和副反应**：必须在医院进行手术，有一定痛苦和风险；可能发生绝育失败；如计划再妊娠，需要行复通术。

◆**注意事项**：除非有特殊情况，这个方法不作为常规避孕手段。

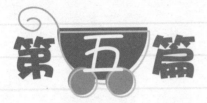

第五篇

摇篮曲 爱心浇灌幸福花

　　自从宝宝呱呱坠地，喂养就成了生活中的头等大事。年轻的妈妈由于缺乏养育经验，往往在婴儿的喂养问题上存在一定的盲从，跟着洋品牌和高价位走。其实，妈妈应该用爱心和细心来寻找适合宝宝的最佳喂养方案，这样才能培养出聪明、健康的宝宝。

第一章 出生第1个月

与母体内完全不同的外面的世界，对新生儿来说是异常陌生的，这时的孩子除了呼吸、睡觉和吃饭外，基本上什么也不能干，生命异常娇嫩，这就需要为人父母者站在人生的出发点上，为孩子设置坚实的保护屏障。

了解新生宝宝

自宝宝出生后脐带结扎起至生后28天内，称为新生儿期。这一时期的宝宝脱离母体来到一个崭新而陌生的世界，其生理调节和适应能力都不够成熟，为人父母者要详细掌握新生儿的各方面生理状况，防止发生一系列生理和病理变化。

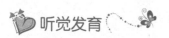 身体发育

宝宝出生体重为2500～4000克；身长达到或超过45厘米；皮下脂肪丰满，皮肤红润，胎毛较少，胎脂较少；头发呈丝样，头颅骨质硬；四肢活动活跃，哭声响亮。

听觉发育

新生儿的听觉是比较敏感的，在宝宝睡醒状态下，距其耳边10厘米处轻轻摇动有响声的小玩具，宝宝的头会转向发出响声的方向。新生儿喜欢听妈妈的声音，妈妈在喂奶或护理时，只要宝宝醒着，就要随时随地用亲切的语声和宝宝说话交谈。

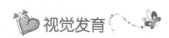 视觉发育

新生儿一出生就有视觉能力，父母可以试着让宝宝看自己的脸，因为宝宝的视焦距调节能力差，最好视聚距离是19厘米。

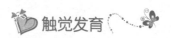 触觉发育

宝宝在胎儿期已有触觉，由于习惯于被包裹在子宫内，宝宝一出生自然喜欢紧贴着身体的温暖环境，对不同的温度、湿度、物体的质地和疼痛都有触觉感受能力，嘴唇和手是触觉最灵敏的部位。

科学喂养

1月的宝宝是最娇嫩的，是宝宝出母体后成长发育的第一阶段。民间常说"金水银水不如妈妈的奶水"，的确，母乳的价值对宝宝来说是任何其他食品都无法代替的。

母乳是天然食品

母乳中的蛋白质、脂肪、乳糖、无机盐、维生素和水分等主要成分的比例，最适合宝宝机体的需要，最易于小儿消化和吸收，并能激发良好的食欲，促进小儿的生长发育。母乳中的不饱和脂肪酸含量较高且颗粒小，易于消化，对宝宝大脑的发育非常重要。

母乳中含有母亲体内产生的抗体，通过母乳进入宝宝体内后，有助于提高免疫能力，减少患病机会。母乳中来自母体的细胞，其中约80%是巨噬细胞，能够杀死细菌、真菌和病毒。而且，母亲体内的抗体正好是针对居住环境中存在的病原的，带有这些抗体的母乳就像是为宝宝抵御环境中病原的侵害而定制的一般。

母乳喂养的宝宝消化道中存在着大量可以防止有害细菌繁殖的双歧杆菌、乳酸杆菌等有益细菌。直接来自乳房的母乳几乎是无污染的，不像奶瓶那样容易被细菌污染而导致宝宝的疾病。母乳中还含有任何配方所不能配制的至少100种成分。

掌握乳量需求

新生儿需要的乳量为：每450克体重每日需要50～80毫升。所以，一个3千克的宝宝每日需要乳量400～625毫升。你的乳房可在每次哺乳3小时后产生乳汁40～50毫升，因此，每日产奶720～950毫升是足够的。

正确抱持哺乳

每次把宝宝放到乳房上时，应力图将乳头正确地放入他的口内，只有宝宝将大部分乳晕含在口内，才能顺利地从乳房吸吮出乳汁。宝宝以吸和嗳两种活动方式，在乳晕周围形成一个密封环，只有当宝宝对乳晕后方的输乳管施加压力，乳汁才能顺利地流出来。如果乳头能正确地放入宝宝的口腔内，那么，乳头酸痛或皲裂就可以减少至最低程度。

宝宝的护理

初为人母总是令人喜悦的，然而，从此生活中就多了一份操不完的心。对宝宝一些看似平常的护理、照顾，都倾入了妈妈多少的爱，也带来相当多的麻烦。

穿衣服的方法

垫一条浴巾在宝宝身体下面，把干净的套好的衣裤展开平放在一起，然后把袖子弄成圆形，通过袖口抓住宝宝的拳头，把他的手臂带过来，再拉直衣袖。把宝宝的腿引进连衣裤的裤腿、拉直，最后系好带子或尼龙搭襻，理好衣裤的外形。

如果你给宝宝穿的内衣是套衫，那么在穿衣服时要把套衫收拢成一个圈并用你的两个拇指在衣服的领圈处撑一下，再套过宝宝的头，然后把袖口弄宽，轻轻地把宝宝的手臂牵引出来，最后把套衫往下拉平。

及时更换尿布

不管是棉质尿布还是纸尿裤，及时更换都是必需的。因为宝宝的肌肤很娇嫩，很容易受到尿液中代谢物的侵袭。如果不及时更换，就会造成皮肤发红或出现尿布疹，严重时还可能出现溃疡。

洗澡注意事项

一般洗澡可在喂奶前30分钟进行，洗澡之前最好先行排便，并在清理好后才能洗。2周以内的新生儿洗澡时，浴水不要浸湿脐部，浴后可用75％的酒精棉签蘸后清洁脐孔，预防脐部感染。

澡盆中先加凉水再加热水，总的水量约占澡盆的一半，水温应维持在38~40℃，以免烫伤或受凉。

洗澡最好在10分钟内完成，否则宝宝会因体力消耗而感到疲倦。另外要防止浴皂水入眼、入耳。

洗澡过程中，应始终注意用手掌托住宝宝头部，防止发生颈椎意外。

洗澡的时间最好在喂奶前。喂奶后洗澡不仅影响消化，也有可能造成幼儿呕吐。通常上午10：00~下午3：00间为一天最温暖的时间，最适合替宝宝沐浴。

培养良好睡眠习惯

新生儿的睡眠时间到底该多长才算正常呢？而宝宝什么时候才会一觉到天亮呢？宝宝的睡觉时间会影响妈妈的睡眠质量，因此，养成宝宝良好的睡眠的习惯，对母子两人的健康都非常重要。

环境要舒适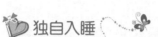

为了使宝宝能在温暖和舒适的环境中睡觉，应把宝宝放在摇篮或婴儿床里，床的两边要有保护栏。睡眠环境的温度以24～25℃，湿度60%左右为宜。不要给宝宝穿得、盖得太厚，因为婴儿头部温度比体温低3℃左右，温度较高，会使宝宝烦躁不安，从而扰乱了正常的睡眠。夜间睡眠时光线不能太过强烈，尽量营造一个柔和而安静的环境。

做好睡前准备

晚餐不要给宝宝吃得过饱或过少，以免因胃肠不适或饥饿而影响睡眠。不要过分引逗宝宝，使宝宝睡前保持情绪安定，防止疲劳和过度兴奋。睡衣宜宽松肥大，入睡前应沐浴、入厕，使宝宝感觉身体舒适与松弛。要养成宝宝有规律地睡眠。此外，妈妈可以唱着睡眠曲或轻轻拍打等，都有助于宝宝轻松入眠。

独自入睡

许多年轻父母常在不自觉中，过于呵护小宝宝，容易养成宝宝时时要人关怀的习惯，一刻也离不开妈妈，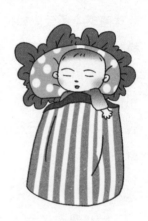使妈妈疲倦不已。最好让宝宝养成在没有人陪伴的情况下，也能独自入睡，千万不要养成非得让父母抱着才能入睡的习惯。

保证睡眠充足

宝宝的大脑尚未发育成熟，因此很容易疲劳，如果睡眠不足，就容易发生生理紊乱，从而导致食欲不佳、经常哭闹及容易生病，间接地导致头发生长不良。

妊娠分娩育儿全程指导

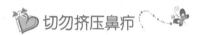
注意鼻部的护理

新生婴儿鼻黏膜柔软而富有血管，遇到轻微刺激就容易充血、水肿，使原来较狭窄的鼻腔更加狭窄而致呼吸不畅，烦躁不安。另外，鼻腔分泌物也是造成新生儿鼻堵的重要原因。

切勿挤压鼻疖

宝宝鼻疖为鼻尖或鼻前庭部毛囊或皮脂腺被葡萄球菌感染所致。如挤压鼻疖，细菌感染可经面部静脉，经过内眦静脉、眼上静脉而到达颅内海绵窦内引起颅内感染，故小儿鼻疖切勿挤压。要及时应用抗生素或局部热敷，促使疖肿消散。虽然面部危险三角的感染有一定危险性，但只要处理得当，也就不会有危险了。

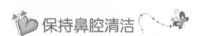
保持鼻腔清洁

防止鼻疖的根本方法是保持鼻腔清洁，要教给宝宝正确的擤鼻涕的方法，因为这是起码的自我清洁鼻腔的好习惯。如何正确擤鼻涕，这里面还有许多科学道理。那种用两个手指把鼻子捏住，然后再用力挤的做法，是极不科学的，因为本来由鼻腔冲出的气流因鼻子被捏而受阻，就会向其他方向冲击，最危险的是冲向耳咽管。耳咽管是咽部向中耳的通道，这就可能把细菌及脓等吹入中耳，引起中耳炎。

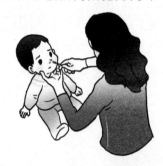

不挖鼻孔

挖鼻孔是一种不良习惯，也容易引起鼻疖，应加以纠正。小儿的鼻黏膜下血管丰富，几乎是处于暴露状态，用手给宝宝挖鼻孔时，很容易损伤黏膜，造成黏膜下血管破裂出血。同时也会把细菌或病毒带入鼻腔，造成感染。

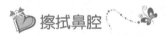
擦拭鼻腔

宝宝如自诉鼻内刺痒，家长可用消毒棉棒轻轻擦拭鼻腔。如鼻炎恢复期，鼻腔内有干痂，也可引起痒感及不适。这时不能将干痂强行剥下，这样会引起出血及新的创面，不利于鼻黏膜的恢复。应用棉签蘸生理盐水或石蜡油涂于干痂周围，待干痂被软化后再轻轻取下。

252

留意囟门的发育

新生儿的头颅，除了比成年人小之外，其头骨的结构也与成人有极大的不同。因此，爸爸妈妈在照顾新生宝宝的时候，要注意宝宝的头部发育，而囟门就更要多加留意了。

了解囟门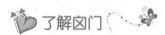

人的颅骨共由6块骨头组成，宝宝出生后由于颅骨尚未发育完全，所以骨与骨之间存在缝隙，并在头的顶部和枕后部形成两个没有骨头覆盖的区域，分别称为前囟门和后囟门。

前囟门是头颅上最大的骨缝交点，此处并无骨块存在，较其他部分略凹陷、柔软，摸上去会有轻微搏动。宝宝出生6个月后，前囟门随着颅骨缝逐渐骨化而面积变小，到1周岁，最迟不超过18个月便会闭合，为骨质所取代。

后囟门位于宝宝的脑后方，枕骨与两块顶骨之间的骨缝交点，尺寸较小，有时甚至摸不太到。后囟门在宝宝出生时已接近闭合，或仅可容纳指尖，到出生后2～4个月即会闭合。

不要随意按压头部

宝宝整个颅骨的结构在前囟门最弱，没有骨片的保护，而大脑组织就在正下面；前囟门凸出时可以用手感觉到颅内有跳动的情形，还可以感觉到好似有凹凸不平的大脑表面的脑面。妈妈们要注意不要让别人随意摸宝宝的头，千万不能用力压，否则有可能会对大脑造成损伤。

窥探囟门疾病

囟门发育变化是宝宝颅骨发育过程中的一个阶段，看上去仅方寸之地，却能反映身体内部的情况，很多儿科疾病都可引起囟门的变化。爸爸妈妈平时应避免宝宝的囟门撞击致伤，并注意囟门的变化，定期量头围，评估宝宝的头围是否在正常范围内。如果发现上述情况异常，应当及时请医生检查。

♂♀ 温馨嘱咐

导致囟门晚闭的原因

一般来说，有些疾病会影响到宝宝的囟门闭合，如佝偻病、呆小症、脑积水等；妈妈在孕期钙营养欠佳，宝宝出生时头颅骨钙化欠佳，出生时囟门过大等，其囟门的闭合可能要比正常时间晚一些。

第二章 出生第2个月

不知不觉中，宝宝已经满月了。最令父母高兴的事是，宝宝能够感受到父母的爱了！当你轻轻跟宝宝说话的时候，当你亲吻宝宝的时候，宝宝居然会摇动自己的身体，向你表达他自己的快乐。

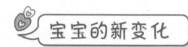

宝宝的新变化

2个月的宝宝俯卧时，头抬起来大约能支持30秒钟时间，眼睛已经能清楚地看东西，能追随活动的东西。对眼前的玩具或人脸也能目不转睛地注视，表情渐渐丰富起来。

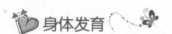

身体发育

体重：男孩约6.03千克，女孩约5.48千克；

身长：男孩约60.30厘米，女孩约58.99厘米；

头围：男孩约39.84厘米，女孩约38.67厘米；

胸围：男孩约40.10厘米，女孩约38.78厘米。

动作发育

宝宝仰卧时，大人稍拉其手，头可以自己稍用力，可以完全后仰了。他的双手从握拳姿势逐渐松开。如果给他小玩具，他可无意识地抓握片刻。要给他喂奶时，他会立即做出吸吮动作。会用小脚踢东西，也会吮吸手指。

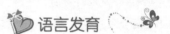

语言发育

宝宝在有人逗他时，会发笑，并能发出"啊"、"呀"的语声。如发起脾气来，哭声也会比平常大得多。这些特殊的语言是宝宝与大人的情感交流的一种表达。

感觉发育

当听到有人与他讲话或有声响时，宝宝会认真地听，并能发出咕咕的应和声，会用眼睛追随走来走去的人。见到颜色鲜艳的物品就会注意，并表现出喜悦。

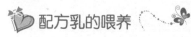

科学喂养

对2个月的宝宝来讲，仍应继续坚持纯母乳喂养。只要母乳充足，吃奶就很有规律，一般每隔3～4小时吃一次。在这段时间，注意不要让宝宝养成吃吃停停长达二三十分钟的坏毛病。

配方乳的喂养

在没有母乳的情况下，配方乳喂养是较好的选择，特别是母乳化的配方乳。虽然现在提倡母乳喂养，但是如果实在没有母乳，或者各种原因导致不能成功母乳喂养，妈妈们不要遗憾，注意配方乳喂养的细节也会让宝宝很健康。

喂养时间间隔

母乳喂养：妈妈们要有意识地将母乳喂养形成规律，约3小时左右喂一次。若宝宝吃奶40分钟仍未吃饱，或者当母乳喂养宝宝的体重不能增加时，可能是你的乳汁供应不足，可以适量增加配方乳喂养或转为配方乳喂养就可以解决。

人工喂养：当不能对2个月大的宝宝采用母乳喂养时，应每隔4小时喂奶1次，每天共喂6次。牛奶喂养的宝宝奶量每次约100毫升左右，即使吃得再多的宝宝，全天总奶量也不能超过1000毫升。如果宝宝仍吃不饱，可以加健儿粉或糕干粉，每100毫升奶中加3～5克即可，放在奶中一起熬好。

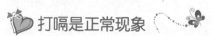

打嗝是正常现象

打嗝属于正常的生理现象，常在刚喝完奶时发生。

原因：可能是宝宝常哭闹或在喂食时吃得太急而吞入大量的空气所造成；有时肚子受寒吹风，或是吃到生冷食物等也会造成刺激而出现打嗝症状；其他较少见的原因是与胃食道逆流及疾病，如肺炎有关，或是产生于对药物的不良反应等。

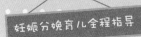
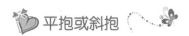

满月后的宝宝四肢仍较软，头也抬不起来，颈部、腰部也无力，要让刚刚做妈妈的将宝宝抱起来，就会感到紧张，不知从何下手。

平抱或斜抱

由于颈部和背部肌肉发育还不完善，满月的宝宝不能较长时间支撑头的重量。因此，抱宝宝的姿势是很讲究的，主要是平抱，也可采用角度较小的斜抱。平抱时让宝宝平躺在成人的怀里、斜抱时让宝宝斜躺在成人的怀里。不论是平抱或斜抱，成人的一只前臂均要托住宝宝的头部。另一只手臂则托住宝宝的臀部和腰部。对于易吐奶的宝宝则应斜抱，这样可防止吐奶或减轻吐奶的程度。

按摩好处多

按摩宝宝不仅是父母与宝宝情感沟通的桥梁，还有利于宝宝的健康。按摩宝宝具有帮助宝宝加快新陈代谢、减轻肌肉紧张等功效，还可促进对食物的消化、吸收和排泄，加快体重的增长，帮助宝宝睡眠，减少烦躁情绪等。

到户外活动

满2个月之后，宝宝的抬头能力明显地进步了。出去玩的时候，宝宝也会头直立地待上20~30分钟。这时，宝宝眼睛看东西的能力明显提高了。

户外空气浴可以使宝宝的皮肤、呼吸道黏膜接受外界空气的冷与热的刺激，这些刺激传递到大脑可提高神经中枢对体温的调节能力，并增强宝宝适应大自然和抵御疾病的能力；户外新鲜空气比室内密闭环境下的空气含氧量高，有利于宝宝呼吸系统和循环系统的发育。在接受户外空气浴的同时还可以接受紫外线的照射。这会让宝宝自身产生更多的具有活性的维生素D，这将有利于钙的吸收，避免佝偻病的发生。当然要注意避免暴晒，如果阳光较强，应该去阴凉处，或选择避开上午至下午阳光较强的一段时间，身体照样可获得紫外线。

服小儿麻痹糖丸

脊髓灰质炎俗称小儿麻痹症，是一种病残率很高、会导致儿童终生残疾的传染病，预防和控制的最有效方法是让适龄儿童服食小儿麻痹糖丸疫苗，强化免疫能力。

小儿麻痹症

小儿麻痹症是由脊髓灰质炎病毒引起的。病毒主要由饮食污染或飞沫传播，损害部位为脊髓前角的运动神经元。表现为在瘫痪前期发热3～4天后或体温下降后出现瘫痪，可为脊髓型、延髓型、脑炎型或混合型。经过1～2周进入恢复期，病肌复原，或形成持久性麻痹后遗病。

免疫程序

小儿麻痹糖丸分为红色（Ⅰ型）、黄色（Ⅱ型）、绿色（Ⅲ型）三种。口服方便，无痛苦，易被小儿接受。自出生后2个月服用第1次，3个月服用第2次，4个月时服用第3次，Ⅰ型、Ⅱ型、Ⅲ型药丸依次服用，少服1丸就是少接种一型的疫苗，所以3丸必须全部服完。以后于1岁、2岁、7岁各服1丸混合疫苗，才能取得良好的免疫效果。

糖丸服用方法

小儿麻痹活疫苗中的病毒遇热会失去作用，服用时应用冷水送服，绝对不可以用温水、温奶及母乳送服。严禁用开水化糖丸，以防病毒被烫死而失效。通常把糖丸从冷藏瓶中取出用一个小酒杯把糖丸放入杯中擀碎，马上给宝宝喂入口中，迅速咽下，再喂点凉开水，或吞服，半小时以内不能喝热水和热奶。此外，体弱、佝偻病、肺结核、营养不良等宝宝先恢复体质后再服用；发烧至37℃或腹泻时要等康复后才可服用；患各种传染病者，也要等退烧一周，身体完全恢复后才可服用。

接种注意事项

宝宝在接种脊髓灰质炎减毒活疫苗前后半小时内，不能给宝宝喂奶，也不能给宝宝吃任何其他热食物。如果宝宝在服用糖丸后吐出了全部和部分药物，那就需要请接种人员给宝宝补服1粒。

注意观察粪便

宝宝粪便的次数、性状、颜色、气味与年龄、食物的种类及其消化、吸收功能有着密切的关系，它是反映宝宝胃肠功能的一面镜子，家长可以通过观察粪便来调整宝宝的饮食。

母乳喂养的宝宝粪便

粪便呈黄色或金黄色，稠度均匀如药膏状，或有白色的颗粒，偶尔稀薄而微呈绿色，呈酸性反应，有酸味但不臭。每天排便2～4次，如果平时每天仅有1～2次大便，突然增至5～6次大便，则应考虑是否患病。如果平时大便次数较多，但小儿一般情况良好，体重不减轻而照常增加，不能认为有病。

人工喂养的宝宝粪便

以牛乳喂养的婴儿，大便色淡黄或呈土灰色，质较硬，呈中性或碱性反应。由于牛奶中的蛋白质多，故有明显的蛋白分解后的臭味。大便每天1～2次，如果增加奶中的糖量，则排便次数增加，便质柔软。

通过大便看消化

大便太臭：蛋白质吃得太多，消化不良，刚从母奶换牛奶时会有此现象；

多泡沫：糖发酵旺盛，不是毛病；

呈油状：脂肪不消化；

有凝块奶：未完全消化；

呈绿色：胃肠蠕动太快，不是毛病；

色太淡或淡黄近于白色：黄疸，赶快去看医生，婴儿的眼睛与皮肤可能有点黄；

呈黑色：胃肠道上部分出血，去看医生；

呈红色：胃肠道下部分出血，去看医生；

呈红色水果冻状：可能是肠套叠，应立即送医院。

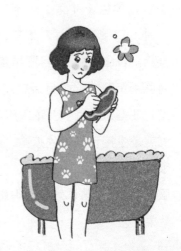

预防湿疹

湿疹发生在吃奶期的宝宝，因此，民间则多叫做"奶癣"，是婴儿最常见的皮肤病。婴儿湿疹一般在宝宝出生2个月左右才出现。

引发原因

由于婴儿的皮肤细嫩，抗病能力较差，因此很容易患各种皮肤病，但湿疹不是感染引起的。一般过敏体质是发病的主要原因，外界各种激发因素，如奶、某些药物、花粉等是发病或加剧的诱因。比如，还有的宝宝由于皮脂分泌过于旺盛，于是在头皮、眼睑、外耳道内、鼻周、耳周、股沟等处出现脂溢性湿疹，不过这种湿疹不是很痒。有的宝宝是因为衣服穿得稍多，汗液的刺激，或内衣上残留有洗涤剂，或者接触了宠物身上的绒毛，服用某种易引起过敏的药物。因此，冬春季节患湿疹的宝宝更为多见。

主要症状

湿疹初起时，其皮疹多呈对称性、弥漫性和多形性，表现为颜面皮肤的红斑、米粒样丘疹、疱疹、糜烂、渗液和结痂等，其边界不清、炎症反应明显。可遍及整个颜面部和颈部，严重的手、足和胸腹部可见到，局部皮肤有灼热感和痒感，因而患儿往往显得烦躁不安，头颈在衣领处摩擦或是用手搔抓，有的则由此而引起细菌的继发感染。有的病儿因皮疹的反复发作，可转为慢性，病程迁延数月甚至数年，其皮疹主要表现为皮肤的浸润、增厚而致皮纹粗糙，但其周围边界清楚。

处理方法

在宝宝患了湿疹后，将宝宝的指甲剪短，应尽量避免小儿用手搔抓。在穿着上，要给宝宝穿棉织品的衣服，并且勤换内衣和尿布，勤洗澡，以保持皮肤的清洁，预防细菌的感染。在洗澡时，用温热水，不要使用成人使用的肥皂，而应当选用适合宝宝的沐浴液或其他油性物质，有利于保持宝宝皮肤的弹性及湿度。然后在宝宝的患处涂抹炉甘石洗剂，以减轻宝宝的瘙痒。如果患处已经被宝宝抓破就要在患处涂抹抗生素药膏。

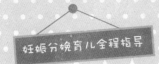

第三章 出生第3个月

3个月的宝宝已经是个有个性的小人儿了。做父母的应该通过爱抚，使宝宝感受到温暖，与宝宝进行交流。

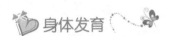 **宝宝的新变化**

当宝宝3个月的时候，已经具有婴儿的体形。这个时候，宝宝除了吃奶、睡觉和哭之外，还能够感知外界的新事物了，宝宝在身体与感觉方面都发育得很好。

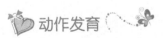 **身体发育**

体重：男孩约6.93千克，女孩约6.24千克；

身长：男孩约63.35厘米，女孩约61.53厘米；

头围：男孩约41.25厘米，女孩约39.90厘米；

胸围：男孩约41.75厘米，女孩约40.05厘米。

动作发育

宝宝的头能够随自己的意思转来转去，眼睛随着头的转动而左顾右盼。让宝宝趴在床上时，他的头已经可以稳稳当当地抬起，下颌和肩部可以离开桌面，前半身可以由两臂支撑起。当他独自躺在床上时，会把双手放在眼前观看和玩耍。

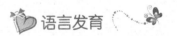 **语言发育**

3个月的宝宝在语言上有了一定的发展，逗他时会非常高兴并发出欢快的笑声，当看到妈妈时，嘴里还会不断地发出咿呀的学语声，似乎在向妈妈说着知心话。

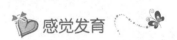 **感觉发育**

3个月的宝宝视觉有了发展，开始对颜色产生了分辨能力，对黄色最为敏感，其次是红色，见到这两种颜色的玩具很快能产生反应，对其他颜色的反应要慢一些。

科学喂养

宝宝3个月大的时候,由于身体发育迅速,各方面的营养需求也就增多,很多宝宝食欲大增,吃得比前两个月多得多。而很多妈妈只要宝宝想吃,就高高兴兴地去满足他,似乎少吃一口也"委屈"了宝宝。其实,这对宝宝的健康是非常不利的。

不宜吃得过饱

喂养过饱持续一段时间就会造成肥胖,产生脂肪的堆积,其结果是心、肝、肾同时受累。婴儿期的肥胖也是不可忽视的问题,这种肥胖会影响其一生的健康。一般来说,较长时间过量喂养,必然造成宝宝肝、肾不堪重负,最终导致厌食。

掌握一天需求量

母亲应该掌握宝宝一天的牛奶的需要量。一般在900～1000毫升足已。每日喂5～6次奶,食量小的每次喂140毫升左右,食量大的每次喂180毫升左右,再多一次也不应超过200毫升。如果宝宝仍然想吃,可适当喂些糖水或果汁,但无论如何不可以无节制地喂奶。

保证足够的维生素

维生素对于宝宝来说太重要了,因为宝宝的生长发育,离不开各种营养物质,维生素就是其中比较重要的一种。如果宝宝缺乏维生素D会出现佝偻病;缺乏维生素A会出现眼睛角膜病变,严重的会导致失明;缺乏维生素C会出现身体各处出血;缺乏B族维生素会出现神经、心脏方面的病变等。

宝宝对维生素的摄取有两个途径:一是来自母乳;二是为宝宝添加维生素制剂以及富含维生素的食物,像果汁、菜汁等。因此,用母乳喂养宝宝的妈妈们,一定要注意营养,为自己,也为宝宝摄取足够的维生素。

添加果汁、菜汁

宝宝满3个月的时候,虽然还不能正常地添加辅食,但是妈妈们最好能为宝宝添加一些果汁和菜汁,这样既满足了宝宝的维生素需求,又可以为后面宝宝添加辅食做好准备。

腹泻的护理

腹泻是宝宝常见的病症，3个月大的宝宝消化功能不成熟，发育又快，所需的热量和营养物质多，一旦喂养不当，就容易发生腹泻。

常见的腹泻原因

进食量过多或次数过多，加重了胃肠道的负担；喂养不定时，胃肠道不能形成定时分泌消化液的条件反射，致使婴儿消化功能降低等。另外，由于食物或用具污染，使婴儿吃进带细菌的食物，引起胃肠道感染；婴儿患消化道以外的病，也可以因消化功能紊乱而导致腹泻。

千万不要禁食

不论何种病因的腹泻，宝宝的消化道功能虽然降低了，但仍可消化吸收部分营养素，所以吃母乳的宝宝要继续哺喂，只要宝宝想吃，就可以喂。喝牛奶的宝宝每次奶量可以减少1/3左右，奶中稍加些水。

预防脱水

当宝宝腹泻严重，伴有呕吐、发烧、口渴、口唇发干，尿少或无尿，眼窝下陷、前囟下陷，宝宝在短期内消瘦，皮肤"发蔫"，哭而无泪等状况时，说明已经引起脱水了，应及时将病儿送到医院去治疗。

忌滥用抗生素

许多轻型腹泻不用抗生素等消炎药物治疗就可自愈；或者服用"妈妈爱"等微生态制剂、"思密达"等吸附水分的药物也很快病愈，尤其秋季腹泻因病毒感染所致，应用抗生素治疗不仅无效，反而有害；细菌性痢疾或其他细菌性腹泻，可以应用抗生素，但必须在医生指导之下治疗。

做好家庭护理

家长应仔细观察大便的形状、颜色、次数和大便量的多少；要注意腹部保暖，以减少肠蠕动，可以用毛巾裹腹部或热水袋敷腹部；注意让宝宝多休息，排便后用温水清洗臀部，防止臀红发生，应把尿布清洗干净，煮沸消毒，晒干再用。

注射百日破疫苗

百白破疫苗是将百日咳菌苗、白喉类毒素及破伤风类毒素混合制成，可以同时预防百日咳、白喉和破伤风。当宝宝已经3个月的时候，就可以带宝宝去注射第一针百白破疫苗了。

按规定接种

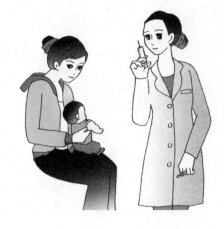

百白破疫苗必须连续打3针，即3个月时注射第1针，以后每隔1个月注射1针。3针连续注射后，才会产生足够的抗体。这些抗体只能维持一定的时间，不能终生免疫，所以在一段时期后还要打加强针。由于大年龄儿童或成人对百日咳菌苗的副反应较大，所以，7岁起加强用疫苗不再含有百日咳细菌成分，而改用白破二联制剂。

接种后的反应

宝宝在接种百白破疫苗6～10小时，在注射的针眼周围可有轻微的红肿、疼痛、发痒和硬块等局部反应。全身反应主要是体温升高，注射后数小时体温开始上升，10～16小时达高峰，24小时左右逐渐下降，一般48小时可恢复正常。部分宝宝还会出现疲倦、头痛、瞌睡或稍有烦躁不安等短暂症状，个别宝宝还有轻度的恶心、呕吐、腹泻等胃肠道症状，这些症状都属于一般反应，一般不需要特殊处理，多于1～2天消退。个别宝宝出现侧液下淋巴结肿大，大多在10余天后消失，少数宝宝消失较慢。

出现硬结的处理

因百白破疫苗含有吸附剂，疫苗接种后宝宝可能会引起局部硬结、发热等反应，一般反应2～3天内消失。对于硬结，家长可以洗干净手轻轻摸一摸，不要用力捏。如果硬结较大或红肿，可以用消毒的稍微热一点的毛巾进行热敷，每天3～4次，一周左右可恢复。

夜间喂奶须知

夜间喂奶是一件很辛苦的事情，很多做妈妈的白天辛苦地带宝宝，到了晚上好不容易可以休息一下了，宝宝偏又闹着要吃奶。于是妈妈们便在半梦半醒之间给宝宝喂奶，其实这样很容易发生意外的。所以夜间喂奶一定要注意以下几点。

不能含着奶头睡

有些妈妈为了避免宝宝哭闹影响自己的休息，一听到宝宝的哭声，就把奶头塞到宝宝的嘴里，结果是，宝宝吃着吃着就睡着了，妈妈也睡着了。这样的哺乳方式养成了不良的吃奶习惯。当妈妈熟睡的时候，又有可能堵住宝宝的鼻孔，宝宝小，没有能力挣脱，妈妈在熟睡中又不知道，就有可能造成宝宝窒息死亡。

不要躺着喂奶

有些妈妈喜欢躺着给宝宝喂奶，感觉既省力又舒服，其实这种哺乳姿势会给宝宝带来危险隐患。因为哺乳期的妈妈普遍感到疲乏，夜间躺着给宝宝喂奶时很容易睡着，此时宝宝很容易出现溢奶或鼻孔被乳房堵住发生窒息。为了培养宝宝良好的吃奶习惯，避免发生意外，在夜间给宝宝喂奶时，也应像白天那样坐起来抱着宝宝喂奶。

延长哺乳间隔时间

如果宝宝在夜间熟睡不醒，就要尽量少惊动他，把喂奶的间隔时间延长一下。一般说来，3个月左右的宝宝，一夜喂两次奶就可以了。如果发现宝宝不饿，可以通过抱、拍、唱催眠曲、换尿布或其他事情来分散宝宝的注意力，也可以让宝宝触摸妈妈的乳房，获取一些安全感。还可以试着让爸爸来安抚宝宝，这样也不会养成醒了就要吃奶的习惯。

防止宝宝着凉

许多宝宝夜间喂奶时，很容易感冒，这也是妈妈不愿夜间喂奶的一个原因。其实只要妈妈多留心，完全可以杜绝此类现象的发生。妈妈可以在给宝宝喂奶前，关上窗户，尤其是冬季更要准备好一条毛毯，将宝宝裹好。喂奶时，不要让宝宝四肢过度伸出。喂奶后，不要过早将宝宝抱入被窝，以免骤冷骤热增加感冒概率。

抚摸宝宝好处多
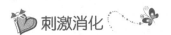

妈妈对宝宝的抚摸是一种母爱的行动，但是它所起到的作用，却大大超过母爱，它对宝宝的身体、精神的发育大有好处。

促进睡眠

睡眠是宝宝的主要"功课"之一。通过妈妈对小宝宝的抚触，会给宝宝带来一种满足感、安全感，从而使宝宝少哭闹，多安静，且更易入睡，睡得安稳，睡眠觉醒节律良好。

刺激消化

抚触具有刺激消化功能，可增进宝宝食量，促进宝宝消化吸收，同时还有诱发排便、促进排泄等效果，从而不致引起腹胀及消化不良，使宝宝发育得更好。

增强免疫力

抚触能够促进宝宝血液循环，加速新陈代谢，提高宝宝的免疫能力。实践证明，经过抚触的宝宝其耐寒力和抵抗力，均较未抚触的宝宝强。尤其是在冬天，抚触还能减少宝宝感冒、腹泻等疾病的发生概率。

爱抚的正确方法

保持房间温度要在25℃左右，并要保持一定湿度。

居室里应安静、清洁，可以播放一些轻柔的音乐，营造愉悦氛围。

最方便做抚触的时候，是在宝宝沐浴后或给宝宝穿衣服的过程中。

在做抚触前妈妈应先温暖双手，倒一些婴儿润肤油在掌心，这样妈妈很容易用手蘸取，注意不要将油直接倒在宝宝皮肤上。妈妈双手涂上足够的润肤油，轻轻在宝宝肌肤上滑动，开始时轻轻按摩，然后逐渐增加压力，让宝宝慢慢适应按摩。

爱抚的错误做法

不要在宝宝吃得不饱或过饱的时候进行，否则在抚摸时容易造成孩子腹部不舒服。

对新生儿，每次按摩15分钟即可，稍大一点的宝宝，约需20分钟，最多不超过30分钟。一般每天进行3次。一旦宝宝开始出现疲倦、不配合的时候，就应立即停止。

此外，在脐痂未脱落前不要按摩。

第四章　出生第4个月

4个月的宝宝显得很懂事了，喜欢让人抱，会把头转来转去地找人，如没人在身边会不高兴，会又哭又闹。同时，宝宝做动作的姿势较前熟练了。

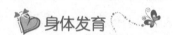

宝宝的新变化

宝宝到第4个月末时，后囟门将闭合；头看起来仍然较大，这是因为头部的生长速度比身体其他部位快，这十分正常；他的身体很快可以赶上。

身体发育

体重：男孩约7.52千克，女孩约6.87千克；
身长：男孩约65.46厘米，女孩约63.88厘米；
头围：男孩约42.30厘米，女孩约41.20厘米；
胸围：男孩约42.68厘米，女孩约41.60厘米。

语言发育

这个时期的宝宝在语言发育和感情交流上进步较快。高兴时，会大声笑，声音清脆悦耳。当有人与他讲话时，他会发出咯咯咕咕的声音，好像在跟你对话。

动作发育

4个月的宝宝做动作的姿势较前熟练了，而且能够呈对称性。抱在怀里时，宝宝的头能稳稳地直立起来。俯卧时，能把头抬起并和肩胛成90°角。扶立时两腿能支撑着身体。

感觉发育

4个月的宝宝对周围的事物有较大的兴趣，喜欢和别人一起玩耍。能识别自己的母亲和面庞熟悉的人以及经常玩的玩具。他开始慢慢会区别颜色，对远近目标聚焦的能力接近成人，目光会跟踪室内走动的人。

科学喂养

这个月，宝宝的活动力增大了，食量开始增加，若只是哺育牛奶或母乳，对宝宝而言是不够的。还有，宝宝从4个月起，口中的唾液淀粉酶以及胰脏淀粉酶分泌急速增加，正是添加副食品的好时机。

以母乳为主

母乳是宝宝最好的食品，新生宝宝必须保证4个月的全母乳喂养。这因为母乳中含有宝宝出生后4～6个月内生长发育所需的全部营养物质，如适合新生宝宝的蛋白质、脂肪、乳糖、盐、钙、磷、足量的维生素、足够的铁等；母乳尤其是初乳含有丰富的抗感染物质，这些物质能保护宝宝少得疾病；而且母乳中的某些物质是宝宝脑神经细胞发育所必需的，有利于宝宝智力的发展。

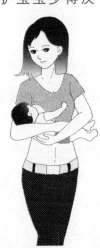

添加辅食

4个月的宝宝除了吃奶以外，要逐渐增加半流质的食物，为以后吃固体食物做准备。

宝宝随年龄增长，胃里分泌的消化酶类增多，可以食用一些淀粉类半流质食物，先从1～2匙开始，以后逐渐增加。若宝宝不爱吃就不要喂，千万不能勉强。加大米粥等食物的那一餐，可以停喂一次糕干粉。还可以做一些菜泥和水果泥喂宝宝。

确定喂哺时间

喂养时间可选择在上午6点、10点，下午2点、6点、晚上10点，夜间可以不喂食。

钙片一天可喂3次，每次2片。鱼肝油一天喂2次，每次2～3滴。该月龄宝宝的食谱可参照如下标准制作。

早晨6点：母乳或牛奶；

上午9点：蒸鸡蛋羹；

中午12点：母乳或牛奶；

下午3点：水果泥、果汁；

下午5点：粥加碎菜、鱼泥或肝泥、肉末；

晚上8点：母乳或牛奶；

晚上11点：母乳或牛奶，夜间停喂。

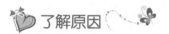
宝宝哭闹为哪般

啼哭，是宝宝独特的语言，又是某些疾病的信号。做母亲的要从宝宝的哇哇哭声中知道宝宝的饥饱、寒热、喜怒痒痛，这就需要懂得和掌握一些常识，了解宝宝哭闹的原因。那种宝宝一哭就喂奶的做法是不科学的。

了解原因

正常的哭，声音洪亮而有节律，伴有泪水滚滚，有时甚至哭过就露出笑容，笑过又哭。一般由饥饿、口渴、冷热、尿布潮湿、心中不悦、困倦等引起啼哭后，只要满足要求，哭声就会停止。

病痛而哭，哭声微弱、漫长，还带有呻吟的调子。若有举手、搔头、弄耳、哭声不高的情形，可能是头痛或耳痛；若哭声尖锐，急促地反复哭闹，可能是腹痛或被蚊虫叮咬；若哭声短、强，哭时伴随着喘气，可能是胸部疼痛；若宝宝哭时手脚不动，一动就大声哭叫，可能是关节痛；若偶尔尖声呼叫或小声呻吟，便是病得较厉害了，应立即就医。

一般哭闹的处理

◆抱起宝宝：无论宝宝哭的原因是什么，一个温暖而舒服的拥抱，能够让他有安全感，可能会停止哭声。

◆给宝宝喂奶：这是一个很重要而且很有效的哄宝宝的方法。

◆移动宝宝：宝宝都喜欢重复有节奏的动作，例如摇摆、跳舞等。许多父母开始都会本能地摇摆宝宝哄他，因为这招十分有效。

◆按摩：宝宝都喜欢被抚摸和轻拍，所以按摩也是其中一种很好的哄宝宝的方法。而其中一种就是轻轻而且有节奏地轻拍宝宝的小屁屁。

特殊情况下的措施

如果宝宝啼哭，经抱起哺乳、哄逗、更换尿布等相应处理后，仍啼哭不止，身上又未见到异物和蚊虫叮咬的现象，母亲就要认真察看，及时发现问题所在，自己不能处理时，要立即到医院进行诊疗。

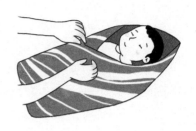

选择合适的枕头与睡袋

睡眠，在人的生命过程中占有非常重要的地位。对宝宝更是如此。宝宝香甜安稳的睡眠，将给宝宝的身心发育带来非常好的帮助和影响。那么怎么选择寝具呢？

使用枕头的时间

刚出生的宝宝平躺睡觉时，背和后脑勺在同一水平面，颈、背部肌肉自然松弛，而且宝宝头偏大，几乎与肩同宽，侧卧时也很自然。3个月后，婴儿的脊柱开始弯曲，颈部向前弯曲，胸部渐渐向后弯曲，躯干长势远比头要快，肩也渐渐比头宽出许多。此时婴儿睡枕头可将头部稍垫高些，仍可保持头、颈、胸同处在一个平面上，使婴儿睡得舒服，同时头在枕头上便于转动，头和肩保持平衡。故适时地使用枕头，有利于婴儿的发育。宝宝枕头做成3厘米高、15厘米宽、30厘米长较合适。

选择枕头的方法

在给宝宝挑选枕头时，应选择荞麦皮、灯芯草、蒲绒等材料填充的，此枕芯透气、吸湿性好、软硬适中。如枕头过软，容易导致宝宝窒息，而过硬又不适合宝宝颅骨柔软的特点，容易导致宝宝头颅变形。枕套应以纯棉布的为最优。宝宝的枕头要经常在太阳底下晾晒，定期更换，枕套也要经常换洗，保持干爽。

选择睡袋原则

为防止宝宝因为踢掉被子而着凉，不少家长都选用儿童睡袋。选用睡袋，也一定要讲究方法。

睡袋一定要宽松，睡袋的长度和宽度都要足够，不要妨碍宝宝的肢体发育。同时，最好选用棉质睡袋，这样透气性比较好。家长要注意睡袋缝线，如有问题的话就可能缠绕宝宝的手指脚趾，如有开线，宝宝小手小脚插进去出不来也是不安全的。此外，宝宝睡在睡袋里面更要注意安全，千万不要让宝宝的头蒙在睡袋里面。

选择睡袋时，一定要仔细看好睡袋的做工，闻闻睡袋的气味，如果觉得刺鼻的、有怪味的都建议放弃购买。不管你选择了什么样的睡袋，买回家后都要先将睡袋洗一遍，充分晒干后再给宝宝用。

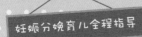

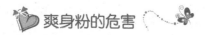

女婴应慎用爽身粉

夏天，小宝宝洗完澡，全身扑上香喷喷的爽身粉，滑滑的，好舒服，浴后扑粉是大多数家庭的习惯。但是，许多家长不知，使用爽身粉会不知不觉中对宝宝造成伤害，尤其是女宝宝。

爽身粉的危害

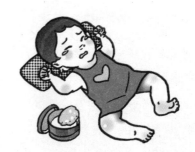

首先，爽身粉的主要成分是滑石粉，而滑石粉中含有不可分离的铅，铅进入宝宝体内不能很快被排泄。

其次，爽身粉含有氧化镁、硫酸镁，容易侵入呼吸道。因宝宝的呼吸道发育尚不完善，即使吸入量少也不能靠自身功能排除。如果吸入量多，侵入支气管破坏气管的纤毛运动，就会降低防御力，容易诱发呼吸道感染。

此外，爽身粉剂容易吸水，吸水后形成颗粒状物质，导致皮肤发红糜烂。假如爽身粉扑在宝宝屁股上，尿湿后，就会阻塞汗腺，导致摩擦发红，甚至产生皮疹。

使用注意事项

女婴最好不要将爽身粉扑在大腿内侧、外阴部、下腹部等处。据调查表明，女性长期使用爽身粉，卵巢癌的发病危险增加3.88倍。

爽身粉怎么会与卵巢癌有关系呢？这与女性的身体结构有关。因为女性的盆腔与外界是相通的，尤其是妇女的内生殖器官与外界直接相通。外界环境中的粉尘、颗粒均可通过外阴、阴道、宫颈、宫腔、开放的输卵管进入到腹腔，并且附着在卵巢的表面，这样就会刺激卵巢上皮细胞增生，进而诱发卵巢癌。爽身粉的主要成分是滑石粉，由于爽身粉的颗粒很小，在往女孩的腹部、臀部及大腿内侧等处涂擦时，粉尘极易通过外阴进入阴道深处，造成不良的后果。

预防宝宝呼吸道疾病

呼吸道疾病是宝宝的常见病、多发病，它严重地影响了宝宝的生长发育。如何进行呼吸道疾病的预防很重要。

 ### 增减衣物宜勤

宝宝合理的穿衣是预防呼吸道疾病的重要环节。衣物对宝宝来说是起到保暖的作用，但并不是穿得越多越好。宝宝的穿衣量不宜太多，而且衣服不能穿得太紧，要宽松，有适当的厚度，便于宝宝活动。同时要根据环境的温度变化，比如由室内到户外、从户外到室内或随气温变化，及时增减衣服来避免宝宝受凉。

 ### 注意饮食卫生

饮食可以用来补充宝宝的热量，提高机体的防寒能力。给宝宝的食物最好是现烧现吃，尽量不要给宝宝吃隔日剩下的食物，或外卖的熟食。宝宝要勤洗手。喂养宝宝的妈妈或其他人在喂宝宝食物前，都要洗手，避免将细菌、病毒带给宝宝。

 ### 室内通风干燥

细菌和病毒无处不在，请不要以为是冬季气温低，就放松警惕。爸爸妈妈在回家后的第一件事情就是及时换外套、鞋子，以避免将外界接触的细菌、病毒传染给宝宝。如果父母感冒，最好不要接近宝宝，可由其他家人照顾宝宝。如果必须照顾宝宝，在接触宝宝前，最好戴口罩，并洗手。冬季很多家庭使用暖气和空调，这时要特别注意房间的开窗、通风工作，保持屋内空气的清新、干燥。每天至少要开窗2次，早上起床后、晚上睡觉前，每次通风20～40分钟。

 ### 多到户外活动

其实每个宝宝的机体都有对冷热的调节能力、御寒能力。多带宝宝去户外活动，通过呼入冷空气、皮肤接触冷空气，可启动宝宝自身对冷热的调节功能，增强抵抗力。因此在气温不是很冷的日子里，建议不要让宝宝戴口罩、戴手套出门，可让宝宝的皮肤与冷空气有适当的接触。

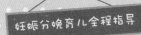

第五章 出生第5个月

从第5个月开始，宝宝的力气增大了，身体的运动能力也增强了，宝宝变得越来越活泼。做父母的应该注意到宝宝的变化，同时有意识地激发宝宝的快乐情绪，为培养一个乐观，健康的宝宝做准备。

宝宝的新变化

当宝宝到了第5个月的时候，身体各方面的已经呈现出快速发育的状态了。宝宝的体重增加得很快，抱在手里沉甸甸的；宝宝喜欢重复某一动作，甚至知道区别亲人和陌生人了。

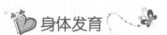
身体发育

体重：男孩约7.97千克，女孩约7.35千克；

身长：男孩约66.76厘米，女孩约65.90厘米；

头围：男孩约43.10厘米，女孩约41.90厘米；

胸围：男孩约43.40厘米，女孩约42.05厘米。

语言发育

此时，宝宝不仅注意你说话的方式，也会注意到你发出每个音节。宝宝开始用母语的许多节律和特征咿呀学语，尽管听起来像胡言乱语，但如果你仔细听，你会发现他会升高和降低声音，好像在发言或者询问一些问题。

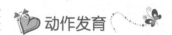
动作发育

5个月的宝宝懂事多了，会用一只手够自己想要的玩具，并能抓住玩具，但准确度还不够，往往一个动作需反复好几次。洗澡时很听话并且还会打水玩。玩玩具的时候，如果玩具掉在地上，他会用目光追随掉落的玩具。宝宝还有个特点，就是不厌其烦地重复某一动作，比如常把一件东西拉到身边，推开，再拉回，重复此动作。这是宝宝在显示他的能力。

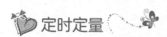

科学喂养

在宝宝5个月的时候，随着他们不断长大，吃奶间隔就会越来越长。这时，父母应该对宝宝进行有规律的喂养，从这个时候起，你就可以训练你的宝宝，吃饱了以后就能和父母一样睡上一整夜。

定时定量

宝宝在一定的时间会产生饥饿感，胃肠内会产生大量的消化液，而使吃进的食物能顺利地消化和被吸收。什么时候吃饭、排便、睡眠都是人类的一种生物本能，但这些活动会受到社会生活环境的制约，更多地受时间的影响，也就是受"生物钟"的影响。帮助宝宝建立正常规律的饮食"生物钟"，不但对宝宝的健康有利，同时也可以帮助宝宝将来更好地适应幼儿园、学校的集体生活。

白天固定饮食

如果白天宝宝吃过奶以后就睡着了，4小时以后还没有醒，妈妈就应该把他叫醒，这就是在帮助宝宝养成固定的白天饮食习惯。即使宝宝吃过奶以后在睡觉期间哼唧两声，妈妈也应该忍耐几分钟。假如宝宝真的醒了而且哭闹，可以给他一个橡胶奶嘴哄哄他，以便他能有机会再次入睡。这就是帮助宝宝适应更长的吃奶间隔。

不喜欢牛奶的原因

宝宝厌食牛奶的现象一般是由于牛奶喝得过多所致。很多家长往往按书本或奶粉罐上的说明喂宝宝，每次喂奶只要奶瓶里的奶没吃完，千方百计也要把剩的一点儿喂完，殊不知每个宝宝均有自己的"饭量"，长时间喝牛奶，会增加肠胃的消化负担，肝脏和肾脏就会因疲劳而"罢工"，宝宝就会突然不愿意喝牛奶，而喜欢吃易于消化的果汁和水。厌食牛奶的宝宝，除吃奶时情绪不好以外，其他时候完全正常。由此来看，宝宝厌食牛奶并不是一种疾病。

宝宝的护理

宝宝在3岁以前长出的牙齿被称为乳牙。由于受遗传、性别、种族等遗传因素以及气温、营养、疾病等环境因素的影响，每个宝宝出牙的萌出时间不尽相同，一般来说，宝宝5个月的时候，就开始长出第一颗乳牙。那么，保护宝宝的乳牙，父母应该怎么做呢？

确保足够营养

宝宝乳牙的生长需要充足的热量、蛋白质、钙、磷及维生素A、维生素D、维生素C和氟等。钙、磷是牙骨质的主要成分，如钙、磷及维生素D摄入不足，会影响牙齿的正常形态和结构；如果长期缺乏维生素A、维生素C，牙齿会长得稀疏、短小，或者横七竖八，里进外出。所以，在宝宝出牙期，要注意营养，不断补充牙齿需要的钙、磷，而且要注意补充维生素D，在4~6月要给宝宝服维生素D和钙片，饮食中注意加蛋黄、菜泥、果泥、鱼泥、肉泥、骨头汤、烂面条、饼干、馒头片等。

采取正确姿势哺乳

人工喂养时，宝宝吃奶的姿势、奶瓶的位置、奶嘴孔大小，都对牙齿发育影响很大。妈妈一定要注意采取正确姿势，使宝宝吮吸时下颌前伸运动近似于吮吸母乳，不影响下颌骨正常发育，避免引起宝宝牙颌畸形。

注重口腔卫生

乳牙阶段是宝宝生长发育的重要时期，也是龋齿好发时期，从口腔卫生角度要求，宝宝从小就要清洁口腔，由于口腔细菌从人的婴幼儿时期起，就在口腔内生长繁殖。其做法是，用消过毒的干净纱布蘸淡盐水，轻擦宝宝的口腔牙床。另外，每次喝完奶后，再给他喝一些清水，冲洗口腔，减少食物残渣的存留。不要让宝宝含着奶头睡眠，以最大限度地减少形成蛀牙的隐患。

关注出牙症状

有些小儿在出牙时会轻度发烧，流口水，易烦躁，不想吃东西或爱咬奶头、奶嘴，咬玩具等，这种反应主要由出牙对口腔黏膜的机械刺激所引起，一般不需要专门治疗，待牙齿长出来后，症状会自然消失。

注意给宝宝补铁

宝宝5个月的时候，生长发育特别快，这样新陈代谢的速度也快，如果父母不引起注意就会导致宝宝体内缺铁。因为这个时候宝宝体内储备的铁即将耗尽，应该开始补铁，以防缺铁性贫血的发生。

缺铁症状

面色苍白贫血，反应迟钝；

反复呼吸道感染，免疫力低下；

白天烦躁，坐立不安，经常哭闹；

注意力不集中，多动，脾气急躁。

以上症状出现1～2项，需要咨询保育专家并补充铁；出现2～4项，需要专业机构诊治并补充铁。

吃富铁食物

在宝宝体内，铁的来源很大程度上依赖于食物。食物中的铁有两个来源，一种是血红素铁，它来自于含动物蛋白质高的食物，如瘦肉、动物肝脏、动物血和鱼等，这些食物不仅含铁量高，而且在吸收过程中不受膳食中其他食物的影响；另一种是非血红素铁，它来自于蔬菜、谷物、赤豆等植物性食物。可以采用肝脏、鱼、肉等富含铁且铁生物利用性好的食品，制成肝泥、鱼泥、肉糜等适合宝宝食用的食品。

服用铁剂的选择

对于患缺铁性贫血的宝宝，补充铁剂仍是首选的方法。传统的铁剂以二价铁盐为主，常用的有硫酸亚铁、乳酸亚铁等，副作用较大。现在，有以血红素铁为主要成分的铁剂，辅以黄芪等中药，不但可以提高铁的吸收率，还可以促进机体的造血功能，副作用也相对较少。

补铁的关键

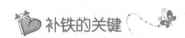

与铁搭配摄入的食物是影响铁吸收的重要因素。维生素C及鱼肉、猪肉、鸡肉等动物性食品可以促进铁的吸收，而植物中的植酸、草酸以及茶叶中的鞣酸都会阻碍铁的吸收。因此，在服用铁剂的同时，应多补充些动物肝、肉、血等食物。

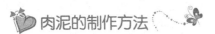

泥类食品的制作方法

第5个月的宝宝所处的时期我们称作为"半断奶期"，这并不是指马上需要断奶，改喂其他食品，而是指给宝宝吃些半流体糊状辅助食物，以逐渐过渡到能吃较硬的各种食物的过程。所以，在这个时期，妈妈们应该学会为宝宝喂泥糊状的食品，如菜泥、肉泥、水果泥等。

肉泥的制作方法

鱼、肉、虾、猪肝均含有人体所必需的优质蛋白质，而且还含有丰富的铁、锌、磷、钙等矿物质，是理想的辅食原料。将鱼去鳞及内脏并洗净，切段后放入葱、姜及调味品，上锅蒸15分钟左右，然后去掉皮和鱼刺，留下的鱼肉用汤匙压成泥，即做成了鱼泥；剁碎去筋后的瘦肉或壳的虾肉，加入少量淀粉和水，上锅蒸熟，再加入少许食盐等调味品，就是美味的肉泥和虾泥；用刀在猪肝的剖面上慢慢地刮，将刮下的泥状物加入调味品蒸熟后，即为猪肝泥。

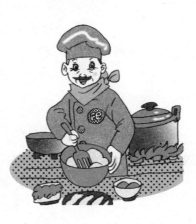

菜泥的制作方法

蔬菜含有多种水溶性维生素，是宝宝的生长发育必不可少的营养素。将新鲜深色蔬菜，如菠菜、青菜、油菜等洗净，细剁成泥，在碗中盖上盖子蒸熟；胡萝卜、土豆、红薯等块状蔬菜，宜用文火煮烂或蒸熟后挤压成泥状；菜泥中加调味品和少许素油，以急火快炒即成。

水果泥的制作方法

水果中含有钙、磷、铁和丰富的维生素等各种营养素，可降低总胆固醇及坏胆固醇的含量，有增强记忆力的功效。同时味道酸甜，是很多宝宝的最爱。可以将水果洗净，去皮，然后用匙慢慢刮成泥状即可喂食；或将水果洗净，去皮，切成小碎块，加入凉开水适量，上锅蒸25分钟左右，待凉后即可喂食。

痢疾的预防与护理

宝宝细菌性痢疾多发生在夏秋两季。传播途径主要是通过病人或带菌者的粪便以及由带菌的苍蝇污染日常用具、餐具、儿童玩具、饮料等传染他人。

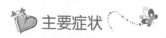 主要症状

痢疾是由痢疾杆菌所引起的肠道传染病，患菌痢的宝宝轻者常以发热、腹痛、便后有下坠感及伴有黏液便或脓血便为主要症状。重症者可突发高烧、昏迷、抽筋、呼吸不畅等中毒性脑病症状，有的甚至会出现面色苍白、发绀、四肢冰冷、脉搏细弱等休克现象。

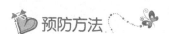 预防方法

痢疾的传染途径是粪便、手、口，也可以是苍蝇、蟑螂等污染食物，还可以通过病人用过的餐具、玩具、工具等传染给健康人。预防的关键是防止病从口入。在喂养宝宝的时候，一定要注意饮食和餐具的卫生，同时积极灭蝇、灭蚊、灭鼠，消除蚊蝇滋生场所，保持室内外清洁卫生。尤其在炎热的夏季，宝宝的饮食要多以清淡为主，可以加点蒜泥，多喝开水。餐具、洗碗抹布、水池、厕所每周用消毒液浸泡20分钟左右，以免染上疾病。

 细菌性痢疾的护理

首先，宝宝必须隔离，食具可在开水中煮沸15分钟进行消毒，玩具可给予易于消毒的木制或塑料制品，床单被褥可在日光下曝晒6小时。其次，宝宝应卧床休息。腹痛时腹部可放热水袋。此外，呕吐频繁时，可短期禁食，或给予静脉补液，然后给予糖盐水、少油腻的流质，如藕粉、豆浆等。待病情好转，即应及早进食。最后，密切注意宝宝病情变化及大便形状、次数，如宝宝出现高热、面色苍白、四肢发冷或有嗜睡、谵语、烦躁不安时，应立即到医院就医。

☿ 温馨嘱咐

治疗细菌性痢疾的常用药物

患细菌性痢疾时最常选用的药物有黄连素、痢特灵、氟哌酸、卡那霉素、氨苄青霉素、环丙沙星等。

第六章 出生第6个月

转眼之间，宝宝已经半岁了。宝宝已经懂得领会亲情，当爸爸妈妈围在宝宝的身边，逗宝宝说话的时候，宝宝会高兴得手舞足蹈，一旦父母离开，宝宝就会情绪低落。在这个月里，妈妈们要让宝宝养成良好生活的习惯。

宝宝的新变化

这个阶段是宝宝自尊心形成的非常时期，所以父母要引起足够的关注，对宝宝适时给予鼓励，从而使宝宝建立起良好的自信心。

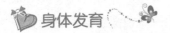

身体发育

体重：男孩约8.46千克，女孩约7.82千克；

身长：男孩约68.88厘米，女孩约67.18厘米；

头围：男孩约44.32厘米，女孩约43.20厘米；

胸围：男孩约44.06厘米，女孩约42.86厘米。

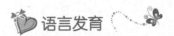

语言发育

6个月宝宝的听力比以前更加灵敏了，宝宝能分辨出不同的声音，并学着发声。

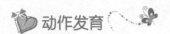

动作发育

宝宝已经会翻身了。如果扶着他，能够站得很直，并且喜欢在扶立时跳跃。如果父母把玩具等物品放在宝宝面前，他会伸手去拿，并塞入自己口中。6个月的宝宝已经开始会坐，但还坐不太好。

感觉发育

宝宝已经能够区别亲人和陌生人，看见看护自己的亲人会高兴。这时的宝宝会用哭、笑来表示喜欢和不喜欢。

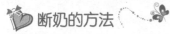

科学喂养

对于6个月的宝宝来说，已经接受了近2个月的辅食添加训练，有了一段时间的辅食经验，从这个月开始父母可以采取过渡的方法给宝宝断奶。

断奶的方法

断奶意味着宝宝生活习惯的改变，因此，断奶季节的选择要慎重。夏天宝宝出汗多，胃肠消化能力弱，食物容易腐败变质，从而导致宝宝腹泻、消化不良；冬季气候寒冷，宝宝容易着凉、感冒甚至易患肺炎。断奶最好选择在春暖或秋凉的季节。另外，体弱的宝宝可适当推迟断奶的时间，以免降低宝宝身体的抵抗能力。

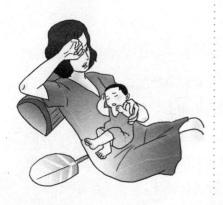

饮食安排

自宝宝6个月起，妈妈应该逐渐减少哺乳的次数。可先减去1次，由牛奶、豆浆或鸡蛋羹代替。以后再根据宝宝的适应情况减少喂奶的次数，同时将宝宝的口味由单一逐渐变为多样。为了保证宝宝获得充足的营养，断乳后一定要调配营养丰富的食物，每日供给250～500毫升的牛奶或调好的豆类代乳粉等。除一日三餐外，可在上、下午各加一次点心，三餐的主食可为各种谷物做的稠粥、软食等，还要保证一定量的鱼肉、瘦肉、蛋类、豆制品及各种蔬菜和瓜果类食物。

品种多样化

宝宝的饮食品种应多样化，既要有动物性食物，也要有植物性食物，这样在宝宝进行过渡性断奶后，才不会导致营养不良。宝宝饮食是由谷、豆、肉、奶、蛋、蔬菜、水果类、油脂类以及糖等各种调味品组合而成的混合食物。任何单一的食物都不能满足宝宝对各种营养素的需要，因为每种食物都有它的营养特点，只有将多种食物合理搭配起来，使其比例适当，并同时进食，才能取长补短，达到营养合理的目的。

帮助宝宝学坐

宝宝到了6个月大时，脊部、背部、腰部已渐渐茁壮。一般来说，6个月至6个半月的婴儿时期，宝宝会开始学会独立的坐姿，如果倾倒了，就无法自己恢复坐姿，一直要到8～9个月大时才不需任何扶助，自己也能坐得好。

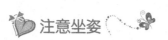

注意坐姿

在宝宝学会坐的时候，父母应该特别注意宝宝坐的时间不宜太久，因为这个阶段宝宝坐的脊椎骨尚未发育完全，如果长时间让宝宝坐着，容易脊椎侧弯，造成生长发育的损伤。不要让宝宝采取跪姿使两腿形成"W"状或将两腿压在屁股下，如此都容易影响宝宝将来腿部的发育。最好的姿势是采用双腿交叉向前盘坐。此外，有些宝宝坐着时背脊会产生突出的情形，可能代表着宝宝太瘦了；但如果发现在背脊突出处有皮肤颜色异常的状况，就须小心留意。

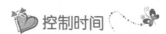

控制时间

一般来说在宝宝4个月左右，父母可用手支撑宝宝的背部、腰部，让他维持短暂的坐姿。大约到了第6个月，如果宝宝能双手撑地，那么他可能自己坐稳而不必靠他人或物的扶持。这个时期他的背肌尚未结实。为了让他能坐好，应让他坐在地面上，并用枕头垫背，以代替坐在褥子或柔软的睡床上，因为地面平坦坚硬不会上下摇晃，可以坐得很牢固。父母可在宝宝的面前摆放一些玩具，引诱他去抓握玩具，渐渐练习放手之后也能坐稳。妈妈在锻炼宝宝坐的时候要控制时间，一般以10分钟为一个锻炼周期，以免宝宝疲劳；每次锻炼结束后，宝宝需要休息1～2小时才可以进行下一次学习锻炼。

保证安全

当宝宝会坐时，切不可让他单独坐在床上，床对刚学会翻身的宝宝而言，无疑是最危险的，所以家长们切不可轻忽。如果将宝宝置于床上，床面最好与其身体呈垂直的角度，以防有外力或宝宝动作过大而有摔下床的危险。此外，父母可在宝宝的床边安装护栏，以避免宝宝在享受翻身乐趣的同时遭到意外。

远离传染病

很多妈妈都感觉到，当宝宝半岁的时候，很容易患上传染病。这是因为，刚出生的宝宝免疫系统还不完善，早期体内的免疫球蛋白主要是在胎儿期经胎盘从妈妈那儿获得的。最多6个月，这些免疫物质就会用完。而这时候宝宝自身的免疫系统还不成熟，环境中的致病菌就乘虚而入，所以就特别容易生病。

流行性感冒

天气转凉，尤其是进入冬季，流行性病毒感冒病例就会明显增加。6个月的宝宝很容易感染。一般来说，初期症状明显，包括有高烧、头痛、喉咙痛、肌肉酸痛、全身无力等，之后咳嗽和流鼻涕症状会陆续出现，部分宝宝可能出现腹痛、呕吐等肠胃症状。流感的发烧可能持续3～5天。严重时，还可能并发肺炎，需要住院治疗。

肺 炎

肺炎是呼吸道病变较重的疾病。小叶性肺炎，小宝宝特别容易患上，病变主要散布在支气管附近的肺泡，有时病变范围很广泛。6个月内的宝宝如果发生肺炎，往往出现高热、气急、咳嗽、鼻翼扇动等现象。肺炎分为病毒性、细菌性和支原体肺炎，其中，支原体肺炎近年来有增多的趋势，它的表现为阵发性咳嗽、高热、呼吸时的啰音不明显，需要拍片才能诊断。

手足口病

手足口病是一种主要发生在婴幼儿身上，是由肠道病毒传播的传染病，潜伏期为3～5天。发病初期会出现类似感冒的症状，发热不高，为38℃左右，2天后口部出现疼痛性小水疱，四周绕以红晕，手足部位会出现米粒大小的水疱，数目不等。

玫瑰疹

玫瑰疹好发于6个月至3岁的幼儿，春、秋两季最常出现。患病的宝宝会突然发高烧，甚至高达39～41℃；高烧通常持续3～5天，等差不多退烧的同时，全身开始出现小颗粒状的红疹，此时就离康复不远了；再过2～3天疹子就会退掉。部分宝宝还有腹泻、咳嗽、哭闹不安等症状。

预防佝偻病

维生素D缺乏性佝偻病简称为佝偻病，是由于维生素D缺乏引起体内钙、磷代谢紊乱，而使骨骼钙化不良的一种疾病。佝偻病发病缓慢，不容易引起重视。佝偻病使宝宝抵抗力降低，容易合并肺炎及腹泻等疾病，影响宝宝生长发育。因此，必须积极防治。

多晒太阳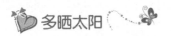

晒太阳是预防佝偻病最方便经济、最安全有效的方法，因为紫外线照射在皮肤上，可使皮肤产生维生素D，这是人体内维生素D的主要来源。

因此小婴儿过了满月后，可逐步增加日晒时间，在正常天气下，每日晒太阳2小时左右就可以满足维生素D的需要。夏季避免阳光直晒，在树荫下玩耍，可以达到日晒的目的。晒太阳时不要隔着玻璃、戴着帽子或口罩，否则达不到抗佝偻病的目的。

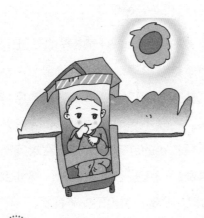

服用维生素D

因为膳食中维生素D的含量较少，所以按时服药也是必不可少的预防措施。宝宝出生半个月应在医生指导下服用维生素D和钙剂，并定期到保健单位进行健康查体，在医生的监测下增减药物剂量。一般婴儿每天需维生素D约400国际单位。

对体弱生病的孩子和生长速度较快的孩子，如早产儿、双胞胎、低出生体重儿、肥胖儿要格外注意，因为这些孩子需要维生素D及钙的量大一些。如补充不足，极易发生佝偻病。

注意饮食

宝宝断奶前后应多食维生素D、钙、磷和蛋白质丰富的食物，如蛋黄、肝、乳类、鱼、虾、肉等。另外，可以选择维生素AD强化奶粉，每瓶含维生素A 500国际单位，维生素D 150国际单位。如果你的宝宝在断母乳后饮用这种强化奶，再注意晒太阳，就可以避免佝偻病的发生。

训练有规律地排便

初生的宝宝排尿是无条件反射，次数多且不规律。所以，当宝宝已经6个月的时候，爸爸妈妈就可以有意识地训练宝宝有规律地大小便了。

小便的训练

每个宝宝都有属于自己的表情，当宝宝有了尿意时，常常会表现得跟平时不一样，比如说"打尿颤"，宝宝忽然身体有轻微的颤抖，或者双腿不自觉地摆动，一般就有尿意。

或者是在睡梦中突然扭动身体，或叽叽咕咕时，肯定是要小便了，这时把他抱起来把一下，肯定有收获。宝宝在睡前、醒后、喂完奶和水后15分钟可能有尿，这时给宝宝"把尿"，并把排尿的无条件反射同一些条件刺激联系，如发"唏－唏－"声。经过一段时间的训练，当宝宝一解开尿布并听见"唏－唏－"声后，即使膀胱内有尿但未胀满，也会排尿。

大便的训练

宝宝大便时一般表现为，停止其他动作，安静下来，脸上有"一本正经"的样子，并且涨得发红。一遇到这种情况就要及时把宝宝大便。把的时候一定要让宝宝感觉很舒适，同时发出"嗯－嗯－"的声音。在宝宝6个月的时候，可以训练用婴儿马桶圈，大人要耐心地扶着，比较容易稳住小儿等待便意。等小儿建立了定时排便的条件反射后，你会惊喜地发现，当你把他放到马桶上，他就会使劲，既省时又干净。

注重心理训练

妈妈可以有意识地让宝宝了解去便、去厕所是什么意思与动作，并且能听懂你的指示。当宝宝认知到了某些单字或语汇的意思之后，才能听得懂对他所提出的口语指令，如"便便"、"嘘嘘"等日常生活中所必需的行为。当宝宝尿湿或弄脏裤子时，要清楚地告诉他"宝宝尿尿了"、"宝宝大便了"。

第七章 出生第7个月

7个月大的宝宝，运动能力在日渐增强，很多宝宝自己能够独坐着了。

宝宝的新变化
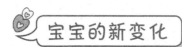

7个月的宝宝，已经开始学习站立了。不论是体形、牙齿、动作还是语言等方面都在进一步完善。另外，宝宝的心理发育也在进步，很多的宝宝们已经开始能够理解别人的感情了。

身体发育
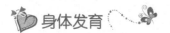

体重：男孩约8.8千克，女孩约8千克；

身长：男孩约70厘米，女孩约68厘米；

头围：男孩约45厘米，女孩约43.70厘米；

胸围：男孩约44.60厘米，女孩约43.5厘米；

牙齿：如果下面中间的两个门牙还没有长出，这个月也许就会长出来。如果已经长出来，上面当中的两个门牙也许快长出来了。

动作发育
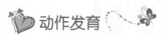

7个月的宝宝会用一只手去拿东西。还有的宝宝会把玩具从一只手递到另一只手或用玩具在桌子上敲着玩。仰卧时会将自己的脚放到嘴里啃。7个月的宝宝不用妈妈扶就能独立坐几分钟。

语言发育

7个月宝宝能发出各种单音节的音，有时候会喃喃自语，会对他的玩具说话。

感觉发育

如果父母对7个月的宝宝十分友善地谈话，他会很高兴；如果你训斥他，那宝宝就会哭。从这点来说，7个月的宝宝已经开始能理解别人的感情了。

科学喂养

虽然7个月左右的宝宝，生长发育较前半年相对较慢，但对宝宝喂养的要求却要更加细致周到。因为在此期间，妈妈们奶量虽然没有减少，但质量已经下降，因此给宝宝添加的辅食必须要满足宝宝生长发育的需求，此时宝宝摄取营养的一半都将来自于辅食。

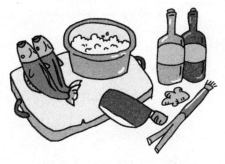

本月饮食营养

不管是母乳喂养还是人工喂养的宝宝，在7个月时每天的奶量仍不变，分3~4次喂进。同时除给宝宝每天喂食煮得很烂的面条及粥以外，还可添加些豆制品，当然菜泥、鱼泥、肝泥、蛋黄还是必不可少的。开始时每天两次，根据宝宝的情况准备每顿的饭量，大约为初期宝宝添加一天辅食的量，为10小匙左右。食物也应从泥状逐渐变为糊状，放入宝宝口中稍微含一下就可吞下，食物颗粒也可逐渐增粗，不再需要过滤。水分也可逐渐减少，由原来主料的10倍逐渐减至7倍。

不加调味品

此时，宝宝的食物中依然不宜加盐或糖及其他调味品，因为盐吃多了会使宝宝体内钠离子浓度增高。7个月的宝宝的肾脏功能尚不成熟，不能排除过多的钠，使肾脏负担加重。另一方面钠离子浓度高时，会造成血液中钾的浓度降低，而持续低钾会导致心脏功能受损，所以这个时期宝宝应尽量避免使用任何调味品。

每日食谱

母奶或牛奶，约750毫升，分3~4次；

粥1碗，分2次；

面包、麦片、烂面条各适量，土豆半个，甘薯1/3个，煮软研碎；

蛋黄1个，1~2次；

鸡胸肉2小块研碎，肉末2小匙，豆腐1/5块，鱼20克，1~2次；

鱼肉松2大匙；

水果50克，1~2次，如苹果1/4个、桃1/3个、香蕉1/2个、橘子1/3个；

蔬菜30克，1或2次，如胡萝卜、柿子椒、黄瓜、白菜、番茄、茄子等。

怎样添减衣物

有些父母总怕宝宝着凉，穿衣时里三层外三层，还整天紧闭门窗，造成室内新鲜空气不足，使宝宝发育不良，抵抗能力减弱且容易感冒。因此，宝宝的衣服应以保暖、柔软舒适、简单、厚薄适度为原则。

现在不宜"春捂秋冻"

我们知道人是恒温动物，体内有一套完善的体温调节系统，但对于宝宝来说，体温调节功能有待完善。所以不能单纯地强调冻，即使秋冻也要从耐寒锻炼开始，逐步进行。当然，根据中医观点，小儿一般是阳气偏旺之体，如果过暖则会助长阳气而消耗阴液。所以妈妈也不要过早、过度为宝宝保暖，可以检查一下宝宝的手、后颈，以不出汗为好，如果身体出汗反而容易感冒。

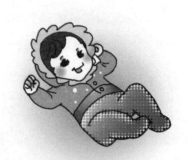

根据气温增减

妈妈可以根据天气预报、实际的气温变化和感觉，有计划地给宝宝增加衣服，以宝宝不出汗、手脚不凉为标准。正常情况下，宝宝的体温一般会比老年人和成年人高，7个月的宝宝不会走路，抱在怀中，所以能够接受妈妈的体温；通常大些的宝宝穿着可以和成人一样多，甚至还可以有意让宝宝略微少穿一点，以锻炼御寒能力。秋季适当地感受凉意反而能增强宝宝的体质，使宝宝不容易生病。

"天冷比大人多件衣"

许多爸妈常在冬日将宝宝包得密不透风，其实这是很不恰当的做法。让宝宝穿得像个小胖子，不仅会影响宝宝的活动量，严重时还可能会造成宝宝的皮肤病变。其实，半岁以上的宝宝并不像爸妈们想象的如此脆弱，所以在为宝宝穿衣服的时候，只要依循"天冷时，比大人多一件"这个准则即可。

如何增强抵抗力

一岁以内的宝宝正处在生长发育迅速、新陈代谢旺盛、免疫力低下的婴幼期，这正是各种疾病的易感染期。此期间应该按照以下几点加倍呵护。

加强营养

母乳喂养好，能增强宝宝抗病能力。在宝宝进行过渡性断奶的过程中，要注意选择营养丰富、荤素搭配、容易消化的食物，如肉、鱼、蛋、豆类和新鲜蔬菜等。开始应喂些烂饭、软饭，菜要切碎、鱼要去刺。饮食要定时，除一日三餐外，可适当加1～2次饼干、豆浆、牛奶、水果等。

锻炼身体

要让宝宝多接触阳光、新鲜空气和冷水。对于刚出生七八个月的宝宝来说，让他多爬是最好的锻炼方法；而经常晒太阳以预防佝偻病，经常接触冷水，可促进宝宝体温调节的反应性，增强机体适应天气变化的能力。

补足水分

宝宝饮水不足常表现为烦躁不安、哭闹、皮肤干燥失去弹性，不但影响宝宝的生长发育，还能导致免疫功能降低，使宝宝易患感染性病症。以母乳喂养者为例，在宝宝7个月时，每日饮水应加至100毫升。

发热时不立即退热

一定范围内的发热是机体抵抗疾病的生理性防御反应。发热时，机体代谢速度加快、免疫功能活跃、抗体生成增多，肝脏解毒功能增强，有利于身体对疾病的抵抗。

计划免疫

计划免疫是指按年龄有计划地进行各种预防接种。计划免疫包括两个程序：一是全程足量的基础免疫，即在1周岁内完成的初次接种。二是以后的加强免疫，即根据疫苗的免疫持久性及人群的免疫水平和疾病流行情况适时地进行复种。这样，才能巩固免疫效果，达到预防疾病的目的。因为免疫接种是帮助宝宝抵抗感染性病症的有效措施，家长必须按计划免疫要求与医务人员配合，不让宝宝错过每一次保证健康的机会。

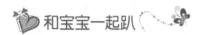

训练宝宝爬行

宝宝首先选择爬来满足他们对美丽世界的好奇，他们用不同姿势爬向前方时那种专注的表情，让妈妈欣慰又开心。

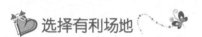

和宝宝一起趴

为了宝宝能积极地学习爬行，妈妈们首先要引导孩子不讨厌俯卧姿势。把玩具或孩子感兴趣的东西放在他们的周围，哪怕是1~2分钟也可以，慢慢地引导他们不拒绝俯卧的姿势。重要的是，不要只是"让他做"或者"教他做"，而要亲自趴下来，和孩子一起嬉戏。

选择有利场地

家中的床及地面是可供宝宝爬行的有利地点。在地面上爬时，要考虑地面的材质，有些地面过凉、过硬，对宝宝来说都不舒服，有效的补救方法是在地面上为宝宝铺一块毯子，让宝宝在毯子上爬；也可以用巧拼地板铺出一块小天地，供宝宝在上面爬，最好再在上面铺一块地板革，光滑的地板革可减小爬行阻力。

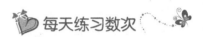

每天练习数次

到7个月时，宝宝趴着时小肚子离床面很近。妈妈可将宝贝的小肚子托起，把两条小腿交替性的在腹部下一推一出，每天练习数次。

当宝宝两条小腿具备了一定的交替运动能力后，在前面放一个吸引他的玩具。为了拿到玩具，宝宝很可能会使出全身的劲向前匍匐地爬。妈妈可用双手稍用力顶住宝贝的双腿，使宝宝得到一点支持力而往前爬，这样慢慢就学会了用手和膝盖往前爬。

学会了用手和膝盖爬行后，让宝宝趴在床上，用双手抱住腰，把屁股抬高，使得两个小膝盖离开床面，小腿蹬直，两条小胳膊支撑着，轻轻用力把宝宝的身体向前后晃动几十秒，然后放下来。每天练习3~4次为宜，会大大提高小胳膊小腿的支撑力。

一段时间后，可据情况试着松开手，用玩具逗引宝宝往前爬，并同时用"快爬！快爬！"的语言鼓励宝贝，逐渐宝宝就完全会爬了。

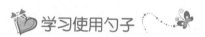
训练宝宝自己吃

当你发现宝宝对勺子开始感兴趣时，比如你喂他吃东西，宝宝的手开始不老实，总想把勺子抢过来的时候，就差不多可以开始训练宝宝自己吃饭了。这种情况多发生在7个月左右的宝宝身上。

学习使用勺子

宝宝7个月的时候，妈妈可以让他学用勺子，当然，这个年龄宝宝还不可能用好勺子，只是让他开始练习。往往在父母喂饭时，有些宝宝就会去夺父母手里的勺子，这是宝宝在表示想自己吃饭的愿望，父母不要以为宝宝调皮，更不要和宝宝玩"拔河"夺来夺去的，你应把手里的勺子给他，自己再去找一把继续喂，让宝宝拿着勺子边吃边"玩"好了。学习用勺子就是从这里开始的，使用了一会儿，宝宝会体会到想把食物舀起来送进嘴里是不那么容易的，也许试试就不耐烦了，勺子不往嘴里送而在饭里瞎搅，这时，你就把饭端开，不要去夺宝宝手里的勺子，不然宝宝会失去信心的。每次喂饭都这么练习，你会发现几周后宝宝会有惊人的进步，独立吃饭的基础也就初步奠定。

准备一些手抓食物

如果宝宝自己用勺子吃东西比较困难，但宝宝的食欲很好，这时可以让宝宝吃一些手抓食物。宝宝比较适应这种吃法。如果食物较硬，宝宝也可以吮吸。适合宝宝手抓的食物有：任何可以拿起的水果，除去表皮和果核，切成小块，如香蕉等；任何可以切成小块或容易抓起的蔬菜，如胡萝卜和土豆泥。另外还有大米饭团、全营养面包、涂有光滑花生酱的面包、奶酪块、可以拿起来的肉类等。

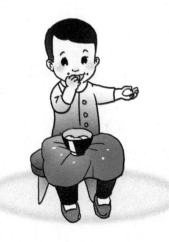

第八章 出生第8个月

宝宝8个月的时候，他的双手已经能随心所欲地活动，他会喜欢和大人玩，并模仿他们的动作。

 宝宝的新变化

8个月的宝宝已经初步有了规律性的概念，似乎知道什么时候吃奶，什么时候散步了，什么时候便便了。宝宝的记忆力进一步增强，宝宝的大脑功能分化及神经系统也在感觉学习中逐渐发展开来。

 身体发育

体重：男孩约9.12千克，女孩约8.49千克；

身长：男孩约71.51厘米，女孩约69.99厘米；

头围：男孩约45.13厘米，女孩约43.98厘米；

胸围：男孩约45.28厘米，女孩约44.40厘米；

牙齿：大部分宝宝已经开始出牙，有些宝宝已经出了2～4颗牙齿，即上门齿和下门齿。

 动作发育

8个月的宝宝不仅会独坐，而且能从坐位躺下，扶着床栏杆站立，并能由立位坐下；会拍手，会用手挑选自己喜欢的玩具玩，但常咬玩具；会独自吃饼干。

 语言发育

这个时候的宝宝能模仿大人发出单音节词，有的宝宝还会发出双音节"妈妈"了。

 感觉发育

宝宝8个月的时候，看见熟人会用笑来表示认识他们，看见亲人或看护他的人便要求抱，如果把他喜欢的玩具拿走，他会哭闹。对新鲜的事情会惊奇和兴奋。

科学喂养

断奶是宝宝生活中的一个转折期，如果断奶不当，或是断奶后营养得不到保证，很可能会使宝宝出现断奶综合征。

 ### 了解断奶综合征

传统的断奶方式往往是当决定给宝宝断奶时，就突然中止哺喂，或者采取母亲与宝宝隔离几天等方式。如果在宝宝断奶后没有给予正确的喂养，宝宝需要的蛋白质没有得到足量供应，时间一长，宝宝就容易出现哭闹和腹泻等症状，有时还可见到宝宝因干燥而形成特殊的裂纹鳞状皮肤等。这些由于断奶不当而引起的不良现象，在医学上称为断奶综合征。

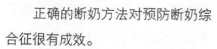 ### 正确的断奶方法

正确的断奶方法对预防断奶综合征很有成效。

将婴儿期以母乳为主的饮食逐步过渡到以粥、饭为主，渐渐添加各种辅助食品至接近成人饮食的过程。一般选择春秋季节，宝宝健康状况良好时断奶。一般不宜在夏天断奶，因夏天易发生消化道疾病。

 ### 合理喂养

为了使宝宝适应断奶后的营养供应，应从宝宝出生后4个月开始吃菜汁、米汤等，6个月可喂蛋汤、菜泥等，7～8个月可喂蛋糕、鱼肉松等，以后可吃粥、面条、饼干、肉等。

宝宝的食物应单独做，要求精细、干净，并要煮烂，不要吃大人嚼过的食物。如果出现断奶综合征，应积极进行饮食调整，给予每天每千克体重1～1.5克蛋白质，同时多吃些新鲜蔬菜和水果来补足维生素，这样做后，宝宝很快就会获得好转和痊愈。

 ### 辅食安排

8个月时开始断奶的婴儿可以安排吃三餐辅助食物，时间一般为上午10点、下午2点和6点，早上6时起床后和晚上9时睡觉前吃两次奶。

需要特别注意辅食中淀粉、蛋白质、维生素和油脂4类营养素的均衡，尽量使婴儿从辅食中摄取所需营养的2/3，如果还觉得不够，可用饼干、水果、乳制品等当作点心喂养。

夜哭原因及应对办法

宝宝在晚上睡眠时，出现间歇哭闹或抽泣，这就是夜哭。宝宝一般不会无缘无故地哭，如果他哭个不停，一定是不舒服的原因。经常出现夜哭不仅会使宝宝睡眠不足影响其生长发育，也十分影响父母的休息。所以，防止宝宝夜哭并不是小事。

生理性哭闹

宝宝的尿布湿了或者裹得太紧、饥饿、口渴、室内温度不合适、被褥太厚等，都会使宝宝感觉不舒服而哭闹。对于这种情况，父母只要及时消除不良刺激，宝宝很快就会安静入睡。

缺钙原因

缺钙的宝宝夜间往往容易哭闹。缺钙的宝宝会有多汗、枕秃、方颅、囟门闭合晚、肋骨串珠等现象。如果不放心，也可以到医院做一个可靠的检查。如果宝宝真的是缺钙，家长就要为宝宝补充维生素D和钙剂，并让宝宝多晒太阳。

不适应环境

有些宝宝对自然环境不适应，黑夜白天颠倒。父母白天上班他睡觉，父母晚上休息他"工作"。若将宝宝抱起和他玩，哭闹即止。对于这类宝宝，应把休息睡眠时间调整过来，必要时需请幼儿保健医生作些指导。

午睡安排不当

有的宝宝早晨起不来，到了午后2~3点才睡午觉，或者午睡时间过早，以致晚上提前入睡，半夜睡醒，没有人陪着玩就哭闹。这些宝宝早晨可以早些唤醒，午睡时间作适当调整，使宝宝晚上有了睡意，就能安安稳稳地睡到天明。

疾病因素

某些疾病也会影响宝宝夜间的睡眠，对此，要从原发疾病入手，积极防治。患佝偻病的宝宝夜间常常烦躁不安，家长哄也无用。有的宝宝半夜三更会突然惊醒，哭闹不安，表情异常紧张，这大多是由于白天过于兴奋或受到刺激所致，因此也就日有所思，夜有所梦。此外，患蛲虫病的宝宝，夜晚蛲虫会爬到肛门口产卵，引起皮肤奇痒，宝宝也会烦躁不安，啼哭不停。

不宜过多食盐

　　医学科学发现，日常进食盐量过多，容易引起心血管疾病，因而提倡低盐饮食。对宝宝来说也是一样的。宝宝食盐过多，容易引起多种疾病。所以，父母一定要注意，在给宝宝添加各种辅食和制作小食品的时候，要注意口味清淡。

易致心血管疾病

　　食盐过多对宝宝的害处，主要缘于食盐中的钠。未满周岁的宝宝肾脏没有发育成熟，没有能力排除血液中过多的钠，这种伤害是很难恢复的。宝宝食盐过多，无法自行排泄的钠会滞留在体液中，促使血量增加，导致血压增高，很可能发生高血压甚至中风；过咸食物还会加重心脏负担，也可引起水肿和充血性心力衰竭；摄入盐分过多，还会导致体内的钾从尿中排出。钾丢失过多，对心脏功能会造成伤害，严重者会引起心衰而死亡。

易致上呼吸道感染

　　高盐饮食可抑制黏膜上皮细胞的繁殖，使其丧失抗病能力；还可使口腔唾液分泌减少，溶菌酶亦相应减少，有利于各种细菌、病毒在呼吸道的繁殖；同时由于盐的渗透作用，可杀死上呼吸道的正常寄生菌群，造成菌群失调，导致发病。以上这些因素都会使上呼吸道黏膜抵抗疾病侵袭的作用减弱，加上宝宝的免疫能力比成人低，吃盐多了，就更容易患上呼吸道疾病。

容易引起缺锌

　　有的人认为，盐是百味之首，让宝宝多吃些咸味菜，能调节口味，促进宝宝食欲。事实上，高盐饮食会影响儿童体内对锌的吸收，导致宝宝缺锌，影响宝宝智力的发育，还会造成宝宝免疫力下降，从而引发各种疾病。一般说来，健康宝宝食盐的用量一般应控制在每天2.51～3克；8个月左右的宝宝，食盐用量应当更少。由于宝宝的饮食习惯可塑性极大，为了保证他们健康成长，家长要以身作则，低盐饮食，使孩子从小养成清淡饮食的好习惯。另外，父母在给宝宝准备食物的时候应该注意，给宝宝使用加碘盐，以利于大脑的健康发育。

清除活动中的安全隐患

家是宝宝温暖的港湾，但是有些家庭，却未能注意到一些细节问题，使家里变得危机重重。对于8个月大喜欢爬来爬去的宝宝来说，消除家中的安全隐患，是每个做父母的必须引起重视的问题。

客厅

时常用吸尘器对全屋进行"地毯式搜索"，把那些小的、不易被发现的小东西清理掉，如硬币、别针、珠子、纽扣等。使用安全门塞，或用两条厚毛巾，拴在门里面和外面的把手上，防止风把门关上时，宝宝的手被卡住。各屋的门钥匙，最好都备一把在客厅，以防宝宝误把自己反锁在屋里。书架最好能与墙固定，以免宝宝试图沿着它"爬楼梯"时，把整个书架拽倒而被砸。

卧室

床上不要放置衣物或其他的东西，特别是各种包装袋、塑料纸和尿布、衣服等杂物，避免宝宝窒息。藏好尖锐利器，刀、剪刀、毛衣针等尖锐锋利的危险品必须收妥。宝宝拿到后，常爱模仿大人而胡乱摆弄，误伤自己。此外，带有锐尖的东西，也不要让宝宝拿在手里玩耍，以防戳伤，特别是眼睛。

厨房

多用带盖子的旅行杯喝热水。因为旅行杯是密封、隔热的，不会因歪倒而把热水洒出来。多用固定的餐桌垫代替桌布，以防宝宝拉桌布角时，桌上的东西砸伤或烫伤宝宝。不要把暖壶、茶壶这样的东西放在桌子边沿附近，也不要让宝宝靠近灶台。橱柜尽量不要用玻璃门，抽屉、柜门用安全锁锁好。

卫生间、浴室

卫生间、浴室的门应该是从外面打开的，以防宝宝自己把自己锁在里面。消毒液、洗衣粉、漂白粉、化妆品、剃须刀、肥皂、浴液等都要锁在宝宝够不到的柜子里，大多数宝宝都对抽水马桶极感兴趣，所以马桶一定要盖上盖子。

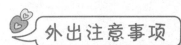

外出注意事项

户外活动让宝宝充分地享受了新鲜空气和温暖的阳光，进而达到锻炼皮肤和呼吸道黏膜，促进新陈代谢的目的。可是，父母在带宝宝外出时一定要注意以下事项。

注意冷暖

带宝宝外出时一定要注意宝宝的冷暖，要根据天气及时调整宝宝衣物的厚薄。穿得太少，宝宝容易着凉，而过多的穿着，宝宝一活动出汗很容易伤风感冒。如果是天气变化较大的季节，外出时应带上必要的衣物并及时增减。此外，应远离汽车拥堵或流量多的地方，越来越多的汽车排放出的尾气对人体健康不利，尤其是对婴幼儿更加有害，因此，别带宝宝在马路上溜达。

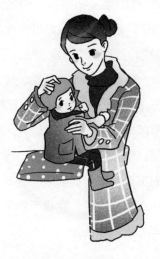

不去人多场所

带宝宝外出活动不要到人口聚集处，比如商场、电影院等地。这些地方通风不好，人流复杂，难免有病人或带菌者，而宝宝抵抗力低，容易被感染。

带足水和零食

一个装有零食及水瓶的背包是每次外出都必不可少的装备。你的宝宝有可能在外出中脱水，而且他们也不可能坚持到大人正常的开饭时间，你要准备好食物，包括香蕉、面包、米饼、小盒装果汁、水果等。要随身携带婴儿湿巾，好方便给宝宝清洁。

不要坐得太久

如果你们是开车外出，父母要确保正确安装了宝宝的汽车安全座椅，使用活动的遮阳挡板为宝宝遮挡阳光。如果行程很长，可以把整个旅程分解成几段，让你的宝宝定期有机会下车舒展一下。

第九章 出生第9个月

宝宝的生活已经很规律了，每天都会定时大便，宝宝的心里现在也有一个小算盘。

宝宝的新变化

9个多月大的宝宝一旦想要什么，就一定要拿到。他很喜欢看各种东西，好奇心表现得较强烈。他更喜欢大人抱他，因为抱着他各处走，可以看到很多新东西。

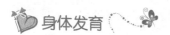
身体发育

体重：男孩约9.4千克，女孩约8.8千克；

身长：男孩约73厘米，女孩约71厘米；

头围：男孩约45.6厘米，女孩约44.5厘米；

胸围：男孩约45.6厘米，女孩约44.6厘米；

牙齿：应该出牙3～5颗。

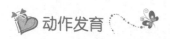
动作发育

9个月宝宝能够坐得很稳，能由卧位坐起而后再躺下，能够灵活地前爬、后爬，能扶着床栏杆站着并沿床栏杆行走。会抱娃娃、拍娃娃，模仿成人的动作。双手会灵活地敲积木了。

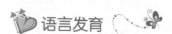
语言发育

9个月的宝宝能模仿发出双音节，如"爸爸"、"妈妈"等。

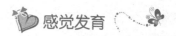
感觉发育

9个月的宝宝知道自己的名字，叫他名字时他会答应。如果他想要拿某种东西，家长严厉地说："不能动！"，他会立即缩回手来，停止行动。这表明，9个月的宝宝已经开始懂得简单的语意了。这时大人和他说再见，他也会向你摆摆手；给他不喜欢的东西，他会摇摇头；玩得高兴时，他会咯咯地笑，并且手舞足蹈，表现得非常欢快活泼。

科学喂养

大豆和米面是"最佳拍档"，因为豆类富含促进宝宝发育、增强免疫功能的赖氨酸，而米面赖氨酸含量较低，因此两者搭配最佳，对宝宝的饮食健康有着积极的作用。

米、面搭配

米面在碳水化合物的含量以及所产生的能量上几乎相差无几，但米中脂肪含量明显高于面。另外，常量元素钾、镁与微量元素锌的含量以及烟酸含量，也是米比面高。有些品种的大米含铁较丰富，宝宝常食可补血。与大米相比，小麦的蛋白质含量要高3％，面中维生素B_1、维生素B_2、维生素E含量及钙、磷、钠等无机盐的含量均高于大米，微量元素硒的含量明显超过大米。此外，小麦含食物纤维比稻米高十多倍，麦类所含的食物纤维可分为不溶性纤维素、半纤维素和β-葡聚糖，而且面粉的淀粉颗粒较大米为大，在小肠中难以吸收，因此面食可帮助宝宝肠蠕动，防止发生便秘。

形式多样

宝宝应米、面食品搭配喂养，面食的做法花样比较多，可以经常变换。用米、面搭配使膳食多样化可引起宝宝对食物的兴趣，从而增加宝宝的食欲，而且不同粮食的营养成分也不全相同，如用几种粮食混合食用，可以收到取长补短的效果。所以，每天的主食最好用米、面搭配，或不同的品种搭配。

搭拌其他食物

9个月宝宝可以选择的米面食品有米糊、麦糊、稀饭或面条、面线、面包、馒头等。妈妈在给宝宝准备食物的时候应该注意巧妙搭配，如宝宝早餐可以进食一碗稀饭，加两三片全麦面包或一两个馒头；午餐可以吃一碗米糊；晚餐则可喂食一碗面条或青菜瘦肉粥等。

纠正偏食厌食的方法

厌食和偏食是宝宝常见的进食问题,据报道,发病率为12%~14%。宝宝厌食和偏食会引起营养缺乏性疾病,甚至会影响生长发育,所以,父母应该学会几招关于矫正宝宝偏食、厌食的方法。

注意烹调方法

宝宝厌吃某种食物往往是因为首次食用这种食物时有不愉快的体验。宝宝偏爱某种食物一方面是对这种食物有良好的口感,另一方面是因为宝宝厌吃的食物较多,只好偏吃某一种自己喜爱的食物,这就造成了厌食和偏食。如果在家庭生活中注意烹调的方法,做到色香味俱全或经常变换吃法,就能激起宝宝的好奇心,增进宝宝的食欲,逐步改变原有对某种食物的偏见,从而接受这种食物。

激发用餐兴趣

如果父母发现宝宝有偏食、厌食的现象,可以通过增加用餐趣味的方法来加以矫正。

用餐时可选用有图案,造型可爱的餐具,而且属于宝宝专用。在喝流质食物时可给一个吸管,不会把水打翻,并增进食欲,从而达到纠正宝宝就餐的习惯。

适当"饥饿疗法"

宝宝厌食和偏食往往是由于食物供给丰富,终日吃个不停,到了三餐进餐时,毫无饥饿之感,没有一点食欲。所以,家长要严格控制宝宝三餐之外的食品供给,在增添辅食的时候不要过量。宝宝厌食和挑食时,不要担心宝宝饿着而给他吃一些零食。他不想吃饭就什么都不给他吃,让他饿着,用不着多久,宝宝就会"饥不择食"。适当训练宝宝就会逐渐克服厌食和偏食的习惯。

父母以身作则

研究表明,宝宝对食物的好恶与父母的饮食习惯有很大的关系。在没有宝宝的时候,父母就要引起重视。在烹制食物和食用食物时,要时刻注意对宝宝的影响,以免无意中诱导宝宝挑食,偏食。

选食益智食物

如何促进宝宝的智力发育呢？不同的父母有着不同的办法，可是，做父母的千万不要忽视了，从宝宝的饮食着手，给宝宝选择一些益智的食物，也是一条捷径。

蛋黄和鱼肉

蛋黄和鱼肉是宝宝补脑益智的首选食物。鱼肉中富含多种蛋白质，还含有不饱和脂肪酸以及钙、铁、维生素B_{12}等成分，是脑细胞发育的必须营养物质。而蛋黄中的卵磷脂经肠道消化酶的作用，释放出来的胆碱直接进入脑部，与醋酸结合生成乙酰胆碱。乙酰胆碱是神经传递介质，有利于智力发育，改善记忆力。另外，动物的脑、心、肝等含有丰富的蛋白质和脂类等物质，也是很好的益智食品。

富含微量元素的食物

牛肉、猪肝、鸡肉、鸡蛋、鱼、黑木耳、蘑菇、海带等，这些物质富含锌、碘、铜、铁、硒等微量元素，它们是构成大脑所必需的营养成分，是提高幼儿智商不可少的物质。

幼儿一旦缺乏这些微量元素，尤其是缺锌元素，可使大脑边缘海马区发育不良，智力和记忆力将受到损害。

大豆及其制品

大豆及其制品富含优质的植物蛋白质。大豆油还含有多种不饱和脂肪酸及磷脂，对脑发育有益。所以，让宝宝多进食一些大豆制品（如豆奶、豆腐）以及其他豆制品。

蔬菜和水果

蔬菜、水果及干果富含多种维生素，对促进大脑的发育、大脑功能的开发等均有一定的作用。目前宝宝普遍缺乏维生素。轻微的维生素缺乏需要较长时间才会有一些明显的症状，但有些是无法观察到的，如智力发育迟缓等；较严重的维生素缺乏，会有相应的表现症状，如缺乏维生素A、维生素C，宝宝容易近视、感冒；缺乏B族维生素，宝宝记忆力不好，注意力不集中，胃口差。家长要注意适当给宝宝补充维生素，不但能很好地帮助宝宝获得全面均衡的营养，还能帮助宝宝提高食欲。

教宝宝认识色彩

国外有学者对300名宝宝进行了长达5年的观察和研究，结果表明，一个在五彩缤纷的环境中成长的宝宝，其观察、思维、记忆的发挥能力都高于普通色彩环境中长大的宝宝。

不同颜色效应不同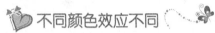

不同的颜色会对宝宝的心理产生不同的效应，一般来说，红、黄、橙等颜色能产生暖的感受，是暖色。暖色有振奋精神的作用，使人思维活跃、反应敏捷、活力增加。绿、蓝、青等颜色能产生冷的感觉，是冷色。冷色则有安定情绪、平心静气的特殊作用。所以，给宝宝布置一个适合他身心发展的多彩世界非常重要。

布置多彩环境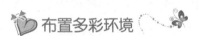

宝宝半岁以后，父母应该给宝宝布置一个多彩的环境。黑白图片可以换成彩色的，宝宝很喜欢那些比较大的彩色几何图形。房间里挂些彩色气球、吹塑玩具之类的，并经常更换，让宝宝感受到不同的色彩。

玩具须有声有色

父母可以给宝宝买一些可以发出声响的彩色玩具，如摇铃、音乐盒等，有声有色，宝宝喜欢，还可以对视觉和大脑发育起到很好的刺激作用。有大的彩色图案的布书、撕不烂的书等，既可以帮忙宝宝认识色彩，还能培养读书的好习惯。

衣服颜色要鲜艳

日常生活中的物品都是宝宝色彩认知的好道具，随时随地都可用。宝宝和妈妈的衣服也应该多些色彩变化，最好不同的色系、色调都要有，以免因长期看同一色系，引起视觉迟钝。另外，"我们用黄色的小毛巾擦擦手吧"，"戴上红色的小帽子"等，随口一句，对宝宝都是一种信息刺激。

亲近人与自然

亲近自然，是宝宝最向往和渴望的事情。人与自然本身就应该是融为一体的。要带宝宝走出家门，认识多彩的世界，观察红绿灯的变化，欣赏绿草鲜花、蓝天白云，领略湖光山色、秋叶冬雪。宝宝只有见多，才能识广。

欣赏大自然

大自然是宝宝的精神营养之源，大自然的美给宝宝的感受直观、具体、深刻，它能铭刻在宝宝的情感和思想中，终生难忘。只有经常不断地接触大自然，才能激发孩子欣赏自然景色的需求。年轻的爸爸妈妈可常带孩子到大自然中去，让宝宝在这里可以学到好多的东西，这对于宝宝的早期教育来说，是很有好处的。

太阳公公笑微微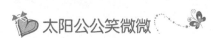

在有阳光的天气下，利用光线射进窗户的时间，将幼儿抱至窗户边，感受间接光线的明暗及温度的变化。需注意保暖，避免让幼儿眼睛直视光线，或过度曝晒在阳光下。

小雨滴答滴答响

在阴暗有雨的天气中，利用宝宝的视觉及听觉，去感受雨滴打在窗户的声音，聆听自然的交响乐章，以及观赏雨珠滑过窗面构成的图案，让视觉及听觉感官同时受到刺激。

小鸟小鸟多快乐

爸爸妈妈带着宝宝去公园的时候，如果听到有鸟叫的声音，最好将鸟叫声录下来，然后在家里经常放给宝宝听，告诉宝宝，这是我们上次在公园看到的小鸟在唱歌；或者给宝宝编一首童谣，经常唱给宝宝听，刺激宝宝的听觉。

花儿花儿真美丽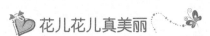

妈妈可以带着宝宝去公园里欣赏盛开的鲜花，这时最好是将宝宝放在婴儿车里，然后妈妈推着宝宝一起看花。要注意告诉宝宝各种花的颜色，妈妈可以不时地呼唤宝宝："宝宝，来，看，这是月季，你看，红红的，多漂亮。"或者"宝宝，这是黄色的迎春花，像宝宝一样漂亮，对不对？"……从而引起宝宝的兴趣。

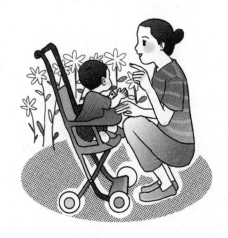

第十章 出生第10个月

第10个月，宝宝的运动发育与精神发育都很快，各种发育快慢都与宝宝的体质强弱有关系，也与大人的教育有很大关系。所以，父母在给宝宝补充营养、增强体质的同时，正确掌握教育的时机和方法也极为重要。

宝宝的新变化

10月宝宝的变化显而易见，从柔弱无助到独立自主，都会给你带来无限的惊喜。

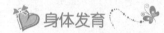

身体发育

体重：男孩约9.66千克，女孩约9.08千克；

身长：男孩约74.27厘米，女孩约72.67厘米；

头围：男孩约46.09厘米，女孩约44.89厘米；

胸围：男孩约45.99厘米，女孩约44.89厘米；

牙齿：长出4~6颗门牙。

语言发育

此时的宝宝也许已经会叫"妈妈"、"爸爸"，能够主动地用动作表示语言；宝宝发出可识别的词汇的年龄有很大差异。只要宝宝的声音有音调、强度和性质改变，他就在为说话做准备。在他说话时，你反应越强烈，就越能刺激宝宝进行语言交流。

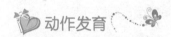

动作发育

此时的宝宝能够独自站立片刻，能迅速爬行，大人牵着手会走，会扶着东西挪动脚步。

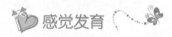

感觉发育

随着时间的推移，宝宝的自我概念变得更加成熟，他会见陌生人和与你分离时几乎没有障碍，他自己也将变得更加自信，喜欢被表扬，会主动亲近小朋友。以前你可能在他舒服时指望他能听话，但是现在通常难以办到，他将以自己的方式表达需求。

科学喂养

强化食品是在食品原料中添加所必需的特殊营养素（强化剂），如各种维生素、矿物质、氨基酸等。强化食品使得宝宝能方便地从中获得所需要的额外营养素，以满足生长发育的需要。

强化食品营养全面

在天然食物中，几乎没有一种食物能完全满足人体的营养需要，而且食品在加工、储藏、运输过程中，也会损失一部分营养素。所以，在膳食中强化某些营养成分，可使各营养成分的组成更加合理，从而提高食品营养素的利用率。

需添强化食品的情况

宝宝胃肠通道患了病，消化功能受到影响；宝宝生长发育过快，一般饮食不能满足需要；有挑食、偏食习惯的宝宝，其食谱狭窄，容易出现营养缺乏情况；人工喂养的宝宝需要近似人奶的配方奶。以上几种情况家长宜合理给予强化食品。

注意均衡营养

有些维生素及矿物质如供应过量，不仅对宝宝无益，反而会有损于其身体健康。如维生素A、维生素D食用过量，可引起毒性反应；铁、锌等元素摄取过量，不仅会影响各元素之间的均衡，而且由于某种元素相互之间的拮抗作用影响宝宝健康。

根据宝宝实际选购

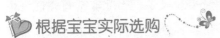

在婴幼儿膳食中容易缺乏蛋白质、钙、铁、锌和维生素A、维生素D，所以这个年龄段的宝宝容易患不同程度的营养不良、缺铁性贫血、佝偻病，以及多种营养素缺乏引起的生长发育迟缓。

促进骨骼健康发育

这个时期的宝宝因为会爬了，活动范围也随之扩大，很容易爬出大人的监护范围，造成意外事故的发生。另外，由于宝宝的骨骼开始定型，特别是脊柱正在逐渐形成。因此，做父母的要特别关注宝宝的安全与骨骼健康发育。

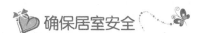

确保居室安全

宝宝到了10个月已经学会了爬行和坐，有人扶着就能够站起来，还能在扶持下摇摇晃晃地走起来。由于视野和活动范围越来越大，加上这一时期的宝宝有着强烈的好奇心，他们在父母的扶持下到处都想去摸一把，天知道什么时候会闯出什么祸。因此，父母在安全上一定要多加防范。

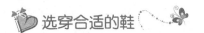

选穿合适的鞋

10个月的宝宝逐渐能扶着栏杆站起来了，平时喜欢在大人的腿上跳来跳去，这时父母最好为宝宝选择一双合适的鞋，这样有助于宝宝更好地学站立、学走路。鞋的大小要适宜，太大或太小都会影响宝宝活动。太大的鞋宝宝一活动就会掉下来，太小的鞋会挤压宝宝的脚，影响血液循环。

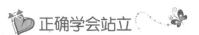

正确学会站立

10个月的宝宝已经能够爬得很好了，如果父母利用一些玩具或用品让宝宝学会独自站立，不仅有利于动作发育，对智力发展也大有好处。刚开始学站立时，宝宝往往还不会从站立坐下来，常会陷入困境，或是长时间站立后由于筋疲力尽而很烦躁，哭闹不停。这时，父母都会很着急，甚至还会对宝宝不耐心。这样做不利于宝宝的心理健康，容易使宝宝对学站立失去兴趣。

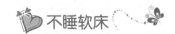

不睡软床

宝宝的身体正在快速生长发育，包括脊柱也正在逐渐形成正常人体应该有的3个生理弯曲。可是宝宝的骨骼中有机质含量多，而无机质含量相对较少，因此非常有弹性，也很柔软，不容易发生骨折。如果经常让宝宝睡在比较软的床上如弹簧床，就会影响生理弯曲的形成，导致胸曲、腰曲的曲度变小，久而久之形成驼背、漏斗胸。更重要的是，还会影响腹腔里的脏器发育。

营造良好的成长环境

宝宝的智商高低除与遗传、营养以及早期智力开发等因素有关外，还与后天的成长环境有关，所以给宝宝营造良好的成长环境也是必不可少的。

宁静益智

专家进行的试验显示，噪声在55分贝时，宝宝的理解错误率为4.3%，而噪声在60分贝以上时，理解错误率则上升到15%。因此，应让宝宝尽量避免各种噪声的干扰，以利于智力发育。

和睦益智

家庭和睦、气氛融洽、充满亲情可增进宝宝的智力。恶劣的家庭环境会使宝宝心情压抑、孤独，生长激素减少，导致宝宝身材矮小、智商降低。

颜色益智

淡蓝色、黄绿色以及橙黄色能振奋精神，提高学习注意力。而黑色、褐色、白色可损害智力，降低智商。所以，在宝宝的居室或教室的墙壁上悬挂一些淡蓝色背景的挂画或条幅，将有助于宝宝的智力发育。

芳香益智

与一般环境比较，生活在芳香环境中的宝宝，无论是在视觉、知觉方面，还是在接受与模仿能力等方面，都有明显的优势，其奥妙在于芳香能给人一种良好刺激，使人心情松弛、情绪高涨，增强听觉与嗅觉及思维的灵敏度，进一步提高智商。

交往益智

在宝宝还未满周岁的时候，妈妈可以邀请其他的妈妈带着同龄宝宝来家里玩耍，让两个宝宝在一起爬行、交流，也可带着宝宝到外面与其他年龄相仿的小朋友一起玩耍、做游戏，你会发现，宝宝非常开心、快乐。

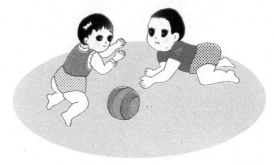

给宝宝一头秀发

宝宝头发长得不好，不一定是疾病引起。一头好发，不仅对于宝宝的外表是极为重要的，也是宝宝健康成长的标志。要想宝宝头发长得好，父母应该从哪些方面做起呢？

均衡饮食营养

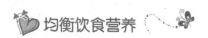

要想让宝宝头发长得好一些，首先要注意让宝宝均衡摄取营养，这对头发生长极为重要；要保证肉类、鱼、蛋、水果和各种蔬菜的摄入和搭配，含碘丰富的紫菜、海带也要经常给宝宝食用；如果宝宝有挑食、偏食的不良饮食习惯，应该赶快纠正，以保证丰富、充足的营养通过血液循环供给发根，促进头发生发。

保持头发清洁

保持头发的清洁也很重要，通常2～3天就应给宝宝清洗一次头发，使头皮得到良性刺激，促进头发的生发和生长，还可避免头皮上的油脂、汗液以及污染物刺激头皮，引起头皮发痒、起疱甚至发生感染，导致头发脱落。给宝宝洗发时，要选用无刺激、易起泡沫的儿童专用洗发液，洗头发时要轻轻用手指肚按摩宝宝的头皮；每次清洗后，最好用柔软而有弹性的儿童专用发梳为宝宝梳理头发，这样可刺激头皮，促进局部血液循环，促使头发生长。

保证充足睡眠

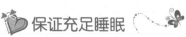

保证充足的睡眠对宝宝的头发生长也很重要，睡眠不足容易导致宝宝食欲不佳、经常哭闹、生病，间接地影响头发生长。

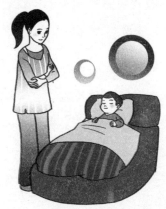

适当照射阳光

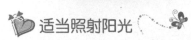

适当地接受阳光照射对宝宝头发生长也非常有益，紫外线可促进头皮的血液循环，改善头发质量。需要提醒的是，在阳光强烈时不可让宝宝的头皮暴晒，最好戴上一顶遮阳帽，以防晒伤头皮。

学步车有利有弊

关于学步车，有多方面的意见，从目前的报道看，似乎反对的意见较多。对于学步的宝宝来说，学步车有利有弊。

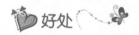 好处

自由自在的运动是每一个宝宝的梦想，婴儿学步车帮他们圆了这个梦。学步车的好处有以下几点：

为宝宝学走路提供了方便的工具；

使宝宝克服胆怯心理，成功独立行走；

比宝宝扶桌腿或其他物品学走路更不易摔跤；

在某种程度上解放了家长。

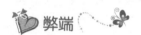 弊端

学步车也有不利于宝宝的一面：

第一，把宝宝束缚在狭小的学步车里，限制了自由活动空间。

第二，减少了宝宝锻炼的机会。在正常的学步过程中，宝宝是在摔跤和爬起中学会走路的，有利于提高宝宝身体的协调性，让他在挫折中走向成功，使宝宝会有一种自豪感，对增强其自信心很有好处，而学步车没有这一功能。

第三，增加了宝宝学步的危险性。一些爸妈常将宝宝搁置在学步车中，就去忙其他的事情，容易使宝宝发生意外，如撞伤及接触危险物品等。

第四，不利于宝宝正常的生长发育。宝宝的骨骼中含胶质多、钙质少，骨骼柔软，而学步车的滑动速度过快，宝宝不得不两腿蹬地用力向前走，时间长了，容易使腿部骨骼变弯形成罗圈腿。

第五，许多宝宝不具备使用学步车的协调、反应能力，容易对身体造成损害。另外，在快速滑动的学步车中，宝宝会感到非常紧张，这不利于宝宝的智力发育和性格的形成。

第十一章 出生第11个月

第11个月是宝宝生命中的一个转折点，从这个时候起，宝宝将从一个完全依赖他人的小宝宝，逐渐向幼儿阶段发展。11个月的宝宝非常好动，在房间里四处游晃、玩耍，手的动作更加灵活了，运动能力也在不断地增强，除了喜好模仿外，还特别希望和人交流、玩耍。

宝宝的新变化

这个月宝宝可能会有突飞猛进的变化，也许这个月宝宝就会第一次叫妈妈或爸爸，第一次迈步走路，这一切随时都可能发生。

身体发育

体重：男孩约9.8千克，女孩约9.3千克；

身长：男孩约75.5厘米，女孩约74厘米；

头围：男孩约46.3厘米，女孩约45.3厘米；

胸围：男孩约46.37厘米，女孩约45.3厘米；

牙齿：应出5~7颗。

语言发育

11个月的宝宝喜欢嘟嘟叽叽地说话，听上去像在交谈。喜欢模仿动物的叫声，如小狗汪汪、小猫喵喵等。能把语言和表情结合在一起，他不想要的东西，他会一边摇头一边说不。

动作发育

此时的宝宝坐着时能自由地向左右转动身体，能独自站立，扶着一只手能走，推着小车能向前走。能用手捏起扣子、花生米等小的东西，并会试探性地往瓶子里装，能从杯子里拿出东西然后再放回去。双手摆弄玩具很灵活。会模仿成人擦鼻涕、用梳子往自己头上梳等动作，会打开瓶盖，剥开糖纸，不熟练地用杯子喝水。

科学喂养

宝宝正处在生长发育的旺盛阶段，身体所需的各种营养素要比成人多，长期偏食不仅会直接影响其生长发育，而且还会使其体内免疫力降低，易患多种疾病。尤其是富含维生素的绿色蔬菜，很多宝宝都不喜欢，那么，父母应该怎么办呢？如何纠正宝宝挑食的行为呢？

食物掺杂法

父母可以事先不让宝宝知道，在他们最喜欢吃的食物中掺入不喜吃而营养又丰富的食物。比如，有的宝宝只喜欢吃肉不吃蔬菜，这时，若将蔬菜如胡萝卜、菜花等掺在瘦肉中剁成肉糜，做成肉圆或包饺子、馄饨，也可塞入油豆腐、油面筋等食物中煮给宝宝吃，这样宝宝就会一改对蔬菜的厌恶，营养的需求也就得到了补充。

常换花样法

长期不变地吃某一种食物，会使宝宝产生厌烦情绪，所以父母应该编排合理的食谱，不断地变换花样，还要讲究烹调方法。这样，既可使宝宝摄取到各种营养，又能引起新奇感，吸引他们的兴趣，刺激其食欲，并能使之喜欢并多吃。比如说，绿色蔬菜可以做成菜泥喂宝宝吃，也可以剁碎了掺在别的食物里。

兴趣抑制法

父母最了解宝宝，当发现宝宝不吃某种蔬菜时，可以暂时停止他们认为最感兴趣的某种活动进行惩罚，促使宝宝不再挑剔食物，达到矫正偏食的目的。

闻味尝鲜法

宝宝的评价能力较低，往往容易顺从成人之见。因此，在餐桌上，大人要起表率作用，盛赞蔬菜好香、真好吃，并让宝宝尝一尝、闻一闻。切不可当着宝宝讲些"冬瓜没味道"、"茄子不好吃"、"萝卜太辣"等话，虽然这时候宝宝还不能完全听懂父母的话，但如果长此以往，必然会对宝宝产生不好的影响：随着宝宝的成长，宝宝对某种食物产生厌恶感，从而造成宝宝偏食。

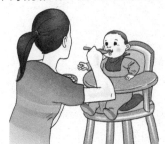

预防嗓子嘶哑
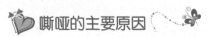

每个父母都希望自己的宝宝有一副好嗓子，发出美妙动听的声音。然而，除了先天因素外，还需要知道如何做好声音的保健。

嘶哑的主要原因
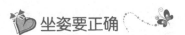

出现声音嘶哑的现象主要原因是宝宝没有学会科学发声。长时间用嗓过度或高声喊叫是宝宝声音嘶哑的主要原因。宝宝的声带比较柔嫩，组织比较疏松，高声喊叫会导致声带充血、水肿。由于宝宝发育尚不成熟，在心理上却在逐渐摆脱依从状态，自我表现欲强，自我控制能力弱，很容易用声过度伤及声带。长期声音嘶哑者多数已形成声带小结。轻者发声无力，音调改变，重者声音嘶哑，甚至呼吸困难。如能及时发现并予以纠正，宝宝声音嘶哑一般预后良好。

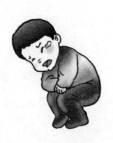

穿宽松衣服

宝宝衣服以宽松为主，这应在宝宝出生后就开始做起。有些父母让宝宝穿紧身的衣服，认为穿了有样子，却不知道穿着太束缚，使得宝宝的颈部、胸部和腰部受挤压，影响顺畅的呼吸而致发音不佳。

坐姿要正确

要求宝宝坐时一定要有坐相，即背部挺直、头居中，这样呼吸和发声才流畅，如果弯腰驼背头向前倾，呼吸气流不会流畅，这样会使发声受到影响。

站姿要正确

宝宝站着学说话时，头颈部必须挺直，不要把头往下压，否则会使颈部紧张度提高，致使声带拉紧，影响发声。最好是头往前方直视，颈部直起。

预防呼吸道疾病
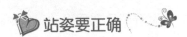

呼吸系统的疾患，如感冒、咽炎、喉炎等也会影响宝宝的嗓音，为防止这类疾患发生，日常应多给婴儿饮白开水，吃水果、蔬菜。在传染病流行季节，不要到公共场所，必要时服用菊花水等，以利于这些疾病的预防。

学走不宜过早

长期以来，人们普遍以为宝宝走路越早就表示宝宝越健康。因此，不少家长会让自己的宝宝尽早甚至超前学会走路，其实这样的认识和做法恰恰是育儿的一个误区。

影响腿形

宝宝运动功能的发育是个缓慢渐进的过程。宝宝的骨骼组织中含胶质多，含钙质少，骨质比较软弱，容易因受外力的牵引而变形。其肌肉组织中，尤其是下肢及足部肌群比较娇嫩，肌纤维细软含水分多，故肌力欠缺。如果练习走路的时间过早，全身的重量必为双下肢所承受，由于垂直重力的持续作用，往往使双腿产生弯曲畸形，甚至形成"X"形或"O"形。

日常生活中，可见到一些家长为尽早锻炼宝宝下肢的运动功能，常用两手支撑宝宝两侧腋窝，助力向上，反复使之做"跳跃运动"，这对宝宝下肢畸形的形成和发展起着一种推波助澜的作用。

形成平板足

过早学走路也使宝宝双足弓遭受重力压迫，加之维护足弓部位的肌力又较软弱，可使足弓渐渐变得扁而平，易于形成"平板足"。

损伤视力

婴儿过早学走路与视力发育障碍之间有联系听起来似乎有些风马牛不相及。其实不然，事实上，婴儿在1周岁前是不适宜学走路的，应该让他们学爬，否则就会影响宝宝视力的正常发育。因为宝宝出生后视力发育尚

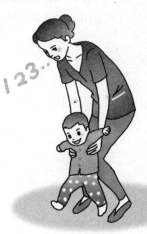

不健全，他们都是些"目光短浅"的近视眼，而爬行可使宝宝看清自己能看清的东西，这便有利于宝宝视力健康正常地发育。相反，过早地学走路，宝宝因看不清眼前较远的物景，便会努力调整眼睛的屈光和焦距来注视景物，这样会对宝宝娇嫩的眼睛产生一种疲劳损害，反复则可损伤视力，这就好比近视眼不戴眼镜会使视力越发下降一样。

少穿或不穿开裆裤

家长选择给宝宝穿开裆裤主要是舒服、方便。舒服是对宝宝而言的，不用整天包着小屁股，不用担心尿布把屁股捂出红疹。另外，家长在照顾宝宝时也方便，宝宝一蹲下就能解决大、小便的问题。实际上，开裆裤弊大于利。

不卫生
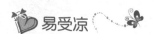

穿开裆裤还很不卫生。宝宝穿开裆裤坐在地上，地表上的灰尘垃圾都可以粘在屁股上。此外，地上的蚂蚁等昆虫或小的蠕虫也可以钻到孩子的外生殖器或肛门里，引起瘙痒，还可能因此而造成感染。

易受凉

传统习惯中，父母总是让宝宝穿着开裆裤，即使是滴水成冰的冬季，宝宝身上虽裹得严严实实，但小屁股依然露在外面冻得通红。宝宝小屁股至少占身体表面积的5％以上，再加上上面的腰部、前面的下腹部和下面的大腿根都不同程度地透风受凉，因而总的受凉面积达到10％左右，易使宝宝受凉感冒，因此在冬季要给宝宝穿死裆的罩裤或死裆的棉裤。

易交叉感染蛲虫
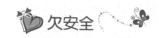

穿开裆裤的又一大弊处是交叉感染蛲虫。蛲虫是生活在结肠内的一种寄生虫，在温暖的时候便会爬到肛门附近产卵，引起肛门瘙痒。宝宝因穿开裆裤可用手直接地抓抠，这样手的指甲里便会有虫卵，宝宝吸吮手指时通过手又吃进体内，重新感染。通过玩玩具，坐滑梯还可能使其他小朋友也受感染。

欠安全

宝宝的活动量大，开裆裤对宝宝的阴部却起不到任何的保护作用。宝宝阴部是身体中最柔弱的部位之一，也是最容易受到伤害的部位。没有了衣服或尿布的保护，外界物体的碰、撞、刺、夹、烫、擦等都会伤害到宝宝的阴部、阴茎。蚊虫的叮咬，一些宠物，如猫、狗等的抓、咬，都会影响宝宝的健康，有的还会给宝宝带来终身的残疾。

注意饮食禁忌

随着宝宝断奶的进行，父母会给宝宝增加各种取代母乳的食品。给婴儿的食品是非常有讲究的，许多大人看来很平常的、认为很有营养的食品，其实对宝宝并不合适，父母需要了解这些食物，以免对宝宝的身体造成伤害。

不宜食用炼乳

一些家长把炼乳作为有营养价值的代乳品来喂养宝宝，其实这种做法很不科学。由于炼乳太甜，必须加5～8倍的水来稀释，以使糖的浓度下降，这样也造成蛋白质和脂肪的含量减少，引发宝宝营养供给不足，长期如此会使宝宝体重不增，面色苍白，抵抗力下降，还会患多种脂溶性维生素缺乏症。

周岁内忌吃蜂蜜

蜂蜜含有丰富的维生素C、维生素B_6、维生素B_{12}、维生素K、果糖、葡萄糖、多种有机酸和微量元素等，有些父母常给宝宝作滋补品或用来治疗便秘，其实这种做法是不科学的。因为土壤和灰尘中含有肉毒杆菌，蜜蜂在采集花粉酿蜜的过程中，常常会把带有肉毒杆菌的花粉带回蜂箱。由于1周岁内的婴儿肠道微生物生态平衡不够稳定，抗病力差，如果食入带有肉毒杆菌的蜂蜜，肉毒杆菌产生的肉毒素可使婴儿中毒，先出现便秘，接着出现弛缓性麻痹、哭声微弱、吮乳无力、呼吸困难等症状。

不宜喝成人饮料

兴奋剂饮料：如咖啡、可乐等，其中含有咖啡碱，对宝宝的中枢神经系统有兴奋作用，会影响脑的发育。

酒精饮料：酒精刺激宝宝胃黏膜、肠黏膜乳头，可造成损伤，影响正常的消化过程。酒精对肝细胞有损害作用，严重时可使转氨酶增高。

茶叶水：虽然含有维生素、微量元素等对人体有益物质，但小儿对所含茶碱较为敏感，可使宝宝兴奋、心跳加快、尿多、睡眠不安等。茶叶中所含鞣质与食物中蛋白质结合，会影响消化和吸收。饮茶后铁元素的吸收下降2～3倍，可致贫血。

碳酸饮料：碳酸饮料内含小苏打，会中和胃酸，不利于消化。胃酸减少，易患胃肠道感染。同时，含磷酸盐，会影响铁的吸收，亦可成为贫血的原因。

第十二章 出生第12个月

宝宝要满周岁了,爸爸妈妈心里那种甜蜜的感觉就别提了。在这个月里,很多父母都会给宝宝留影,同时也来一张全家福。

❤ 宝宝的新变化

周岁是宝宝生长发育阶段的一个重要时期,也可以说是人生的一个坐标。在大人的眼里他们也不再是"小毛头",而是一个有着自己独特性格的个体。

❤ 身体发育

体重:男孩约10.0千克,女孩约9.4千克;

身长:男孩约76.6厘米,女孩约75厘米;

头围:男孩约46.6厘米,女孩为45.3厘米;

胸围:男孩约46.4厘米,女孩为45.5厘米;

牙齿:乳牙萌出6~8颗门牙。

❤ 语言发育

此时宝宝能够对简单的语言要求作出反应,并开始用语言与人交流。12个月的宝宝可以说出"爸爸"、"妈妈"、"阿姨"、"帽帽"、"拿"、"抱"等5~10个简单的词。

❤ 动作发育

宝宝能够站起、坐下,更加敏捷地扶着家具走,有的甚至不必扶,自己站稳能独走几步。

❤ 感觉发育

开始对小朋友感兴趣,愿意与小朋友接近、游戏。可以识别许多熟人、地点和物体的名字,有的宝宝可以用招手表示"再见",用作揖表示"谢谢"。现在的宝宝很想讨得赞许,对亲人特别是对妈妈的依恋也增强了。

科学喂养

12月宝宝的饮食正逐渐向幼儿阶段过渡，他们每天的饮食既不同于以吃奶为主的婴儿，也不同于与成人相似食物结构的两三岁大的宝宝，因此这个时候就要根据他们独特的生理特点，注意日常的饮食。

饮食及时间安排

可参照如下时间安排：早上7点喝奶；上午9点蒸蛋羹；11点半吃菜粥或烂面，有荤有素，多种食品；下午2点半喝水（钙水可以放在这个时候），吃水果；下午5点半的晚餐可根据孩子情况，可以喝奶或吃菜粥（或烂面），一般来说，较小孩子的午餐和晚餐，可以吃一顿奶及一顿粥（或烂面），孩子逐渐长大时，可吃两顿粥或两顿面，或一粥一面；临睡前喝奶；半夜里可以不再喝奶。

日常饮食要点

12月宝宝的奶量不宜过多，400～500毫升为宜；每天保证一个鸡蛋。

菜粥和面条中的荤菜可选择鱼类、肉糜、白切猪肉末、鸡或鸭胸脯肉、虾、鳝丝、肝末等，前三种荤菜每周可以多吃几次，河虾较热，不宜经常食用。

蔬菜可选择青菜、圆白菜、胡萝卜、土豆、花菜、番茄、黄瓜、山药、南瓜等，其中红、绿色蔬菜量要占一半以上。

对体重不足的宝宝，可以在午点时再加半瓶奶。

养成良好习惯

12月以后，一般宝宝都会挑食，今天多吃一点，明天少吃一点，有时光吃这个，有时光吃那个，因此必须教育宝宝养成良好的饮食习惯。首先，千万不能偏食挑食，但是也不要强求宝宝吃某样菜，只要发育好、健康、有精神，则没有必要强迫宝宝吃那些不爱吃的食品。其次，吃多少算多少，吃了二三十分钟就不再给吃。有的宝宝在外面玩得疯，肚子饿了，就什么都能吃了。再次，吃饭时不要让宝宝养成边吃边玩的习惯。只要宝宝一开始边吃边玩，马上就把饭菜收掉。也不要追着宝宝喂饭或追着叫宝宝自己吃饭。

向谷类食物过渡

宝宝出生之后是以乳类为主食，经过一年的时间要逐渐过渡到以谷类为主食。快1岁的宝宝可以吃软饭、面条、小包子、小饺子了。这时候，妈妈应该注意每天三餐变换花样，使宝宝有食欲。

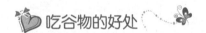 ## 谷物的种类

谷类食品包括大米、面粉、玉米、小米、荞麦和高粱等。在我国居民的膳食中，有60%~70%的热量和60%的蛋白质来自谷类，谷类同时也是膳食中B族维生素的重要来源，还能提供一定量的无机盐。

吃谷物的好处

谷类含碳水化合物70%~80%，主要是淀粉多糖，能够帮助人体消化吸收，是最重要的能源物质。谷类中含有丰富的B族维生素。其中维生素B_1可增加食欲、帮助消化，促进宝宝的生长发育；维生素B_2可预防口角炎、唇炎、舌炎等。谷类能提供一定的植物性蛋白质，这些对宝宝的生长是必需的。谷类中矿物质含量丰富，主要有钙、磷、钾、铁、铜、锰、锌等。谷类中脂肪含量较少，大部分为不饱和脂肪酸，还含有少量的磷脂。这些都是人类大脑必需的营养成分，可以促进大脑的发育。主要谷类为小麦及稻米，其次还有玉米、高粱、小米等杂粮。

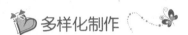 ## 多样化制作

五谷杂粮的制作没有固定的一成不变的食谱。妈妈掌握了食物选择和搭配的原则，就可以根据每个宝宝的具体情况，富有创意地给宝宝做出丰富多样的美味佳肴了。家长一定要学习让主食多样化，除了要让米、面交替上桌之外，有时候花一点小心思，就能让主食变得有趣，比如蒸米饭时加入一点玉米粒或葡萄干、红枣、豆等，都能很好地激发宝宝的食欲。

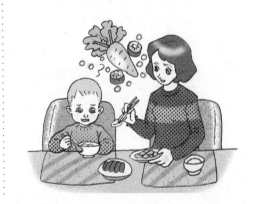

宝宝的护理

　　裸睡可以改善睡眠质量，促进血液循环，对某一些疾病还具有缓解症状的作用，在恰当的条件下，用正确的方法让宝宝裸睡，对宝宝的生长发育有意想不到的好处。

增强抵抗力

　　每天睡觉前，妈妈为宝宝脱衣服，做各项睡前准备工作时，宝宝的身体都不可避免地要和空气直接接触。温差对宝宝的身体机能形成刺激，温差越大，刺激强度就越大，这可以有效促进身体的新陈代谢，帮助宝宝改善体温调节的能力，提高宝宝对疾病的抵抗能力。宝宝进入梦乡之后，会自然地翻身、蹬腿……这些动作都会加速睡袋内的空气流动，他们的皮肤可以直接感受到各种不同的细微变化，对温度的改变可以及时作出相应调整。经常经受此类锻炼的宝宝对疾病的抵抗能力自然会增强。

促进智力发育

　　宝宝探索世界的第一步是感受世界。积极利用感官发育敏感期，对宝宝进行感觉刺激是促进宝宝智力发育的很重要的一环。皮肤是人体和外界的屏障，同时也是最重要的感觉器官。通过裸睡，宝宝的皮肤直接和睡袋接触，可以感受到温暖、柔软的棉布，空气流动时风的轻柔；种种不同的感觉，时时刺激着宝宝，对宝宝的大脑发育有着积极的作用。

密切亲子关系

　　上班的妈妈多半没有足够的时间和宝宝亲密接触，而裸睡提供了这样的机会：帮助宝宝脱衣服，用掌心抚摩他的身体，为宝宝涂润肤油，把他抱在自己的怀里，所有的动作都为母亲和宝宝亲密接触提供了绝佳的机会。在这个过程中，宝宝会看着妈妈的眼睛，肌肤相亲带给宝宝心理上的安全感，是宝宝愉快成长不可缺少的精神食粮。假如打算让宝宝尝试裸睡，可以从夏天开始。

　　为了防止着凉，要在宝宝的肚子上盖上毛巾被。到天气慢慢变凉，需要盖被子的时候，就可以让宝宝全裸了。

预防"流脑"

"流脑"是流行性脑脊髓膜炎的简称，是由脑膜炎双球菌引起的化脓性脑膜炎。"流脑"经呼吸道传染，每年2、3、4月为发病高峰季节，6个月至2岁的宝宝是最容易被感染的。

主要症状

流脑症状表现为突然高热，剧烈头痛，频繁呕吐，精神不振，颈项强直，重者可出现昏迷、抽搐。流脑根据病情轻重分为普通型和暴发型。因此，在流脑高发期，若出现类似上呼吸道感染的症状，或者突发高热、身上有出血点、头痛、喷射状呕吐、嗜睡、烦躁不安等症状，要立即到正规医院抢救治疗，以免延误病情。

及早发现

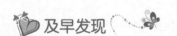

在流脑高发季节里，要提高警惕，一旦发现宝宝精神不好，有发热、咽痛、头痛、呕吐、皮肤出血点等症状，应及时去医院诊治。

常规预防

流脑高发季节，应保持室内空气清新，勤开门窗通风或喷洒空气消毒剂，常晒被褥。要给宝宝勤换衣裤、勤晒衣物，平时让宝宝多晒太阳。同时，还要注意保暖，预防感冒。注意口腔卫生，饭后可以用淡盐水漱口。

在流脑流行季节或地区，尽量不要带宝宝去拥挤的公共场所。抵抗力低的宝宝应戴上口罩后外出，以免增加感染机会。更不要带宝宝到病人家去串门。

菌苗预防

在流行前预防接种，皮下注射疫苗1次，接种后5～7天出现抗体，2周后达到高峰。秋末冬初对5岁以内宝宝接种流脑菌苗，抗病能力可维持1年左右。

药物预防

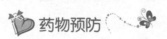

对有流脑流行的地区或与患者密切接触者，可用磺胺药预防，但最好在医生建议下使用。

预防上火的办法

日常生活中，常常会见到宝宝有便秘、尿黄、眼屎多、口舌生疮等症状产生，于是老人们会提醒家长，宝宝上火了，要多吃清火的东西。其实上火是中医和民间的说法，现代医学解释是炎症，多是由各种细菌、病毒侵袭机体，或是由于积食、排泄功能障碍所致。那究竟要怎么预防上火呢？

保证充足睡眠

预防宝宝上火，首先要保证宝宝充足的睡眠。宝宝睡眠时间稍长，一般为10小时左右。人体在睡眠中，各方面机能可以得到充分的修复和调整。

多喝水

宝宝皮层薄，很容易丧失体内水分，尤其是秋天，水分的丧失更加严重。在两餐哺乳或正餐之间给宝宝多补充水分，是预防上火的最简便的方法。

多吃蔬菜水果

在饮食方面，多给宝宝吃一些绿色蔬菜，如圆白菜、菠菜、青菜、芹菜。蔬菜中的大量纤维素可以促进肠蠕动，使宝宝排便顺畅。

不吃上火零食

平时多注意控制宝宝的零食，不购买或给宝宝少吃易上火的食物，如油炸、烧烤食物。少吃瓜子或花生、荔枝。尽量少喝甜度高的饮料，最好喝白开水。

定时排便

让宝宝养成良好的排便习惯，每日定时排便1～2次。肠道是人体排出糟粕的通道，肠道通畅有利于体内毒素的排出。因此，可以多给宝宝吃苹果、西瓜、香蕉等水果，全麦面包、玉米粥也要常吃，粗粮含有丰富的膳食纤维，对宝宝顺利排便有好处。

避免受凉

根据天气变化及时给宝宝增减衣物，避免宝宝受凉。注意不要给宝宝穿得过多或过少。

教宝宝学走路的诀窍

学习走路是人生的重要发展阶段，所以不容轻视，但也不用过于担心，就算你的宝宝进步略慢，只要你有耐心，懂得步行只是迟早的事而已。

扶物走

让宝宝扶站于婴儿床的一侧，妈妈手拿玩具站在床的另一侧，妈妈边摇手中的玩具，边说："宝宝，走过来拿玩具呀。"宝宝可能会扶着栏杆走向妈妈，从而逐步锻炼腿部肌肉，为走路打下基础。

领 走

妈妈领着宝宝的双手，同向站好，妈妈说："宝宝，我们去那边看看。"随着宝宝自己平衡和协调能力的增强，妈妈可以逐渐由双手领着宝宝，改为单手领着宝宝。

独 走

妈妈、爸爸相距1米，面对面蹲好，宝宝站在妈妈身边，爸爸拍手呼唤："宝宝，来，找爸爸。"宝宝蹒跚扑进爸爸怀里。妈妈拍手呼唤："宝宝来，找妈妈。"宝宝扑进妈妈怀里。

推车走

让宝宝扶着婴儿车的扶手站好，妈妈也用手扶着扶手，说："宝宝，我们推车走了。"妈妈、宝宝一起推车向前。妈妈一定要和宝宝一起扶着扶手，帮助宝宝控制婴儿车的速度和方向。开始时，宝宝不会控制车速，猛地一推，车快人慢，很容易摔跤，所以需要妈妈的帮助。宝宝个子矮，看不清前面的情况，容易出危险，因此做父母的，一定要注意宝宝的安全。

学步带助走

让宝宝站好，将学步带套在宝宝的胸前，妈妈从宝宝背后拎着带子，帮宝宝掌握平衡。妈妈说："宝宝，我们走了。"妈妈、宝宝一起走向前。如果没有学步带，妈妈可以用一条毛巾代替学步带。

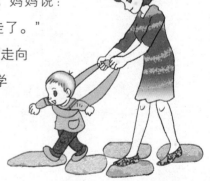